细胞外囊泡与肾脏疾病

主 编 杨俊伟

科 学 出 版 社

北 京

内 容 简 介

本书结合国内外最新研究成果，从生物学特征、病理生理学特征、制备方法等方面介绍了细胞外囊泡的基本特征，并从急性肾损伤、足细胞病、肾小管间质纤维化、糖尿病肾病、移植肾及多囊肾等方面综述了不同肾脏疾病与细胞外囊泡的关系，以及细胞外囊泡在肾脏疾病诊断中的作用。旨在将细胞外囊泡在肾脏病理生理中的最新研究进展呈献给广大读者。

本书章节精练、内容翔实、文笔简洁，便于读者快速掌握细胞外囊泡最基本的知识及其在疾病中的意义，有助于从事肾病学及相关学科的基础和临床工作的医师、研究人员深入理解细胞外囊泡的理论知识和研究方法。

图书在版编目 (CIP) 数据

细胞外囊泡与肾脏疾病 / 杨俊伟主编 . —北京：科学出版社，2020.4
ISBN 978-7-03-064748-1

Ⅰ . ①细… Ⅱ . ①杨… Ⅲ . ①肾疾病－诊疗 Ⅳ . ① R692

中国版本图书馆 CIP 数据核字（2020）第 052371 号

责任编辑：程晓红 / 责任校对：张 娟
责任印制：赵 博 / 封面设计：吴朝洪

科 学 出 版 社 出版
北京东黄城根北街 16 号
邮政编码：100717
http://www.sciencep.com

三河市春园印刷有限公司 印刷
科学出版社发行 各地新华书店经销
*
2020 年 4 月第 一 版 开本：787×1092 1/16
2020 年 4 月第一次印刷 印张：9 3/4
字数：215 000
定价：98.00 元
（如有印装质量问题，我社负责调换）

编著者名单

主　编　杨俊伟

编　者　（以姓氏笔画排序）

丁　昊　王星月　毛晓明　方　丽

石彩凤　叶寅寅　刘李林　吕韵晖

江　蕾　孙　琦　杨倩倩　张　语

张　涛　周　阳　柯青青　闻　萍

骆　静　袁　琦　徐玲玲　曹红娣

熊明霞

前　言

三十多年前，我开始了肾脏疾病发病机制和防治方法的研究。从大体病理生理学进展到分子及细胞生物学，各种细胞因子、生长因子、炎性介质、活性蛋白与分子等一次又一次地充实了我对肾脏病学的认识。

半个多世纪之前刚刚被发现时，细胞外囊泡仅被认为是一簇簇看似无用的细胞碎屑，未被重视。然而近十余年来，随着研究的深入，细胞外囊泡已被证实是细胞间信息通信的重要介质，甚至成为导致疾病发生和进展的关键因子。随着其检测技术的进步，各种体液中的细胞外囊泡检测应用于诊断标志物和疾病预后已指日可待，进而利用其生物学特征和生理功能开展治疗的前景更是令人翘首。

我们团队从2006年开始从事细胞外囊泡的相关研究。本书的大多数编者不仅亲历了细胞外囊泡研究进展，更亲身参与到细胞外囊泡与肾脏疾病的研究工作。从最初摸索如何分离和提纯细胞外囊泡的方法学，到临床和实验室验证细胞外囊泡和肾脏病的关联性，进一步用细胞外囊泡相关的分子机制解释肾脏疾病的发病机制，并最终将细胞外囊泡应用于临床作为疾病诊断的生物标志物。在此背景下，我们编写了本书，旨在将细胞外囊泡在肾脏病理生理中的最新研究进展呈献给广大读者。

本书的编写，首先要感谢我的导师、中国肾脏病学的创始人黎磊石院士，是他引领我投身学科研究。感谢刘志红院士给予的支持，感谢侯凡凡院士和陈香美院士的鼓励和帮助，感谢刘友华教授对本人研究工作的指导。感谢南京大学的张辰宇教授、曾科教授在本书的编写中给予的宝贵意见，两位教授及其所在的南京大学生命科学学院，为我们前期研究工作提供了大量无私的支持和帮助。

衷心感谢国家科技部、自然科学基金委、江苏省科技厅等给予的立项资助，为我们开展细胞外囊泡相关研究提供重要保障。

感谢所有编委的辛勤工作和付出。感谢我的家人。

期待在研究者们的不懈努力下，细胞外囊泡的研究能够取得更大突破，肾脏病学持续蓬勃发展。

南京医科大学第二附属医院肾脏病中心主任　杨俊伟

2019年9月

目　　录

第一章　细胞外囊泡概述 ··· 1
　第一节　引言 ·· 1
　第二节　特性 ·· 2
　第三节　功能 ·· 4
　第四节　临床应用 ·· 9
　第五节　结语和展望 ··· 12

第二章　细胞外囊泡的分离和鉴定方法 ·· 16
　第一节　囊泡的分离 ··· 16
　第二节　囊泡的性质 ··· 18
　第三节　光学检测方法 ··· 19
　第四节　非光学检测方法 ··· 22
　第五节　隔离方法与光学相结合的检测方法 ··· 23
　第六节　结语和展望 ··· 25

第三章　细胞外囊泡的生物学特征 ·· 29
　第一节　大小和形态 ··· 29
　第二节　组成 ·· 30
　第三节　生物合成 ··· 34
　第四节　摄取 ·· 37
　第五节　生物学作用 ··· 37
　第六节　结语和展望 ··· 39

第四章　肾脏细胞外囊泡 ··· 43
　第一节　引言 ·· 43
　第二节　来源和分布 ··· 43
　第三节　组分 ·· 44
　第四节　生理作用 ··· 44
　第五节　与疾病的关系 ··· 46
　第六节　诊疗作用 ··· 49
　第七节　结语和展望 ··· 51

第五章　急性肾损伤与细胞外囊泡 ·· 55
　第一节　引言 ·· 55
　第二节　细胞外囊泡作为急性肾损伤的早期标志物 ··································· 56
　第三节　细胞外囊泡治疗 AKI ·· 58

第四节　结语和展望 ……………………………………………………………… 62

第六章　足细胞病与细胞外囊泡 ………………………………………………… 66

第一节　引言 ……………………………………………………………………… 66

第二节　足细胞细胞外囊泡研究的生物学方法 ……………………………… 67

第三节　细胞外囊泡与足细胞病 ……………………………………………… 68

第七章　肾小管间质纤维化与细胞外囊泡 …………………………………… 74

第一节　引言 ……………………………………………………………………… 74

第二节　细胞外囊泡在肾间质纤维化发病机制中的作用 …………………… 74

第三节　细胞外囊泡在肾纤维化疾病中的临床应用 ………………………… 78

第四节　结语和展望 …………………………………………………………… 80

第八章　肾小管病变与细胞外囊泡 …………………………………………… 85

第一节　引言 ……………………………………………………………………… 85

第二节　肾小管与细胞外囊泡蛋白成分 ……………………………………… 85

第三节　肾小管疾病与细胞外囊泡 …………………………………………… 86

第四节　结语和展望 …………………………………………………………… 90

第九章　糖尿病肾病与细胞外囊泡 …………………………………………… 93

第一节　引言 ……………………………………………………………………… 93

第二节　细胞外囊泡与糖尿病肾病的病理生理 ……………………………… 97

第三节　细胞外囊泡在糖尿病肾病中的诊断作用 …………………………… 99

第四节　细胞外囊泡在糖尿病肾病治疗中的作用 …………………………… 102

第五节　结语和展望 …………………………………………………………… 104

第十章　移植肾与细胞外囊泡 ………………………………………………… 107

第一节　引言 ……………………………………………………………………… 107

第二节　细胞外囊泡与免疫反应 ……………………………………………… 110

第三节　细胞外囊泡与移植肾 ………………………………………………… 118

第四节　细胞外囊泡的治疗作用 ……………………………………………… 120

第五节　结语和展望 …………………………………………………………… 122

第十一章　多囊肾与细胞外囊泡 ……………………………………………… 124

第一节　引言 ……………………………………………………………………… 124

第二节　常染色体显性遗传性多囊肾的发病机制 …………………………… 124

第三节　评估常染色体显性遗传性多囊肾预后和进展的新方法 …………… 125

第四节　治疗及进展 …………………………………………………………… 126

第五节　细胞外囊泡与常染色体显性遗传性多囊肾 ………………………… 127

第六节　结语和展望 …………………………………………………………… 131

第十二章　细胞外囊泡与肾脏疾病的诊断 …………………………………… 136

第一节　引言 ……………………………………………………………………… 136

第二节　细胞外囊泡与肾小球疾病 …………………………………………… 136

第三节　细胞外囊泡与肾纤维化 ……………………………………………… 137

第四节　细胞外囊泡与糖尿病肾病 …………………………………………… 138

第五节　细胞外囊泡与急性肾损伤 ……………………………………………… 139

第六节　细胞外囊泡与自身免疫性疾病 ………………………………………… 140

第七节　细胞外囊泡与肾移植 …………………………………………………… 140

第八节　细胞外囊泡与终末期肾病 ……………………………………………… 141

第九节　细胞外囊泡与遗传性肾病 ……………………………………………… 141

第十节　结语和展望 ……………………………………………………………… 142

第一章

细胞外囊泡概述

第一节 引 言

一、细胞外囊泡

细胞外囊泡（extracellular vesicle，EV）是由磷脂双分子层包裹的球形颗粒，直径为30nm到5μm不等[1]。囊泡存在于体液及其组成成分当中，如血清和培养细胞的条件培养基。在正常生理条件下，人体体液中的EV浓度可超过 10^{10}/ml。文献中对于EV的分类并不明确，甚至存在混用的问题，主要是由于检测单个囊泡的方法十分复杂。尽管如此，检测EV的方法一直在不断更新，尤其是近几年取得了重大突破。由于EV对健康和疾病的重要作用，越来越多的研究者们关注到EV作为非侵入性生物标志物用于临床诊断和预后的潜在价值。不仅如此，已有研究开始探索EV在临床治疗中的可行性和应用前景。

二、研究历史

20世纪40年代，人们发现去除细胞成分的人血浆的凝集时间在高速离心后明显延长。由此发现了血小板中含有的"血浆中没有的凝血因子"，重新加入血小板能够缩短血浆的凝血时间。上述发现首次提示，血浆中可能含有某种亚细胞因子促进血液凝固[2]。Wolf发现这种亚细胞因子其实是血小板来源的囊泡，又称为"血小板尘埃"。与此同时，人们在分离羊网织红细胞的囊泡时发现了所谓的细胞外囊泡。这些囊泡含有细胞膜受体转铁蛋白，当网织红细胞转变为成熟红细胞后这种膜受体消失，很可能就是通过囊泡外排机制去除了这些膜成分。释放含转铁蛋白受体的细胞外囊泡并不仅限于哺乳动物的网织红细胞，提示其可能是清除冗余受体的常见机制。细胞外囊泡通常在多囊泡内涵体或多泡体（multivesicular body，MVE）中形成，在多泡体膜与质膜融合时释放。细胞外囊泡的产生过程体现了对其内容物的高度选择性，如阴离子转运体，虽然是一种常见的跨膜蛋白，但在红细胞成熟过程中被完全保留下来，而不会出现在细胞外囊泡中。由此可见，细胞外囊泡的确具有特异性地去除冗余受体的功能。

三、命名

囊泡常以其来源的细胞或组织命名，如树突状细胞（DC）来源的称为树突小体，前列腺来源的称为前列腺小体，骨、软骨和动脉粥样硬化斑块中的称为基质小泡，神经元产生的称为突触囊泡。但是这些名称并未包含囊泡的类型等信息。

（一）真核细胞囊泡的分类

目前发现的真核细胞EV可以分为2～6种不同类型[3-6]。公认的有细胞外囊泡（exosomes）和微囊泡（microvesicles）（或脱落小囊泡、脱落微囊泡、微粒子），凋亡囊泡（apoptotic vesicles）（凋亡小泡或凋亡小体）也有不少研究提及。还有少数研究区分出外粒体（ectosomes）、膜颗粒（membrane particles）和细胞外囊泡样囊泡（exosome-like vesicles）等类型。

（二）真核细胞囊泡分类的修订

目前研究者们建议将真核细胞的EV分为四种：①细胞外囊泡；②微囊泡；③膜颗粒；④凋亡囊泡。而上文提到的外粒体和细胞外囊泡样囊泡，还缺乏足够的依据证实其是否存在。此外，估计外粒体直径的方法是基于流式细胞仪技术，通过直接比较磁珠散射光和囊泡散射光而获得，该方法很可能低估囊泡的直径。不仅如此，外粒体大都是在体外实验中观察到，最初报道的产生外粒体的细胞同时也释放微囊泡，外粒体一词起源于何处亦不清楚。细胞外囊泡样囊泡是在电子显微镜下观察到的受损或破裂的囊泡，因而很难与细胞外囊泡进行区分。

第二节 特 性

一、外泌体

几乎所有的体液中均含有外泌体，如尿液、血液、腹水和脑脊液等，此外在培养细胞的条件培养基中也含有外泌体。外泌体的直径为30～100 nm，密度为1.13～1.19 g/ml，图1.1显示从人的血浆中提取的外泌体。通常采用超速离心的方法提取外泌体，负染后用透射电子显微镜观察其形态，通常呈"杯形"。包裹外泌体的磷脂双分子层中富含大量胆固醇、鞘磷脂、神经酰胺，以及耐去垢剂的膜结构域（脂筏）。外泌体的跨膜蛋白具有外向的定向特征，与细胞跨膜蛋白一致，包含许多特征性蛋白，如参与膜转运和融合的蛋白；用于转运的内体分选复合物（ESCRT）的组成成分，如Alix，TSG101；热休克蛋白，以及四次跨膜蛋白，如CD63和CD81。然而，由于上述外泌体的特征蛋白并不特异，即不同类型的囊泡往往具备类似的蛋白，因此尚缺乏能用于鉴定外泌体的标志物。由于囊泡及其类型的划分并不十分明确，范围上存在连续分布甚至有交叉现象，因而导致囊泡的分类有困难。

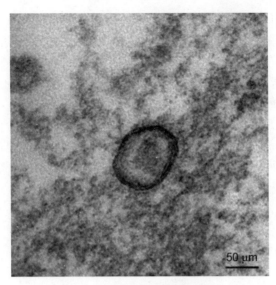

50 µm

图 1.1　人血浆中的细胞外囊泡

（一）外泌体产生的经典途径

产生外泌体的经典途径主要包括 MVE 腔内小泡的生成过程。产生的 MVE 随后可以与细胞膜融合，将腔内小泡分泌到细胞外环境，即产生外泌体；此外，MVE 也可以与溶酶体融合继而被降解。进入到腔内小泡的蛋白质是经过严格筛选的，同时腔内小泡最终被分泌还是降解，也是精密调控的过程。

ESCRT 复合物介导跨膜受体的泛素化，促使受体进入腔内小泡，进而被溶酶体降解。相反，介导蛋白质进入腔内小泡进而被分泌的过程往往不是由 ESCRT 介导的，而是由一种称为神经酰胺的鞘磷脂介导的[7, 8]。此外，蛋白质的胞质结构域，或四个跨膜结构蛋白 CD9 或 CD63 中富集的脂质结构域均发挥着分选跨膜蛋白进入腔内小泡的作用。最终，来自 Rab 家族的几种鸟嘌呤 -5′- 三磷酸酶（GTP 酶）参与调节 MVE 与质膜或与溶酶体的融合。

（二）直接产生

T 细胞和红白血病细胞系直接从细胞膜上释放囊泡，直接产生既可以是自发的，也可以在表达人类免疫缺陷病毒（HIV）抗原 Gag 或 Nef 或表面受体交联后释放[9-11]。由于这些囊泡富含经典的外泌体标志物，并且与外泌体的大小和密度相当，因此它们与腔内小泡来源的外泌体难以区分。直接产生途径究竟在多大程度上促进了其他类型外泌体的形成，以及是否在体内真实存在，均有待进一步研究。

二、微囊泡

微囊泡，又称为微粒，通常指应激状态下从细胞膜释放的小囊泡。从生物体液中分离出的小囊泡通常也统称为微囊泡。这种从细胞膜释放的微囊泡存在于几乎全部的体液、动脉粥样硬化斑块和条件培养基中。

微囊泡和细胞外囊泡通常难以区分，尤其是从体液中分离出的小囊泡。微囊泡和细胞外囊泡的大小范围存在重叠，据报道，人血浆微囊泡的直径范围为20～800 nm[12-15]。微囊泡的密度尚不清楚。微囊泡通常采用10 000～20 000×g离心分离[4]，然而通过100 000×g分离获得的小囊泡也统称为微囊泡。比细胞外囊泡更大的囊泡在透射电镜下依然呈杯状。尚不清楚用磷脂酰丝氨酸（PS）暴露这一特征来区分微囊泡和细胞外囊泡是否可行。微囊泡释放的机制随后将详细阐述。综上所述，目前仍然很难区分微囊泡和细胞外囊泡，尤其在两者同时存在的情况下。

三、膜颗粒

在胚鼠的脑室脑脊液和人的唾液中，发现膜颗粒或称为具备突触蛋白-1（CD133）的突触小囊泡[4, 16]。这些上皮细胞来源的囊泡大多较小（直径50～80 nm），处于细胞外囊泡的大小范围内，同时也存在600 nm的大囊泡。这些上皮细胞囊泡的超微结构同样呈现为杯状。由于膜颗粒相对较小，密度较细胞外囊泡稍低，也不表达细胞外囊泡经典的标志物CD63，并且在人类体液（如唾液和精液）中同时存在具备CD63的细胞外囊泡，因此人们推测膜颗粒是一种不同于细胞外囊泡的囊泡。膜颗粒是否与细胞外囊泡一样直接从质膜释放产生，以及直径较大的膜颗粒与微囊泡的差异究竟有多大等问题，还需要进一步研究。

四、凋亡囊泡

凋亡囊泡是由凋亡细胞释放的磷脂酰丝氨酸外露的小囊泡，亦称为凋亡小体或凋亡小泡。由于凋亡囊泡的直径较大，为1～5 μm，因而很容易将其与细胞外囊泡、微囊泡和膜颗粒进行区分，但又较难与血小板等小细胞的膜成分相区分。凋亡囊泡的密度为1.16～1.28 g/ml，其形态较其他细胞来源的囊泡更加多变。一部分凋亡囊泡还含有DNA和组蛋白成分。

第三节　功　　能

一、细胞间信号

由于囊泡的分类仍然存在争议，因此目前许多研究中提到的囊泡的种类并不一定准确。后文将统称为细胞外囊泡（EV），简称囊泡，不对应文献中的术语，也不对应前文提到的EV类型。

（一）免疫抑制

囊泡能够调节免疫反应。例如，活化的T细胞和外周血单核细胞释放的囊泡表面含有一种死亡受体配体——Fas配体（FasL）[17]。腹腔注射表达FasL的细胞外囊泡能够诱导体内巨噬细胞凋亡[18]。囊泡诱导细胞凋亡可能在细胞的生长和发育中发挥作用。在正常妊娠过程中，滋养细胞释放暴露FasL的细胞外囊泡，以逃避母体的免疫攻击，在FasL的作用下，杀死被父系同种抗原致敏活化的T细胞，并表达自然杀伤（NK）细胞受体NKG2D的配体。该配体下调NK细胞、CD8⁺细胞和γδT细胞的NKG2D受体，上述机制保障了胎儿免受母体的免疫攻击。

肿瘤细胞也利用囊泡来逃避免疫监视。已经发现多种类型的癌细胞能够释放出表达FasL的囊泡，从而诱导T细胞凋亡。从口腔鳞癌患者的血清中分离出的表达FasL的囊泡诱导T细胞凋亡。患者肿瘤负荷与表达FasL的囊泡水平有关，进一步提示在体内环境下，肿瘤来源囊泡的免疫抑制可能有助于肿瘤的生长和发育。来自人肿瘤细胞系和小鼠乳腺肿瘤细胞的细胞外囊泡还能抑制肿瘤细胞对细胞毒效应的反应，包括阻断IL-2诱导的NK细胞增殖，下调NKG2D的表达，诱导髓样细胞分化为髓源性抑制细胞，以及暴露ATP和5'-腺苷—磷酸（5'-AMP）-磷酸水解活性。

囊泡介导的逃逸免疫系统在病毒和寄生虫中也十分常见。感染EB病毒（EBV）的细胞产生的囊泡表达潜在膜蛋白-1（LMP-1），能够抑制外周血单核细胞的增殖，进而促进EB病毒相关肿瘤的发生。不仅如此，受细胞内寄生虫利什曼原虫感染的细胞分泌的细胞外囊泡可通过阻止人单核细胞的活化来抑制免疫反应。

囊泡也具备激活免疫系统的功能。例如，滑膜成纤维细胞的细胞外囊泡可以延缓T细胞活化诱导的细胞死亡，从而使得细胞耐受凋亡[19]。因此，EV影响机体免疫系统活性的作用具有高度多样性和复杂性，然而其确切机制仍不清楚，通常由于研究模型的不同而不同。

（二）抗原递呈

囊泡通常表达主要组织相容性复合体（MHC），因而能够递呈抗原。例如，当暴露于某些抗原时，小鼠会发生超敏反应，如果在抗原暴露之前，给小鼠注射已经口服抗原的小鼠的血清，即可抑制这种超敏反应。即抗原经过肠道处理途径诱导"口服耐受"很可能是可行的。虽然人们推测肠道上皮细胞的细胞外囊泡可能介导了抗原从肠腔到免疫细胞的跨细胞转运[20, 21]，但最先暴露于胃蛋白酶/胰蛋白酶卵白蛋白水解物的肠上皮细胞所产生的细胞外囊泡，却并不引起小鼠的不可耐受的免疫反应，而是引发体液免疫应答[21]。在其他几种模型中，如过敏性哮喘、桦树花粉过敏和橄榄花粉过敏，细胞外囊泡或者诱导免疫耐受或者增强超敏反应。启动T细胞介导的抗肿瘤免疫反应需要树突状细胞摄取、处理并递呈肿瘤抗原。体外实验发现，小鼠肿瘤细胞分泌的细胞外囊泡与树突状细胞结合，并将肿瘤抗原传递给后者。反过来，这些树突状细胞诱导小鼠体内的CD8⁺T细胞发挥抗肿瘤作用，上述作用提示细胞外囊泡可以在体内激活抗肿瘤免疫反应。树突状细胞摄取抗原后分泌表达MHC和T细胞共刺激分子的细胞外囊泡，但树突状细胞来源细胞外囊泡有效启动细胞毒性T细胞活化必须同时具备成熟的树突状细胞。

细胞外囊泡也能够递呈来自微生物和变应原的抗原，因而可用于免疫预防。例如，小鼠树突状细胞系在刚地弓形虫抗原刺激下产生的细胞外囊泡，可诱导全身体液免疫反应，以对抗感染。类似地，感染了利什曼原虫、结核分枝杆菌或艾美拉杆菌（禽球菌病）的树突状细胞分泌的细胞外囊泡均可诱导保护性免疫。由此可见，细胞外囊泡介导的抗原递呈能够调节免疫反应。

（三）细胞间通信

EV介导细胞间信号物质的交换。分泌型磷脂酶A2处理的微囊泡中含有溶血磷脂酸和花生四烯酸。其中，溶血磷脂酸诱导血小板聚集[22]，而花生四烯酸既可以转移到血小板中代谢为血栓烷素A2，也可以在内皮细胞中代谢为前列环素[23]。由于发炎关节的滑膜液含有高水平的分泌型磷脂酶A2，以及包含溶血磷脂酸的微囊泡，因此上述过程很可能在体内是实际存在的[22]。综上所述，囊泡可以促进脂质在细胞间传递。脂质转移之后可以进一步被代谢，因而这种传递可能促进动脉粥样硬化和炎症的发生。类似的例子还包括Ca^{2+}信号物质从前列腺小体转移到精子细胞，从而提高精子活力和受精率[24, 25]；通过分泌含有β-catenin的细胞外囊泡抑制Wnt信号通路[26]；以及分泌促进肿瘤细胞增殖、存活和侵袭的半胱天冬酶抑制剂存活素[27]。由此可见，细胞可以通过囊泡获得功能性的信号元件。

（四）炎症

EV可调节炎症反应。例如，囊泡可以刺激细胞产生促炎介质。与正常妊娠相比，先兆子痫妇女血液中胎盘源性（合体滋养细胞）囊泡含量明显增加。这些囊泡与单核细胞和内皮细胞结合后诱导细胞产生促炎介质，因而推测这类囊泡与先兆子痫全身炎症反应增加有关[28-30]。此外，滑液囊泡以及白细胞和血小板的微囊泡刺激滑膜成纤维细胞，使之产生并释放IL、基质金属蛋白酶、单核细胞化学趋化蛋白、血管内皮生长因子（VEGF）和细胞间黏附分子-1（ICAM-1），提示这些囊泡增加了类风湿关节炎中滑膜成纤维细胞的破坏力。类似的是，人的气道上皮细胞的微囊泡刺激促炎介质的产生和释放，从而增强气道炎症反应，而人动脉粥样硬化斑块的微囊泡通过向内皮细胞转移细胞间黏附分子-1，促进单核细胞的黏附和跨内皮细胞迁移，提示微囊泡促进动脉粥样硬化斑块的进展。

EV是分泌IL-1的主要途径，而微囊泡中的IL-18是激活内皮细胞的主要物质之一。在微囊泡激活炎症反应的过程中，不仅是其中的蛋白质，脂质及合成脂质的酶也发挥作用。微囊泡激活巨噬细胞toll样受体4的作用能够被磷脂酶D抑制剂拮抗，细胞外囊泡含有合成白三烯的功能酶，而白三烯本身就是强效的脂质炎症介质。

细胞外囊泡还能间接影响炎症反应。例如，静脉注射脂肪组织的囊泡诱导单核细胞向巨噬细胞分化，巨噬细胞进而产生并释放肿瘤坏死因子-α和IL-6[31]。综上所述，EV可通过多种方式调节炎症反应。

（五）肿瘤生长、转移及血管生成

EV可以通过多种方式调节肿瘤生长。囊泡可以在细胞间传递原癌生长因子受体［如截短的表皮生长因子受体（EGFR）Ⅷ或生长因子受体配体］，从而将致癌性从一个细胞转移到另一个细胞[32, 33]。许多癌细胞释放的囊泡含有Fas相关死亡结构域（FADD），FADD是传递凋亡信号的关键适配蛋白，却在多种癌细胞中缺失。另一种机制则是通过抑制抗肿瘤药物进入细胞或在细胞内积聚从而保护肿瘤细胞。来自乳腺癌细胞系或乳腺癌患者的细胞外囊泡能够捕获人源化抗体曲妥珠单抗，从而降低抗癌药物的浓度，并且囊泡可以在细胞间传递药物转运体，如p糖蛋白。由于癌细胞过度表达p糖蛋白与许多癌症中抗癌药物的失效有关，因此EV传递药物转运体的作用可能有助于肿瘤耐药。通过分泌细胞外囊泡更能选择性地将一些抗癌药物从细胞中清除，如耐药的卵巢癌细胞耐受顺铂治疗。

EV通过血管生成促进肿瘤生长，如通过将Notch配体δ样配体4（DLL4）从肿瘤细胞转移到内皮细胞，从而诱导"尖端细胞表型"，增加血管分支的形成。不仅如此，肿瘤来源的囊泡可能含有基质降解酶，如基质金属蛋白酶，通过VEGF诱导血管生成，或暴露PS和组织因子（TF）。综上，肿瘤源性囊泡可通过多种机制促进肿瘤的生长发育。

（六）形态因子

从T细胞或人血液中提取的细胞外囊泡含有功能性的Hedgehog蛋白，可诱导多能血细胞分化[34]。

（七）遗传信息

细菌和真核细胞通过囊泡传递遗传信息[35, 36]。肥大细胞的细胞外囊泡中含有信使核糖核酸（mRNA）和微小RNA（miRNA）[36]。小鼠细胞外囊泡传递的mRNA在人的肥大细胞中诱导小鼠蛋白表达。来自T细胞和树突状细胞的细胞外囊泡传递功能性miRNA。胶质母细胞瘤细胞的细胞外囊泡通过传递mRNA、miRNA和血管生成蛋白刺激胶质瘤细胞的内皮小血管形成和增殖，结直肠癌细胞系的微囊泡含有编码细胞周期相关蛋白的mRNA，可诱导内皮细胞增殖。因此，囊泡可以影响血管生成、肿瘤生长和转移。此外，来自脑肿瘤细胞的细胞外囊泡还含有线粒体DNA，来自多个肿瘤和肿瘤细胞系的细胞外囊泡含有编码及非编码RNA和DNA、突变和扩增的癌基因序列和转位因子。越来越多的证据显示，几乎所有的囊泡，包括体液中的囊泡，均含有遗传信息，已经在人类唾液、血浆和乳汁的细胞外囊泡中检测到mRNA。

病原体甚至利用EV在细胞间传递遗传信息。鼻咽癌细胞（潜伏有EBV）分泌的细胞外囊泡含有多种病毒的miRNA，甚至比癌细胞内的丰度更高。不仅如此，这些病毒miRNA可以下调受体细胞的靶基因表达，进而调节肿瘤周围细胞的生长，影响肿瘤的微环境。

综上所述，囊泡促进遗传信息在细胞间传递从而调节真核生物的生理和病理过程。

（八）朊病毒

细胞外囊泡含有功能性、可感染的朊病毒蛋白，有助于朊病毒的传播[37, 38]。此外，β-淀粉样肽与阿尔茨海默病的细胞外囊泡有关。由于细胞外囊泡蛋白在患者大脑斑块中积蓄，推测细胞外囊泡在阿尔茨海默病的发病中发挥作用。

（九）病毒

病毒利用EV感染细胞并影响细胞存活。HIV进入细胞必须通过受体介导，即使细胞本身并不表达该受体，也可以通过 EV 介导的受体转运使细胞获得该受体[39, 40]。感染细胞产生和释放的病毒颗粒表达细胞外囊泡糖蛋白，从而避免被宿主免疫系统识别。

获得性免疫缺陷综合征的最常见的临床特点之一是 CD4+T 细胞缺陷。病毒蛋白 Nef 与 T 细胞 CXCR4 受体结合而引起细胞凋亡。白细胞产生的细胞外囊泡表达 Nef。

细胞外囊泡还表达 EB 病毒的主要致癌基因 LMP-1，并抑制 T 细胞增殖、NK 细胞毒性和外周血单核细胞增殖[41]。病毒可以诱导细胞释放表达病毒糖蛋白的空病毒颗粒，以充当诱饵来分散免疫系统的注意力，从而逃避免疫监视[41]。不仅如此，上皮细胞摄取 EB 病毒感染细胞分泌的细胞外囊泡后，其中的生长刺激信号被激活，表明 LMP-1 等信号分子和生长因子的细胞间传递足以调控邻近细胞的生长[41]。

由于反转录病毒与细胞外囊泡有许多相似之处，因而推测反转录病毒也采用细胞外囊泡生物合成类似的途径来逃避免疫监视，因而称为特洛伊细胞外囊泡假说[42]。HIV Gag 蛋白的抑制结构域与病毒和细胞外囊泡蛋白的筛选密切相关，这一点有力地支撑了上述假说，然而，抑制神经酰胺的合成可以阻止细胞外囊泡的释放[43]，但对 HIV 的释放无效，提示细胞外囊泡分泌和病毒粒子释放也可能存在不同的途径。

细胞外囊泡也有抗病毒活性。来自 HIV-1 感染细胞的细胞外囊泡含有胞苷脱氨酶，它可以改变细胞的 DNA 序列，从而降低细胞正常生长的可能性，而来自病毒感染细胞的囊泡可以递呈抗原进而激活免疫系统[41, 44]。由此可见，来自病毒感染细胞的细胞外囊泡对于病毒传播具有促进和抑制的双重作用。

二、细胞黏附

人们认为血小板分泌的囊泡有助于血管损伤部位形成血栓，这些囊泡在血管损伤部位促进血小板与内皮细胞基质的黏附[45]。

三、清除废物和对抗应激

虽然目前还不清楚囊泡在清除废物和维持细胞稳态和生存中发挥多大作用，但向细胞微环境中释放细胞外囊泡这一现象在大多数细胞，包括原核细胞，均普遍存在，间接证实了细胞外囊泡的这一功能[46, 47]。细胞外囊泡用于清除废物的经典例子是清除成熟网织红细胞表面多余的转铁蛋白受体。另一个广为人知的例子见于用补体 C5b-9 复合物孵育血小板。为了逃避补体介导的裂解，血小板释放富含 C5b-9 复合物的囊泡。不同类型的活细胞和健康细胞的囊泡中含有活性的 caspase 3，但在细胞中检测不到，这表明 caspase 3 被细胞清除以确保细胞存活。另外，癌细胞释放富含抗癌药物的细胞外囊泡也属于此类。综上，细胞释放囊泡有助于维持细胞的稳态和存活。

四、凝血

细胞外囊泡与凝血过程中血栓的凝固有关，其表面的 PS 为凝血因子复合物提供磷脂表层，因而成为凝血必需的共激活因子[2, 13]。20 世纪 80 年代，人们发现肿瘤产生的囊泡表达TF并激活凝血。由于癌症患者的血液中存在表达TF的肿瘤囊泡，并且癌症患者发生静脉血栓栓塞（VTE）的风险增加，因此这些囊泡也增加了患者发生VTE的风险。早年观察到循环囊泡浓度的增减分别与高凝状态和出血倾向有关，这些现象更加深了囊泡与凝血之间的相关性。表达TF的囊泡也存在于伤口渗出液，脑膜炎球菌感染性休克患者和弥散性血管内凝血患者的血液，关节炎症患者关节液，以及唾液和尿液中。表达TF的囊泡在体内促进血栓形成的现象可见于人的动脉粥样硬化斑块中，并沉积在血管损伤部位。健康人血液中的囊泡中未能检测到TF，与促凝相比，这些囊泡的作用更倾向于抗凝。

目前，关于细胞外囊泡是否通过表达PS促进凝血并未达成共识，但是人的尿液和唾液中直径小于100 nm的囊泡表达促凝的TF。综上所述，虽然囊泡有助于凝血，但不同类型的囊泡的确切作用尚待阐明。

五、血管功能与完整性

子痫前期妇女血浆、内皮细胞，糖尿病或HIV患者的淋巴细胞、T细胞的囊泡均抑制内皮依赖的血管扩张，提示这些囊泡在体内可能影响血管功能[48, 49]。

第四节 临床应用

一、治疗

（一）肿瘤

细胞外囊泡对于肿瘤多肽脉冲式的抗原递呈作用，使之作为疫苗用于抑制肿瘤生长成为可能。树突状细胞表达MHC Ⅰ类和Ⅱ类分子，以及T细胞共刺激分子。细胞外囊泡在体内预活化细胞毒性T细胞，从而根除或抑制肿瘤的生长[50, 51]。细胞外囊泡还表达乳凝集素和热休克同源蛋白73，前者使细胞外囊泡靶向巨噬细胞和树突状细胞，后者在体内激活抗肿瘤免疫反应。

树突状细胞来源细胞外囊泡的生产和分离方案一直处于不断的优化过程中，以便最终实现临床应用，测试了多种"载药方法"以增强细胞外囊泡作为抗肿瘤药物的效力[52, 53]。当用热应激暴露的肿瘤细胞分泌的细胞外囊泡处理树突状细胞后，树突状细胞将产生免疫原性更强的细胞外囊泡。其他方案还包括环磷酰胺预处理后给予细胞外囊泡，用基因修饰过的肿瘤细胞的细胞外囊泡预处理树突状细胞，或过表达含有肿瘤相关抗原和乳凝集素C1C2结构域的融合蛋白。此外，借助于细胞外囊泡的疫苗接种用于预防肿瘤生长的效力正在测试中。

已有一些临床试验开始验证自体产生的细胞外囊泡用于免疫治疗的疗效。晚期非小细胞肺癌（NSCLC）或黑素瘤患者，将血白细胞进行分选，从分离的单核细胞中获取自体的树突状细胞。随后，将该树突状细胞分泌的细胞外囊泡分离出来用于治疗患者。

然而，给予细胞外囊泡的辅助治疗的疗效有限，可能是由于细胞外囊泡来源于由单核细胞分化而来的树突状细胞，而这些树突状细胞可能尚未成熟。已经证实用γ干扰素处理未成熟的树突状细胞是一种较好的促进树突状细胞成熟的方法，这种方法处理之后产生的细胞外囊泡，在体内具有很强的激发免疫反应的作用。目前，来自成熟树突状细胞的细胞外囊泡用于抗肿瘤治疗已在晚期NSCLC患者中开展试用。

此外，肿瘤来源的细胞外囊泡可以提高抗肿瘤免疫反应。临床试验从结直肠癌患者腹水中分离出细胞外囊泡。患者接受细胞外囊泡联合粒细胞-巨噬细胞集落刺激因子或只接受细胞外囊泡治疗。联合治疗的疗效更好，患者出现特异性的抗肿瘤细胞毒性T淋巴细胞反应。研究中的所有受试者均为晚期癌症患者，且对先前的治疗反应不佳。因此，这些研究的目的并不主要是为了治愈患者，而是为了延长患者的生存期，并稳定患者在放、化疗后的病情。

（二）通过血脑屏障

给予RNA药物通常需要兼顾高效、组织特异性和非免疫原性的要求。迄今为止，想要组织获得有效治疗剂量的RNA是非常困难的[54]。目前，静脉给予树突状细胞的细胞外囊泡能够将小干扰RNA（siRNA）运送到小鼠大脑中，进而抑制阿尔茨海默病的治疗靶点BACE1的表达和产生。siRNA的传递表明，细胞外囊泡介导的给药方式可以克服药物无法通过血脑屏障的缺陷。由此可见，利用自体细胞外囊泡给药具有很好的应用前景。

（三）炎症和免疫反应

在体内，细胞外囊泡能够有效抑制炎症和自身免疫反应。例如，在关节炎小鼠模型中，全身/血管内给予基因修饰的小鼠树突状细胞分泌的细胞外囊泡能够抑制免疫和抗炎。此外，细胞外囊泡能够通过乳凝集素依赖的机制促进凋亡细胞和凋亡囊泡的清除，以缓解脓毒症的急性全身炎症反应[55]。

（四）血管新生

CD34+干细胞分泌的细胞外囊泡可增强内皮细胞的活力，在体外诱导内皮细胞增殖和血管形成，在多种模型内促进血管新生，提示细胞外囊泡在体内和体外均能促进血管的生成[56, 57]。

二、疾病预后

肿瘤患者发生VTE的风险增高可能与TF引发的外源性凝血途径激活有关[58]。很多肿瘤表达并产生TF。TF在囊泡中表达并存在于肿瘤患者的血液中，肿瘤微囊泡表达促凝的TF与肿瘤患者出现VTE有关[59]。尽管如此，为所有肿瘤患者预防性应用抗凝治疗仍然可能大大增加患者的出血风险，因而有必要针对肿瘤患者的高凝和抗凝后增加出血风险的问题进行大规模的临床研究。

三、生物标志物

细胞来源的囊泡是一种很有前景的新型临床生物标志物。有很多实例，如阿尔茨海默病患者脑脊液中的细胞外囊泡存在该疾病的生物标志物，磷酸化的 Tau 蛋白。前列腺癌患者尿液中的细胞外囊泡与前列腺特异性抗原、前列腺特异性膜抗原相关，外周血中含封闭蛋白的细胞外囊泡与卵巢癌相关，前列腺癌患者血液中可检测到前列腺小体。这些生物标志物究竟有多少临床相关性还需要进一步研究。

四、体内细胞来源囊泡的证据

关于体内囊泡，仍有许多未解之谜。我们仍然不知道为什么细胞会释放囊泡；囊泡在体内的真正生物学作用还不清楚。囊泡的生物学作用至少在一定程度上取决于其产生和清除。这种微妙的平衡显然在细胞培养中是受到干扰的。下文将简要讨论囊泡的清除，比较真核细胞和细菌的囊泡，以突出囊泡及其功能可能在整个进化过程中是保守的，而且并非真核细胞独有。

（一）囊泡的清除

细胞外囊泡通过与 PS 受体 T 细胞免疫球蛋白和黏蛋白结构域内分子（TIM-4）结合[60]，通过吞噬作用内化，尽管目前尚不清楚在体内细胞外囊泡如何表达 PS。对表达 PS 囊泡的吞噬作用可能是由乳凝集素介导的，因为乳凝集素缺陷小鼠的脾巨噬细胞吞噬囊泡的能力下降，导致囊泡浓度增加，以及高凝状态。

癌症患者注射放射标记脂质体后，囊泡的半衰期分别为 6 分钟和 5 小时，提示其分布存在二室模型。分钟或小时的双半衰期现象在其他研究中也可观察到。显然，更详细的研究有助于理解不同囊泡的清除方式及其潜在机制。

（二）囊泡介导细胞间信号转导

细菌释放直径 50 ～ 250 nm 的囊泡，通常称为外膜囊泡（OMV），由磷脂、蛋白质、DNA、RNA 和脂多糖组成。来自革兰阴性假单胞菌的 OMV 含有信号分子，可协调该菌的群体行为。OMV 还向真核细胞传递信息，进而导致疾病的发生。铜绿假单胞菌的 OMV 含有毒力因子，融合后进入细胞质后杀死真核细胞。大肠埃希菌的 OMV 通过内吞作用将热敏感的肠毒素转移到受体细胞，从而促进 IL-6 的产生。OMV 将幽门螺杆菌、铜绿假单胞菌或淋病奈瑟菌的肽聚糖递送到宿主细胞的胞质中，被上皮细胞中的 Nod1 识别，进而诱导先天免疫反应和适应性免疫反应。

OMV 也含有杀死其他细菌的死亡信号。庆大霉素是一种用于治疗铜绿假单胞菌感染的抗生素，能够增加 OMV 的释放。由于 OMV 也含有庆大霉素，因而增加了对其他细菌的"捕食活性"，与此同时，释放 OMV 有助于清除药物并维持来源细菌的稳态。此外，OMV 可用于向感染宿主细胞的细胞质运送抗生素。而 OMV 可以将功能基因传递给其他细菌，表明 OMV 也能够在细胞间传递功能性的遗传信息。

已将基于OMV的疫苗用于脑膜炎球菌感染的免疫接种。虽然OMV激活免疫系统的分子机制尚不为人所知，但OMV确实可以在接种疫苗后发挥抵抗细菌攻击的效力。因此，真核细胞的OMV和囊泡具有许多相同的功能。

第五节　结语和展望

真核细胞细胞外囊泡的研究仍然是一个比较新的领域。尽管近年来取得的进展令人瞩目，然而未解之谜永远多于已知。尤其是囊泡如何产生并分泌，囊泡的内容物是如何决定的，这些机制仍不清楚，囊泡的分类有待进一步明晰和完善，囊泡在体内的意义依然未知。尽管人们对于细胞外囊泡相关内容仍然知之甚少，想要弄清楚也似乎困难重重，但是其意义不容小觑，特别是对囊泡生物学的深入探索必将提高我们对健康和疾病的认知，为监测甚至治疗疾病开拓了更加广阔的前景。

（周　阳　吕韵晖）

参 考 文 献

［1］Conde-Vancells J，Rodriguez-Suarez E，Embade N，et al. Characterization and comprehensive proteome profiling of exosomes secreted by hepatocytes. Journal of proteome research，2008，7：5157-5166.

［2］Chargaff E，West R. The biological significance of the thromboplastic protein of blood. J Biol Chem，1946，166：189-197.

［3］Cocucci E，Racchetti G，Meldolesi J. Shedding microvesicles：artefacts no more. Trends in cell biology，2009，19：43-51.

［4］Théry C，Ostrowski M，Segura E. Membrane vesicles as conveyors of immune responses. Nature reviews immunology，2009，9：581.

［5］Beyer C，Pisetsky DS. The role of microparticles in the pathogenesis of rheumatic diseases. Nature Reviews Rheumatology，2010，6：21.

［6］Mathivanan S，Ji H，Simpson RJ. Exosomes：extracellular organelles important in intercellular communication. Journal of proteomics，2010，73：1907-1920.

［7］Trajkovic K，Hsu C，Chiantia S，et al. Ceramide triggers budding of exosome vesicles into multivesicular endosomes. Science，2008，319：1244-1247.

［8］Marsh M，van Meer G. No ESCRTs for exosomes. Science，2008，319：1191-1192.

［9］Booth AM，Fang Y，Fallon JK，et al. Exosomes and HIV Gag bud from endosome-like domains of the T cell plasma membrane. J Cell biol，2006，172：923-935.

［10］Lenassi M，Cagney G，Liao M，et al. HIV Nef is secreted in exosomes and triggers apoptosis in bystander CD4$^+$ T cells. Traffic，2010，11：110-122.

［11］Fang Y，Wu N，Gan X，et al. Higher-order oligomerization targets plasma membrane proteins and HIV gag to exosomes. PLoS biology，2007，5：e158.

［12］Dragovic RA，Gardiner C，Brooks AS，et al. Sizing and phenotyping of cellular vesicles using Nanoparticle Tracking Analysis. Nanomedicine，2011，7：780-788.

［13］Wolf P. The nature and significance of platelet products in human plasma. British journal of haematology，1967，13：269-288.

[14] Turiák L，Misják P，Szabó TG，et al. Proteomic characterization of thymocyte-derived microvesicles and apoptotic bodies in BALB/c mice. Journal of proteomics，2011，74：2025-2033.

[15] György B，Módos K，Pállinger E，et al. Detection and isolation of cell-derived microparticles are compromised by protein complexes resulting from shared biophysical parameters. Blood，2011，117：e39-e48.

[16] Marzesco A. -M，Janich P，Wilsch-Bräuninger M，et al. Release of extracellular membrane particles carrying the stem cell marker prominin-1（CD133）from neural progenitors and other epithelial cells. Journal of cell science，2005，118：2849-2858.

[17] Martínez-Lorenzo MJ，Anel A，Gamen S，et al. Activated human T cells release bioactive Fas ligand and APO2 ligand in microvesicles. The Journal of Immunology，1999，163：1274-1281.

[18] Hohlbaum AM，Gregory MS，Ju ST，et al. Fas ligand engagement of resident peritoneal macrophages in vivo induces apoptosis and the production of neutrophil chemotactic factors. The Journal of Immunology，2001，167：6217-6224.

[19] Zhang HG，Liu C，Su K，et al. A membrane form of TNF-α presented by exosomes delays T cell activation-induced cell death. The Journal of Immunology，2006，176：7385-7393.

[20] Van Niel G，Raposo G，Candalh C，et al. Intestinal epithelial cells secrete exosome-like vesicles. Gastroenterology，2001，121：337-349.

[21] Van Niel G，Mallegol J，Bevilacqua C，et al. Intestinal epithelial exosomes carry MHC class II/ peptides able to inform the immune system in mice. Gut，2003，52：1690-1697.

[22] Fourcade O，Simon MF，Viodé C，et al. Secretory phospholipase A2 generates the novel lipid mediator lysophosphatidic acid in membrane microvesicles shed from activated cells. Cell，1995，80：919-927.

[23] Barry OP，PraticòD，Savani RC，et al. Modulation of monocyte-endothelial cell interactions by platelet microparticles. The Journal of clinical investigation，1998，102：136-144.

[24] Park KH，Kim BJ，Kang J，et al. Ca^{2+} signaling tools acquired from prostasomes are required for progesterone-induced sperm motility. Sci. Signal，2011，4（173）：ra31.

[25] Ren D. Calcium signaling in sperm：help from prostasomes. Sci. Signal，2011，4（173）：pe27.

[26] Chairoungdua A，Smith DL，Pochard P，et al. Exosome release of β-catenin：a novel mechanism that antagonizes Wnt signaling. The Journal of cell biology，2010，190：1079-1091.

[27] Khan S，Jutzy JM，Aspe JR，et al. Survivin is released from cancer cells via exosomes. Apoptosis，2011，16：1-12.

[28] Germain SJ，Sacks GP，Soorana SR，et al. Systemic inflammatory priming in normal pregnancy and preeclampsia：the role of circulating syncytiotrophoblast microparticles. The Journal of Immunology，2007，178：5949-5956.

[29] Messerli M，May K，Hansson SR，et al. Feto-maternal interactions in pregnancies：placental microparticles activate peripheral blood monocytes. Placenta，2010，31：106-112.

[30] Southcombe J，Tannetta D，Redman C，et al. The immunomodulatory role of syncytiotrophoblast microvesicles. PloS one，2011，6：e20245.

[31] Deng Zb，Poliakov A，Hardy RW，et al. Adipose tissue exosome-like vesicles mediate activation of macrophage-induced insulin resistance. Diabetes，2009，58：2498-2505.

[32] Al-Nedawi K，Meehan B，Micallef J，et al. Intercellular transfer of the oncogenic receptor EGFRvIII by microvesicles derived from tumour cells. Nature cell biology，2008，10：619.

[33] Higginbotham JN, Demory Beckler M, Gephart JD, et al. Amphiregulin exosomes increase cancer cell invasion. Current Biology, 2011, 21: 779-786.

[34] Martínez MC, Larbret F, Zobairi F, et al. Transfer of differentiation signal by membrane microvesicles harboring hedgehog morphogens. Blood, 2006, 108: 3012-3020.

[35] Yaron S, Kolling GL, Simon L, et al. Vesicle-Mediated Transfer of Virulence Genes from Escherichia coli O157: H7 to Other Enteric Bacteria. Appl Environ Microbiol, 2000, 66: 4414-4420.

[36] Valadi H, Ekström K, Bossios A, et al. Exosome-mediated transfer of mRNAs and microRNAs is a novel mechanism of genetic exchange between cells. Nature cell biology, 2007, 9: 654.

[37] Fevrier B, Vilette D, Archer F, et al. Cells release prions in association with exosomes. Proceedings of the National Academy of Sciences, 2004, 101: 9683-9688.

[38] Vella L, Sharples RA, Lawson VA, et al. Packaging of prions into exosomes is associated with a novel pathway of PrP processing. The Journal of Pathology: A Journal of the Pathological Society of Great Britain and Ireland, 2007, 211: 582-590.

[39] Mack M, Kleinschmidt A, Brühl H, et al. Transfer of the chemokine receptor CCR5 between cells by membrane-derived microparticles: a mechanism for cellular human immunodeficiency virus 1 infection. Nature medicine, 2000, 6: 769.

[40] Rozmyslowicz T, Majka M, Kijowski J, et al. Platelet-and megakaryocyte-derived microparticles transfer CXCR4 receptor to CXCR4-null cells and make them susceptible to infection by X4-HIV. Aids, 2003, 17: 33-42.

[41] Meckes DG, Raab-Traub N. Microvesicles and viral infection. Journal of virology, 2011, 85: 12844-12854.

[42] Gould SJ, Booth AM, Hildreth JE. The Trojan exosome hypothesis. Proceedings of the National Academy of Sciences, 2003, 100: 10592-10597.

[43] Gan X, Gould SJ. Identification of an inhibitory budding signal that blocks the release of HIV particles and exosome/microvesicle proteins. Molecular biology of the cell, 2011, 22: 817-830.

[44] Walker JD, Maier CL, Pober JS. Cytomegalovirus-infected human endothelial cells can stimulate allogeneic CD4+ memory T cells by releasing antigenic exosomes. The Journal of Immunology, 2009, 182: 1548-1559.

[45] Merten M, Pakala R, Thiagarajan P, et al. Platelet microparticles promote platelet interaction with subendothelial matrix in a glycoprotein IIb/IIIa-dependent mechanism. Circulation, 1999, 99: 2577-2582.

[46] Kadurugamuwa JL, Beveridge TJ. Membrane vesicles derived from Pseudomonas aeruginosa and Shigella flexneri can be integrated into the surfaces of other gram-negative bacteria. Microbiology, 1999, 145: 2051-2060.

[47] Kadurugamuwa JL, Beveridge TJ. Delivery of the Non-Membrane-Permeative Antibiotic Gentamicin into Mammalian Cells by Using Shigella flexneri Membrane Vesicles. Antimicrobial agents and chemotherapy, 1998, 42: 1476-1483.

[48] VanWijk MJ, Svedas E, Boer K, et al. Isolated microparticles, but not whole plasma, from women with preeclampsia impair endothelium-dependent relaxation in isolated myometrial arteries from healthy pregnant women. American journal of obstetrics and gynecology, 2002, 187: 1686-1693.

[49] Martin S, Tesse A, Hugel B, et al. Shed membrane particles from T lymphocytes impair endothelial function and regulate endothelial protein expression. Circulation, 2004, 109: 1653-1659.

[50] Andre F, Schartz NE, Movassagh M, et al. Malignant effusions and immunogenic tumour-derived exosomes. The Lancet, 2002, 360: 295-305.

[51] Zitvogel L, Regnault A, Lozier A, et al. Eradication of established murine tumors using a novel cell-free vaccine: dendritic cell derived exosomes. Nature medicine, 1998, 4: 594.

[52] Chaput N, Schartz NE, André F, et al. Exosomes as potent cell-free peptide-based vaccine. II. Exosomes in CpG adjuvants efficiently prime naive Tc1 lymphocytes leading to tumor rejection. The Journal of Immunology, 2004, 172: 2137-2146.

[53] Adams M, Navabi H, Croston D, et al. The rationale for combined chemo/immunotherapy using a Toll-like receptor 3 (TLR3) agonist and tumour-derived exosomes in advanced ovarian cancer. Vaccine, 2005, 23: 2374-2378.

[54] van den Boorn JG, Schlee M, Coch C, et al. SiRNA delivery with exosome nanoparticles. Nature biotechnology, 2011, 29: 325.

[55] Miksa M, Wu R, Dong W, et al. Immature dendritic cell-derived exosomes rescue septic animals via milk fat globule epidermal growth factor VIII. The Journal of immunology, 2009, 183: 5983-5990.

[56] Sahoo S, Klychko E, Thorne T, et al. Exosomes from human CD34$^+$ stem cells mediate their proangiogenic paracrine activity. Circulation research, 2011, 109: 724-728.

[57] Lai RC, Arslan F, Lee MM, et al. Exosome secreted by MSC reduces myocardial ischemia/reperfusion injury. Stem cell research, 2010, 4: 214-222.

[58] Kakkar A, DeRuvo N, Chinswangwatanakul V, et al. Extrinsic-pathway activation in cancer with high factor VIIa and tissue factor. Lancet (London, England), 1995, 346: 1004-1005.

[59] Tesselaar M, Romijn FP, Van Der Linden IK, et al. Microparticle - associated tissue factor activity: a link between cancer and thrombosis? Journal of Thrombosis and Haemostasis, 2007, 5: 520-527.

[60] Feng D, Zhao WL, Ye YY, et al. Cellular internalization of exosomes occurs through phagocytosis. Traffic, 2010, 11: 675-687.

第二章

细胞外囊泡的分离和鉴定方法

越来越多的人认识到细胞外囊泡（EV）的生物学和临床意义，但事实证明，分离和检测EV极其困难。一方面，由于体液的生物学复杂性，从大小相似的颗粒和细胞中分离囊泡十分复杂，所以，在许多研究中很可能检测到的不仅仅是EV[1]。另一方面，由于囊泡的直径通常为30nm至1μm，所以囊泡的大小低于目前使用的许多技术的检测范围[2]，导致分离后回收部分包含无法可靠定量的污染物，分离步骤也没有标准化。EV检测和分离的困难是该研究领域需要解决的主要问题之一。为了充分理解本书的内容，有必要指出分离和检测EV方法的不足和局限性。本章对检测EV的新方法和传统方法进行阐述。每种技术都将讨论其评估EV相关特性的能力，信息是来自单个还是多个EV，以及该技术是否可以直接应用于悬浮液中，此外，也考虑了每种方法在测量时间方面的适用性。

第一节　囊泡的分离

在体液中直接检测囊泡是最理想的情况，但由于体液的黏度、体液内存在细胞或其他优势检测信号，以及存在酶引起的囊泡降解，囊泡粒径范围内存在其他粒子和高分子量的蛋白质，囊泡通常需要与其进行有效分离。囊泡的分离是复杂的，并不仅仅依赖于体液类型，还依赖于分析前的变量和应用的分离方法。本节将讨论三种分离方法，对理解本章的其余部分是必不可少的。

一、差速离心

分离囊泡最常用的方法是差速离心，离心时，离心转子旋转产生离心力，使悬浮颗粒（如囊泡）沉积下来。囊泡分离基于大小和密度的差异，直径越小密度越低的组分越向轴心移动，直径越大密度越高的成分越远离轴心。经过多个连续离心步骤，每一步都要去除细胞等颗粒物质，增加离心力来分离比前一步密度更小的组分。通常应用离心加速度范围为200～1500×g移除细胞，1500～3000×g移除细胞碎片，10 000～20 000×g去除平均直径超过100nm的颗粒囊泡，100 000～200 000×g得到平均直径小于100nm的囊泡颗粒，由于差速离心所涉及的囊泡的所有物理性质都是不均一的，因此想要完全分离一定直径或密度的囊泡仍然是不可行的。此外，离心也可能由于施加的机械力而导致细胞释放囊泡或囊泡破裂[3]。

二、过滤

可以基于囊泡与其他颗粒在大小、形状和变形能力上的差异经过过滤来分离囊泡。虽然大多数过滤器具有明确的孔径，但是由于孔隙的变形，滤液中可能含有比孔径大的囊泡，以及滤器可能与囊泡的亚群结合使孔径减小，必须施加更大的压力才能使囊泡通过。近年来的一项进展是纳米级过滤筛的可用性，这种筛孔的直径可以精确到100nm[4, 5]。纳米级过滤器能仅通过毛细引力将血浆与全血分离，最近在厚度为500nm的平面滤器上证实了这一点[6]。然而从5μl血液中获得的血浆总量仅为45nl。使用纳米制造的过滤器来分离囊泡需要更深入的研究。

三、流场流动分离

另外，可以使用流场流动分离法，根据直径大小分离囊泡。图2.1是流场流动分离基本原理的示意图。在开放的流通通道中，形成抛物线流型的层流。这种载流将样品在垂直施加的横流下输送。横流可以通过位于底壁的半透膜。该膜允许流体离开通道，但阻止流体内的囊泡通过。由于与溶剂分子的碰撞，流体中的囊泡不断地向随机方向运动，称为布朗运动。布朗运动的平均平方位移由平移扩散系数D给出。

$$D = \frac{k_{\mathrm{B}}T}{3\pi\eta d}$$

其中，k_{B}是玻尔兹曼常数，T是绝对温度，η是黏滞系数，d是流体中囊泡的直径，粒子越小，均方位移越大。因此，囊泡在布朗运动的影响下抵消了垂直施压的横流动，

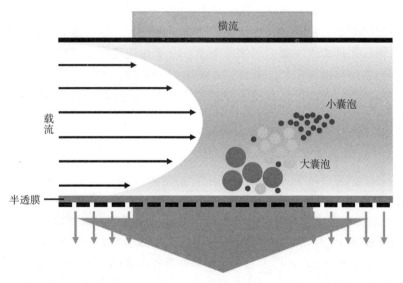

图2.1　流场流动分离的基本原理示意图。由于相对较小的囊泡与相对较大的囊泡相比具有较大的扩散系数，所以小囊泡较大囊泡更集中于流动通道中央。因此，由于通道流的抛物线流型，小囊泡比大囊泡的流出速度快

不同的大小的组分形成了不同的平衡层高度。具有高扩散系数的小囊泡平均分布在快速流道的中心位置，且先出液。有较低扩散系数的大囊泡平均位于慢速流线并且较后出液。此即基于尺寸的分流，并且在不将囊泡暴露在高剪切力下的基础上，具有高达10nm的分辨率[7]。

流场流动分离已经成功用于从人类神经干细胞中分离细胞外囊泡[8]，但是由于这种方法需要对仪器设置进行广泛的优化，且相对昂贵，所以没有得到广泛的应用。总洗脱时间一般为30分钟到1小时。

综上所述，由于体液，特别是血液的高度复杂性，在检测前需要对囊泡进行分离。虽然有许多技术可以分离囊泡，但目前尚未确定最有效的方法。

第二节 囊泡的性质

分离出囊泡后，最好评估单个囊泡的相关性能。囊泡的相关性质包括大小、密度、形态、生化成分和ζ电位。由大小信息可以得到不同的大小分布，提供两种不同大小的囊泡数量比。浓度定义为单位体积内的囊泡数量。如果已知EV的大小分布和浓度，就可以得到绝对大小分布，从而得到单位体积内一个特定大小的EV的数量。形态学是指形状和超微结构，包括囊泡的形状、对比度和表面形态的不同。生物化学成分指的是由脂质、蛋白质、DNA和RNA组成的囊泡的基本成分。由于囊泡磷脂膜的外表面可以带负电荷，因此必须认识到，这种负电荷被周围溶液中存在的带相反电荷的离子所抵消。这些相反电荷的离子分布在囊泡磷脂膜周围几纳米厚的弥散层中。ζ电位是指在囊泡外的稳定离子层与介质之间的电势差。

一、囊泡的性质揭示囊泡起源

当一种特定类型的囊泡具有独特的（组合）特性时，可以推断它们的细胞和亚细胞起源。细胞起源是指产生囊泡的细胞类型。由于囊泡起源于其母细胞，我们认为囊泡至少具有一些与母细胞相似的特性，如膜蛋白的特性。此外，这些特性可能反映了母细胞的状态，如母细胞是正在经历程序性细胞死亡，还是在释放囊泡时激活了凋亡程序。

二、来自多种囊泡的信息

通过研究囊泡的总体，还可以获得有关囊泡的有用信息。研究方法包括功能试验和抗原检测。功能试验的一个例子是用于研究人体体液中囊泡的凝血特性的试验，测定了囊泡总体的凝血特性。检测囊泡总体中某一特定蛋白或多种蛋白的有效方法分别是蛋白免疫印迹或质谱分析。然而，污染物可能会影响这些方法的结果。

第三节　光学检测方法

光学方法具有在高通量溶液中获得单个囊泡性质的潜力。与悬浮介质相关的两个重要参数是光的波长λ和粒子的折射率n。折射率定义为真空中光速与介质中光速之比。光学现象取决于介质的折射率，而折射率又取决于光的波长。在实践中，囊泡与周围介质的折射率差异越大，囊泡散射的光就越多。本章介绍了最适用于检测囊泡的光学方法。下文对基于光散射、荧光或是同时基于光散射和荧光的光学检测方法进行了区分。

一、光散射

直射囊泡的光部分被散射，部分被吸收。由于许多光学装置都是基于对散射光的检测，因此知道单个囊泡的散射光量是非常有用的。单个囊泡散射光的数量与散射截面σ成正比，可以用Mie理论计算，该理论包括粒子的直径和折射率、周围介质的折射率，以及光的波长和偏振[9]。与弗朗霍夫衍射和瑞利散射不同，Mie理论适用于粒子直径与波长之比的计算。例如，单个直径为60nm的聚苯乙烯珠的散射截面和散射光量比600nm聚苯乙烯珠的散射截面低6.4万倍。并且散射截面与材料的折射率n密切相关。例如，一个300nm的聚苯乙烯珠（$n=1.605$）在水中（$n=1.33$）散射的光是同等大小的二氧化硅珠（$n=1.445$）的7倍，而二氧化硅珠（$n=1.445$）的散射光是囊泡的4倍，是由于折射率不同造成的。由于囊泡的折射率并不十分清楚，而且也可能在不同类型的囊泡之间或不同细胞来源的囊泡之间有所不同，只能基于泡囊是球形的假设得出一个估计的置信区间，包括其内部折射率和在10nm厚的磷脂膜处的折射率[10-13]。对囊泡内折射率的估计是基于细胞和细菌内折射率的测量[12]。由于囊泡起源于其母细胞，我们希望囊泡具有与母细胞相同的内部折射率。

要注意的是，获得的绝对尺寸分布可能受到分离过程的影响，但它对多个囊泡散射机制的研究是非常有用的。将囊泡浓度与散射截面相乘，得到每个囊泡直径的散射系数。散射系数描述了单位长度内光散射事件的平均数，是衡量每个直径内所有囊泡散射光的数量。需要注意的是，因为小于100nm的囊泡的浓度很高，所以它们对散射光的贡献非常小。因此，小囊泡比大囊泡需要更灵敏的光学检测，小囊泡的光散射很容易被大囊泡的散射掩盖。

（一）动态光散射

动态光散射（dynamic light scattering，DLS），又称准弹性光散射或光子相关光谱，通过测量囊泡在布朗运动下散射光的强度波动，确定了悬浮体中直径从1nm到6μm的多个粒子的大小差异分布[14, 15]。利用扩散和光散射理论的数学算法，从光强的波动中得到了光强的微尺寸分布。DLS在单分散样品（即含有一定粒径颗粒的样品）的粒度测定中表现良好[16-18]。然而，同时对多个粒子进行散射检测或多分散样品的尺寸分布，即含有不同尺寸粒子的样品，精度较低，需要对样品有一定的先验知识，才能应用最合适的数学算法[16, 17]。例如，多分散样品的尺寸分布可能偏向于少量较大的颗粒如血小板[16, 18]，它们可以比囊泡更有效地散射光。只有当粒子直径相差至少2倍时，才能分辨两个种群[16-19]。典型的测量时间范围为30秒到1分钟。

许多商用DLS仪器也可以测定ζ电位，ζ电位是通过在悬浮液上施加电场来测量的。因此，带电的囊泡会以与它们的ζ电势大小成正比的速度向相反电荷的电极移动。利用激光多普勒测速仪测量囊泡的平均速度，并利用亨利方程的斯莫罗夫斯基近似确定了囊泡的ζ电势。

（二）拉曼光谱

拉曼光谱是基于对非弹性光散射的检测，用于研究单个活细胞内大分子的化学组成和结构[20]。样品用单色激光照射。当光被样品散射时，样品中的分子振动波长可能由于能量损失或增益而发生变化。这种波长偏移具有分子特异性，可以用灵敏的光谱仪检测到。由于囊泡含有许多不同的生物分子，它们都具有独特的拉曼光谱，因此无须标记即可研究其化学成分。

由于光照强度高，囊泡被困在激光束中，光谱中的峰与分子的化学键和对称性有关。由于信号振幅与分子数量成线性比例，拉曼光谱是一种定量技术。对于适合探针体积的囊泡，拉曼信号强度的大小与单个囊泡的体积成正比，因此可以估计相对大小，这是一种值得进一步研究的方法。如果知道探针的体积，就可以确定囊泡的浓度。由于与瑞利散射相比，拉曼散射的强度较弱，因此大多数探测器需要以秒为单位的采集时间。因此，以目前的技术水平，从10 000个囊泡中获得拉曼光谱至少需要几个小时。

二、荧光

荧光是一种物质以较短的波长吸收光后发出的光。由于大多数囊泡没有固有的荧光，通常用抗体或蛋白质与荧光团的偶联物来标记[21]。常见的荧光团是量子点（QD）和有机染料分子。量子点可以看作是人造原子，通常比有机染料分子或荧光蛋白更稳定、更明亮。量子点的发射波长可以被精确控制，因为其取决于量子点的大小，而量子点的大小可以在制造过程中调节。QD的典型直径为2～20nm，已成功用于囊泡的标记。由于囊泡通常暴露来自亲代细胞的抗原，所有基于荧光检测的方法都可能提供关于囊泡的生化成分和起源的信息。荧光还提供了获取额外化学信息的机会，因为荧光波长、强度和荧光寿命取决于分子环境[12, 22]。然而，荧光标记并不容易进行，涉及多个实际问题，包括标记抗体的非特异性结合和聚集等[2, 23, 24]。

（一）荧光相关光谱学

荧光相关光谱（F-CS）最初是为了研究分子扩散而发展起来的[25]。绝对尺寸分布可以通过一个或多个粒子在特征良好的照明体中进行布朗运动引起的荧光强度波动得到[26]，根据样品的不同，这种波动可能需要几分钟到1小时。由于探针体积通常只有$1\mu m^3$，F-CS是一种非常敏感的技术，能够检测单个荧光分子。在囊泡检测方面，只要标记，即使是最小的囊泡也可能被检测到。虽然少量较大的囊泡可能会对尺寸分布产生较大的影响，但由于探头体积小得多，因此与DLS相比，这种影响要小得多。

（二）受激发射损耗显微术

在实际应用中，受激发射损耗显微镜（STED）是一种空间分辨率高达6nm的荧光显微镜[27-29]。高分辨率可以获得形态学信息，并确定标记受体在囊泡表面的分布情况。如果知道囊泡的探测面积，以及与表面的结合效率，就可以确定浓度。测量时间以小时为单位。

三、光散射和荧光

（一）流式细胞术

流式细胞术可能是临床样品中检测囊泡最常用的光学方法[30]。流式细胞仪引导细胞和囊泡通过一个或多个在流体动力聚焦流中的激光束。一台探测器与激光束平行放置，测量正向散射光（FSC）。其他探测器测量与光束垂直的侧散射光（SSC）和荧光强度。流式细胞术能够同时检测单个颗粒的光散射和多通道荧光，使得流式细胞术成为一种强大的检测方法，尤其适用于检测悬浮状态下单个细胞的表征。

然而，流式细胞术检测单囊泡的适用性仍然是有限的[31]。为了使囊泡检测标准化，国际血栓和止血学会科学标准化委员会提出了一项方案，用来自Megamix的500nm和900nm的聚苯乙烯珠来定义囊泡的大小[30]。然而，流式细胞术的一个难点是测量到的光散射与囊泡直径之间的关系是未知的，因此囊泡检测的标准化仍在讨论中[32-34]。此外，采用的门控与所选择的囊泡直径之间的确切关系是仪器特有的，取决于光照波长和采集角度。然而，FSC和SSC检测器可以通过Mie计算与已知直径、浓度和折射率的聚苯乙烯珠和二氧化硅珠的测量相结合进行校准，因此测量的光散射功率可能与单个囊泡的直径有关[35]。

同样的研究表明，流式细胞术检测囊泡的优势不仅在于单个大囊泡，还在于对较小的囊泡的群体检测，即同时被激光束照射的多个囊泡被视为单个事件信号。与任何检测器一样，流式细胞仪的FSC和SSC检测器具有较低的检测限，即单个粒子散射产生信号的最小光量。将一个比该探测极限光强或弱的粒子散射定义为一个大粒子或一个小粒子[35]。比检测限小的二氧化硅颗粒不能作为单个事件被检测到。当囊泡浓度足够大时，直径更小的颗粒也可以被成功检测到，因为这些囊泡同时散射的光总量超过检测限，因此流式细胞仪将这些囊泡作为单个事件信号进行计数。

虽然群体检测可以检测到比之前更小的囊泡，也解释了为什么流式细胞术容易低估了囊泡的浓度，但是在激光束中同时检测多个不同大小的囊泡是一个非常复杂的过程。新型流式细胞仪具有更高的灵敏度，目前商用仪器检测到的最小的单个聚苯乙烯珠为100nm，对应于直径至少为150nm的单个囊泡。

（二）纳米粒子跟踪分析

纳米粒子跟踪分析（NTA），又称单粒子跟踪，是测量直径在50nm到1μm的囊泡的绝对大小分布。激光束照射悬浮液中的囊泡，因此如果囊泡被荧光标记，就会散射光或显示荧光。光通过暗场显微镜收集，从而揭示了由于布朗运动而不断运动的囊泡的位置。对显微镜视野内的每个囊泡，在一至几分钟内跟踪其运动，并通过数字图像处理计算其平均平方位移。由于布朗运动的平均平方位移依赖于黏度、温度和（水动力）颗粒直径，所以在用已知大小和浓度的颗粒对系统进行校准后，可以得到悬浮液中囊泡的绝对大小分布[36]。

NTA的优点是可以可视化样本，实时反馈样本聚集情况，并监测囊泡分离后可能存在的细胞。此外，由于可以检测单个量子点的荧光，NTA是一种非常灵敏的方法，可以检测直径为50nm的单个囊泡[36]。NTA的一个局限性是由于测量扩散系数的不确定性，对尺寸差异的敏感性不高，导致得到的尺寸分布变宽。因此，只有当粒径相差至少1.5倍时，才能辨别两个种群。此外，特别是对于多分散样品，所得到的囊泡浓度受囊泡大小和折射率的影响[37]。例如，在激光束强度较低的边缘，大囊泡仍然可见，而较小囊泡散射的光强度可能低于检测阈值。然而，这个问题可以通过选择合适的粒子浓度和优化相机增益来解决[38]。和DLS一样，NTA也可以通过在悬架上施加电场来确定ζ电位。通过对单个囊泡的跟踪，可以测量囊泡速度，经电渗校正后，可以测定ζ电位。

第四节　非光学检测方法

一、原子力显微技术

原子力显微镜（AFM）是1986年发展起来的，提供亚纳米分辨率的表形成像[39]。原子力显微镜由悬臂梁组成，悬臂梁末端有一个尖头，可以扫描没有物理接触的样品表面。测量针尖的运动，用软件生成三维图像。由于横向分辨率为3nm，纵向分辨率小于0.1nm[39]，AFM可以测量囊泡在生理状态下的相对大小分布[40, 41]，在多分散样品上性能优于DLS[18]。由于AFM的高分辨率，囊泡必须绑定到一个非常平坦的表面，如云母。抗体可用于与小囊泡表面结合，从而获得生化信息[41]。由于抗体与囊泡结合的效率未知，因此无法准确测定囊泡的浓度。此外，表面结合可能影响囊泡的形态，从而影响对实际直径的确定。由于大量的样品制备和扫描速度较慢，测量时间以小时为单位。

二、电镜

电子显微镜，电子被用来产生图像。由于电子的德布罗意波长比可见光的波长短三个数量级以上，根据电子束的空间稳定性和样品的化学稳定性，成像分辨率可以是亚纳米级的。由于这种高分辨率，可以确定单个小囊泡的大小和形态。测量时间以小时为单位。

在透射电镜下，电子束通过与一个薄的（通常小于500nm）样品相互作用。产生的图像被放大并聚焦到成像设备上。由于TEM（透射电子显微镜）是在真空中进行的，因此囊泡需要固定和脱水，并进行负染色以增强成像对比度。透射电镜观察下，囊泡呈杯状[42-44]。使用免疫金标记，也可以提供生化信息[45]。然而，由于囊泡与观察表面的结合效率未知，因此无法可靠地测定囊泡的浓度。

为了利用透射电镜研究原生环境中的囊泡，囊泡被快速冻结在液氮或乙烷中破裂[46]。然后，用真空沉积铂和碳的方法复制冻裂面。清洗后，用透射电镜对复制品进行成像。这种样品制备和成像的过程称为冷冻断裂电子显微镜（FEM）。此外，超薄（<200nm）切片标本可以直接在−80℃成像，再使用冷冻电子显微镜（cryo-EM）观察[47]。FEM和cryo-EM都能揭示膜蛋白的大小、形态、分布和组织。然而，大多数生物样品中囊泡的浓度不够，需要在冷冻前富集，这两种技术都需要相当多的专业知识和专业经验。

与上述技术不同，扫描电子显微镜（SEM）可用于研究相对较厚的样本，如凋亡细胞[48]。利用扫描电镜将电子束扫描成光栅图，对样品进行成像。细胞和囊泡在扫描电镜分析前需要固定，但它们还涂有一层金，以增强对比度和防止电荷积聚。将扫描电镜与拉曼光谱成功地结合起来，研究了低温条件下脱水生物材料[49]和聚苯乙烯颗粒的形貌与组成之间的关系[50]。

三、电阻脉冲传感

电阻脉冲传感（RPS），也称为扫描离子阻塞传感，是基于库尔特原理确定了悬浮液中直径70nm到10μm不等的囊泡的绝对大小分布[51]。图2.2显示了该仪器的示意图，该仪器由两个流体细胞组成，两个流体细胞被一个含有单个孔的绝缘膜隔开。每个流体电池中电极被浸没，以驱动离子电流通过通常直径小于1μm的小孔。

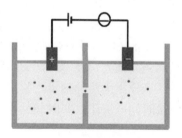

图2.2　电阻脉冲传感仪

第五节　隔离方法与光学相结合的检测方法

由光学检测方法确定的多分散样品的尺寸分布通常是扩大的（如NTA），或是由体积相对较大的、浓度较低（如DLS）的颗粒所主导。由于囊泡的群体是多分散的，因此在检测前根据囊泡的大小对囊泡进行分型是有益的。分型前进行基于尺寸分离的两种方法是分析超离心（A-UC）和FFFF。

一、分析超离法

利用A-UC，可以测定悬浮液中颗粒的粒径分布，粒径范围为1 nm到10μm[52]。与离心作用类似，分散粒子也会受到离心力的作用，其优点是粒子可以被实时跟踪。A-UC有几种变体，存在许多不同的实验类型。因此，我们选择圆盘式离心分离机，也称为离心液体沉降或差速离心沉降，作为解释A-UC工作原理最直观的方法。通过圆盘离心，囊泡被注入一个旋转圆盘的中心，其中含有液体，通过液体，囊泡沉积到外边缘。根据斯托克斯定律，大囊泡比小囊泡具有更高的沉降速度。因此，位于圆盘中心R_d距离处的小囊泡直径d与时间的关系，可以描述为：

$$d = \sqrt{\frac{18 \cdot \eta \cdot \ln\left(R_d/R_i\right)}{\left(\rho_v - \rho_f\right) \cdot \omega^2 \cdot t}}$$

η是液体的黏度，R_i是注入样本和旋转中心之间的距离，ρ_v是囊泡的密度，ρ_f是流体的密度，ω是角速度，t是沉降时间。分子的大小和密度是已知的。然后，在已知囊泡密度的前提下，计算一定直径的囊泡在什么时候通过位于圆盘外边缘的光学探测器。光学探测器通过测量光的衰减来监测囊泡的浓度N，光的衰减可以用朗伯-比尔定律定量描述：

$$\frac{I}{I_0} = e^{-N\sigma[d]h}$$

I_0是入射光的强度，I是通过厚度为h的样品后的光强度，σ散射截面[9, 53]。对于球形颗粒，如囊泡，散射截面可以用Mie理论计算，其中包括囊泡的直径和折射率。由于囊泡的折射率还不十分清楚，因此确定囊泡的数量和浓度还需要进一步的研究。

由于基于尺寸的分离，A-UC可以利用干涉光学精确地测定9种不同聚苯乙烯珠的混合物的尺寸和浓度，直径为4.9～94μm。这项技术已成功地应用于研究乳腺癌细胞囊泡的大小。A-UC的优点是，如果仪器由计算机控制并配有多根管，可同时测量多个样品。此外，该技术还可以扩展到其他光学技术，如荧光和拉曼光谱检测，以获取生化信息[52]。A-UC的一个缺点是，该技术无法评估单个囊泡的信息，需要较高的专业知识来运行该仪器并分析数据。测量时间取决于沉降时间，与分离目标囊泡所需的离心时间相当。

二、FFFF、DLS和多角度光散射

FFFF可以根据囊泡的大小来分离囊泡。由于基于尺寸的组分是单分散的，因此可以用DLS或多角度光散射（MALS）来确定囊泡的大小[8]。MALS是基于角分辨光散射，用于平均粒径和摩尔质量的测定。结合测量光衰减的光学探测器，在已知囊泡折射率的前提下，还可以利用朗伯-比尔定律估计囊泡的浓度。与A-UC相比，FFFF的优点是，基于粒度的分数可以用于进一步分析。FFFF与DLS或MALS相结合的缺点是无法从单个囊泡中获得信息，需要较高的专业知识来优化流动条件和分析数据。测量时间一般在

30分钟到1小时。

第六节　结语和展望

本章概述了分离和检测细胞外囊泡表征的新方法和传统方法。表2.1列出了每种方法的评估可能性和局限性，具体取决于每种方法的基础物理参数。

表2.1　囊泡检测新方法与传统方法的总结

方法		单囊泡检测	自由悬浮	检出限	大小	浓度	形态学	组分	ζ电位	测量时间
光学方法	DLS	−	+	1nm至6μm	+/−	−	−	−	+	S
	拉曼光谱	+	+	?	?	+/−	−	+		H
	F-CS	+	+	单分子/QDs	+/−	+/−	−	+		M
	STED	+	−	单分子/QDs	+	+/−	?	+		H
	流式细胞术	+/−	+	＞150nm/单分子	−	+	−	+/−		S
非光学方法	NTA	+	+	50nm至1μm	+/−	+/−	−	+	+	M
	AFM	+	−	＜1nm	+	+/−	+	+/−		H
	TEM	+	−	1nm	+	−	+	+/−		H
	FEM	+	+/−	1nm	+	+/−	+	+/−		H
	Cryo-EM	+	+/−	1nm	+	−	+	+/−		H
	SEM	+	−	1nm	+	−	+	+/−		H
	RPS	+	+	70nm至10μm	+/−	+/−	−	−	+	H
与光学检测方法相结合的分离方法	A-UC	−	+	1nm至10μm	+	+/−	−	+/−		H
	FFFF/MALS/DLS	−	+	1nm至50μm	+	+/−	−	+/−		H

注：检测时间由H，M，S表示；分别代表大于1h；1min到1h；小于1min

由于从大小相似的颗粒和细胞中分离囊泡的物理过程比较复杂（见本章第一节），而且囊泡尺寸低于目前许多技术的检测范围，目前对不同类型囊泡的鉴别标准只做了部分阐述[54]。因此，需要一种能够在合理时间内测量单个囊泡在其自然环境中的大小、浓度、形态、组成和ζ电位的检测方法。尽管技术发展迅速，但目前还没有这种检测方法。然而，通过多种检测方法的结合和技术的改进，单个囊泡的所有相关性能在未来都有可能得到评估。分离和分析一次性微流体芯片上的囊泡可能是一种改进方法，在这些囊泡上可以控制液体的体积，从而达到缩短反应时间、增加灵敏度和降低成本的效果。

目前，直径标准常被用来区分来自多泡内质体的小泡和直接来自质膜的小泡[54]。然而，囊泡的大小也可以用表面积或体积来表示。我们推测，暴露在囊泡上的受体数量与囊泡的表面积成正比，而囊泡所能运输的货物量与囊泡的体积有关。直径小于100nm的小泡对表面受体的转运作用较大但对货物转运作用不大。这一发现可能具有重大意义。因此，从单个囊泡评估相关性质是必不可少的。

（柯青青　周　阳　丁　昊）

参 考 文 献

［1］Gyorgy B，Modos K，Pallinger E，et al. Detection and isolation of cell-derived microparticles are compromised by protein complexes resulting from shared biophysical parameters. Blood，2011，117（4）：e39-48.

［2］van der Pol E，Hoekstra AG，Sturk A，et al. Optical and non-optical methods for detection and characterization of microparticles and exosomes. J Thromb Haemost，2010，8（12）：2596-2607.

［3］Sustar V，Bedina-Zavec A，Stukelj R，et al. Nanoparticles isolated from blood：a reflection of vesiculability of blood cells during the isolation process. Int J Nanomedicine，2011，6：2737-2748.

［4］Tsutsui H，Ho CM. Cell Separation by Non-Inertial Force Fields in Microfluidic Systems. Mech Res Commun，2009，36（1）：92-103.

［5］van Rijn CJM ed. Membrane Science and Technology. Elsevier，2004：1-23.

［6］Crowley TA，Pizziconi V. Isolation of plasma from whole blood using planar microfilters for lab-on-a-chip applications. Lab Chip，2005，5（9）：922-929.

［7］Korgel BA，van Zanten JH，Monbouquette HG. Vesicle size distributions measured by flow field-flow fractionation coupled with multiangle light scattering. Biophys J，1998，74（6）：3264-3272.

［8］Kang D，Oh S，Ahn SM，et al. Proteomic analysis of exosomes from human neural stem cells by flow field-flow fractionation and nanoflow liquid chromatography-tandem mass spectrometry. J Proteome Res，2008，7（8）：3475-3480.

［9］Chylek P. Absorption and scattering of light by small particles. Appl Opt. 1986，25（18）：3166.

［10］Beuthan J，Minet O，Helfmann J，et al. The spatial variation of the refractive index in biological cells. Phys Med Biol，1996，41（3）：369-382.

［11］Foladori P，Quaranta A，Ziglio G. Use of silica microspheres having refractive index similar to bacteria for conversion of flow cytometric forward light scatter into biovolume. Water Res，2008，42（14）：3757-3766.

［12］van Manen HJ，Verkuijlen P，Wittendorp P，et al. Refractive index sensing of green fluorescent proteins in living cells using fluorescence lifetime imaging microscopy. Biophys J，2008，94（8）：L67-69.

［13］Harrison P，Briggs C，Machin SJ. Platelet counting. Methods Mol Biol，2004，272：29-46.

［14］Clark NA，Lunacek JH. A Study of Brownian Motion Using Light Scattering，1969，37（9）：853-854.

［15］Dieckmann Y，Colfen H，Hofmann H，et al. Particle size distribution measurements of manganese-doped ZnS nanoparticles. Anal Chem，2009，81（10）：3889-3895.

［16］Filella M，Zhang J，Newman ME，et al. Analytical applications of photon correlation spectroscopy for size distribution measurements of natural colloidal suspensions：capabilities and limitations. Colloids and Surfaces A：Physicochemical and Engineering Aspects，1997，120（1）：27-46.

［17］Bryant G，Abeynayake C，Thomas JC. Improved Particle Size Distribution Measurements Using

Multiangle Dynamic Light Scattering. 2. Refinements and Applications. Langmuir, 1996, 12（26）: 6224-6228.

[18] Hoo CM, Starostin N, West P, et al. A comparison of atomic force microscopy（AFM）and dynamic light scattering（DLS）methods to characterize nanoparticle size distributions, 2008, 10（1）: 89-96.

[19] Korgel BA, van Zanten JH, Monbouquette HG. Vesicle Size Distributions Measured by Flow Field-Flow Fractionation Coupled with Multiangle Light Scattering. Biophysical Journal, 1998, 74（6）: 3264-3272.

[20] Puppels GJ, de Mul FF, Otto C, et al. Studying single living cells and chromosomes by confocal Raman microspectroscopy. Nature, 1990, 347（6290）: 301-303.

[21] McCarthy DA, Macey MG ed. Flow Cytometry: Principles and Applications. Totowa, NJ: Humana Press, 2007: 59-112.

[22] Cesa Y, Blum C, van den Broek JM, et al. Manipulation of the local density of photonic states to elucidate fluorescent protein emission rates. Phys Chem Chem Phys, 2009, 11（14）: 2525-2531.

[23] Baumgarth N, Roederer M. A practical approach to multicolor flow cytometry for immunophenotyping. J Immunol Methods, 2000, 243（1-2）: 77-97.

[24] Radbruch A. Flow Cytometry and Cell Sorting, 2000.

[25] Webb W. Webb, W. W. Applications of fluorescence correlation spectroscopy. Q. Rev. Biophys. 9, 49-68. Quarterly Reviews of Biophysics, 2000, 9.

[26] Starchev K, Buffle J, Perez E. Applications of Fluorescence Correlation Spectroscopy: Polydispersity Measurements. J Colloid Interface Sci, 1999, 213（2）: 479-487.

[27] Rittweger E, Han KY, Irvine SE, et al. STED microscopy reveals crystal colour centres with nanometric resolution. Nature Photonics, 2009, 3（3）: 144-147.

[28] Willig KI, Rizzoli SO, Westphal V, et al. STED microscopy reveals that synaptotagmin remains clustered after synaptic vesicle exocytosis. Nature, 2006, 440（7086）: 935-939.

[29] Westphal V, Hell SW. Nanoscale resolution in the focal plane of an optical microscope. Phys Rev Lett, 2005, 94（14）: 143903.

[30] Lacroix R, Robert S, Poncelet P, et al. Standardization of platelet-derived microparticle enumeration by flow cytometry with calibrated beads: results of the International Society on Thrombosis and Haemostasis SSC Collaborative workshop. J Thromb Haemost, 2010, 8（11）: 2571-2574.

[31] Robert S, Poncelet P, Lacroix R, et al. Standardization of platelet-derived microparticle counting using calibrated beads and a Cytomics FC500 routine flow cytometer: a first step towards multicenter studies? J Thromb Haemost, 2009, 7（1）: 190-197.

[32] Robert S, Poncelet P, Lacroix R, et al. More on: calibration for the measurement of microparticles: value of calibrated polystyrene beads for flow cytometry-based sizing of biological microparticles. J Thromb Haemost, 2011, 9（8）: 1676-1678; author reply 81-82.

[33] Mullier F, Bailly N, Chatelain C, et al. More on: calibration for the measurement of microparticles: needs, interests, and limitations of calibrated polystyrene beads for flow cytometry-based quantification of biological microparticles. J Thromb Haemost, 2011, 9（8）: 1679-1681; author reply 81-82.

[34] Chandler WL, Yeung W, Tait JF. A new microparticle size calibration standard for use in measuring smaller microparticles using a new flow cytometer. J Thromb Haemost, 2011, 9（6）: 1216-1224.

[35] van der Pol E, van Gemert MJ, Sturk A, et al. Single vs. swarm detection of microparticles and

exosomes by flow cytometry. J Thromb Haemost, 2012, 10（5）: 919-930.

[36] Dragovic RA, Gardiner C, Brooks AS, et al. Sizing and phenotyping of cellular vesicles using Na-
noparticle Tracking Analysis. Nanomedicine, 2011, 7（6）: 780-788.

[37] Malloy A, Carr B. NanoParticle Tracking Analysis-The Halo™ System, 2006, 23（2）: 197-204.

[38] Roding M, Deschout H, Braeckmans K, et al. Measuring absolute number concentrations of
nanoparticles using single-particle tracking. Phys Rev E Stat Nonlin Soft Matter Phys, 2011, 84
（3 Pt 1）: 031920.

[39] Binnig G, Quate CF, Gerber C. Atomic force microscope. Phys Rev Lett, 1986, 56（9）: 930-
933.

[40] Siedlecki CA, Wang IW, Higashi JM, et al. Platelet-derived microparticles on synthetic surfaces
observed by atomic force microscopy and fluorescence microscopy. Biomaterials, 1999, 20（16）:
1521-1529.

[41] Yuana Y, Oosterkamp TH, Bahatyrova S, et al. Atomic force microscopy: a novel approach to the
detection of nanosized blood microparticles. J Thromb Haemost, 2010, 8（2）: 315-323.

[42] Heijnen HF, Schiel AE, Fijnheer R, et al. Activated platelets release two types of membrane vesi-
cles: microvesicles by surface shedding and exosomes derived from exocytosis of multivesicular bodies
and alpha-granules. Blood, 1999, 94（11）: 3791-3799.

[43] Marzesco AM, Janich P, Wilsch-Brauninger M, et al. Release of extracellular membrane particles
carrying the stem cell marker prominin-1（CD133）from neural progenitors and other epithelial cells.
J Cell Sci, 2005, 118（Pt 13）: 2849-2858.

[44] Raposo G, Nijman HW, Stoorvogel W, et al. B lymphocytes secrete antigen-presenting vesicles.
J Exp Med, 1996, 183（3）: 1161-1172.

[45] Pisitkun T, Shen RF, Knepper MA. Identification and proteomic profiling of exosomes in human
urine. Proc Natl Acad Sci U S A, 2004, 101（36）: 13368-13373.

[46] Severs NJ. Freeze-fracture electron microscopy. Nat Protoc, 2007, 2（3）: 547-576.

[47] Conde-Vancells J, Rodriguez-Suarez E, Embade N, et al. Characterization and comprehensive pro-
teome profiling of exosomes secreted by hepatocytes. J Proteome Res, 2008, 7（12）: 5157-5166.

[48] Coleman ML, Sahai EA, Yeo M, et al. Membrane blebbing during apoptosis results from
caspase-mediated activation of ROCK I. Nat Cell Biol, 2001, 3（4）: 339-345.

[49] van Apeldoorn AA, Aksenov Y, Stigter M, et al. Parallel high-resolution confocal Raman SEM
analysis of inorganic and organic bone matrix constituents. J R Soc Interface, 2005, 2（2）: 39-45.

[50] Hazekamp J, Reed MG, Howard CV, et al. The feasibility of Cryo In-SEM Raman microspectros-
copy. J Microsc, 2011, 244（2）: 122-128.

[51] Vogel R, Willmott G, Kozak D, et al. Quantitative sizing of nano/microparticles with a tunable
elastomeric pore sensor. Anal Chem, 2011, 83（9）: 3499-3506.

[52] Mächtle W, Börger L. Analytical Ultracentrifugation of Polymers and Nanoparticles. In: W Mächt-
le ed. Analytical Ultracentrifugation of Polymers and Nanoparticles. Berlin: Springer, 2006.

[53] Coll H, Searles CG. Particle size analysis with the Joyce-Loebl disk centrifuge: A comparison of
the line-start with the homogeneous-start method. Journal of Colloid and Interface Science, 1987,
115（1）: 121-129.

[54] van der Pol E, Boing AN, Harrison P, et al. Classification, functions, and clinical relevance of
extracellular vesicles. Pharmacol Rev, 2012, 64（3）: 676-705.

第三章

细胞外囊泡的生物学特征

第一节　大小和形态

细胞外囊泡（EV）是单膜囊泡，具有与细胞相同的拓扑结构，直径为40～1000nm。然而，即使是单细胞分泌的EV，其大小也存在显著的异质性。事实上，每种EV测定技术都存在偏倚。例如，测量其流体动力学大小的技术（如Nanotracking颗粒分析、电阻脉冲传感等）对膜上的蛋白和多糖，以及结合在EV表面的松散黏附分子的大小很敏感。相比之下，透射电子显微镜对蛋白多糖和黏附分子不敏感，仅显示膜直径，然而该测量方法也受多个变量的影响，包括样本在固定、脱水、包埋和成像过程中可能出现的收缩、肿胀或变平。虽然原子力显微镜和低温电子显微镜可以减轻这些变量的影响，但是这些设备的普及性相对较低，大多数研究机构并不配备。传统的光学显微镜可以观察较大的囊泡但无法检测EV，因其为光的波长的10%～20%。相比之下，传统的荧光显微镜可以检测较小的EV，前提是EV上标记有可以结合磷脂双分子层、蛋白、核酸或糖类的特异性荧光探针[1]。单颗粒干涉反射（SPIR）成像可以显示50～200 nm 的单个囊泡，当其与传统荧光显微镜结合时，还可以检测特定脂质、蛋白质、核酸或糖类的存在及丰度。超分辨率显微技术不仅可以检测EV大小，还可以测定EV内亚细胞器的分布模式。流式细胞术也可应用于EV分析，由于一些EV比光波小得多，无法产生足够流式细胞仪检测到的光散射信号，因此需要叠加荧光信号，才能被仪器捕捉到，然而，这种方法需要每个EV存在约50个或更多荧光基团来产生触发信号，而且，此分析方法很可能引入明显的经验偏倚，倾向于分析更大的囊泡和更高丰度的抗原。

尽管这几种EV测量方法的精确性至今仍难以界定，但无偏倚的冷冻-电子显微镜实验为揭示人体液中循环的EV的大小和形态提供了重要的证据[2]。几乎所有循环中的囊泡都呈简单的球形，大小有显著差异，约50%落在EV的直径范围内，直径30～200 nm，其余则大部分是大囊泡，直径＞500nm。该实验也观察到痕量的不寻常膜结构，如一些囊泡具有多层膜结构，一些则呈现细长的、小管样形态。尽管这些特殊的结构可能是由某种生物过程产生，但从体液或组织培养上清液制备的EV中始终能检测到少许由机械原因产生的细胞碎片，以及一些其他污染物，包括脂蛋白颗粒、RNA-蛋白颗粒及蛋白聚合物等。

EV密度受蛋白质/脂质的影响，不同囊泡之间差异巨大。而且，EV中仅仅一种蛋白表达改变，便可以引起整个囊泡密度、大小及形态的显著变化。再者，EV密度也可能受到其代谢途径的影响。总而言之，EV的大小、形态和密度主要由每个EV内特定的蛋白质、脂质、酶和矿物质含量决定，因此是高度可变的，并不能用来定义EV的特征。

第二节 组 成

一、蛋白质

EV含有大量蛋白，包括跨膜蛋白、脂质锚定膜蛋白、外周相关膜蛋白及其他可溶性蛋白等。本节概述了在EV膜上及胞腔中已被鉴定的重要的蛋白质。

（一）整合膜蛋白

Escola等研究证实，某些四跨膜蛋白（CD81、CD82、CD37和CD63）在EV膜上高度富集，而其他膜蛋白则不然。其中，主要定位于细胞膜的CD81在EV膜中富集程度最高，而定位于胞内体膜的CD63富集程度最低。目前，CD81和CD63已经成为最常用的EV标记蛋白。四跨膜蛋白本身不具有催化活性，但能促进其他膜蛋白的运输、稳定和寡聚化[3]。这一观点得到了EV中存在大量四跨膜蛋白伴侣蛋白这一现象的支持，伴侣蛋白包括主要组织相容性复合体MHC Ⅱ蛋白、免疫球蛋白超家族成员8（IGSF8）、细胞间黏附分子1（ICAM-1）、多配体蛋白聚糖（SDC1-4）、整合素等。其中，整合素在生物医学方面的作用尤为重要，因为它们在肿瘤微环境的形成和器官特异性转移方面起到关键作用。

EV上的四跨膜蛋白还参与分泌病毒编码蛋白。例如，EB病毒潜伏膜蛋白-1就由EV分泌，这一过程至少部分是由CD63介导的。还有一些病毒膜蛋白，包括HIV、丙型肝炎病毒（HCV）和其他包膜病毒的包膜蛋白也是由EV分泌，这一现象与病毒利用EV进行病毒粒子的组装和传播的假说一致。EV中还含有由内源性反转录病毒（ERV）编码的包膜蛋白（ENV），ERV是古代反转录病毒感染的遗传残留物。人类编码约30 000种ERV，在人内源性反转录病毒（HERV）中，至少有19种病毒含有信号肽序列、成熟位点和融合肽序列，是形成有功能的包膜蛋白所必需的。其中一些包膜蛋白已经进化到具有生物学功能，如syncytin-1和syncytin-2，这对蛋白参与介导胎盘形成，具有膜融合活性，并可以包含在EV中，由细胞分泌。在正常组织中，ENV基因表达受到抑制，但通常在发育早期、多能干细胞、病毒感染、炎性疾病及癌症进程中被激活。内源性反转录病毒ENV的表达可能影响EV的细胞趋向性及其与细胞的融合活性。

除了公认的致融合活性外，ENV蛋白还表现出强效的免疫抑制活性。另外两种EV整合膜蛋白，程序性死亡配体1（PD-L1）和CD200的免疫抑制活性则更加明显。它们包含在肿瘤细胞来源的EV中，通过重编程肿瘤微环境中的免疫应答反应促进癌症的免疫抑制。EV还包含许多其他类型的整合膜蛋白，包括表皮生长因子受体（EGFR）、肥大细胞/干细胞生长因子受体（c-Kit）、血管内皮生长因子受体2（VEGFR2）、胰岛素样生长因子Ⅰ受体、T细胞受体、趋化因子受体（CXCR2）、G蛋白偶联受体（GPCR）、Notch受体（如jagged-1、Dll4）等。这些信号分子说明EV携带的跨膜蛋白可以作为表面信号分子发挥作用，此外，这些囊泡也能将功能性受体及其下游的信号通路递送到缺乏这些信号分子的细胞中。

（二）脂锚定外膜蛋白

EV 表面装饰着一系列脂锚定蛋白，其中包括糖基磷脂酰肌醇（GPI）锚定蛋白，外核苷酸酶 CD39 和 CD73、精子受体 Juno、补体抑制蛋白 CD55 和 CD59、磷脂酰肌醇蛋白聚糖 1（GPC-1），以及细胞朊蛋白（PrPC）及其淀粉样异构体 PrPSC 等。此外还有 Hedgehog 形态发生素，该蛋白在发育和癌症进程中起重要作用。

（三）外周膜蛋白

EV 还携带外周表面蛋白，其中许多参与信号转导。这些外周表面蛋白包括多种 Wnt 蛋白及其受体/分选伴侣。此外，EV 还被发现可以携带表面结合的骨形态发生蛋白（BMP）、转化生长因子-β（TGF-β）、肿瘤坏死因子（TNF）、肿瘤坏死因子相关的凋亡诱导配体（TRAIL）、第一凋亡信号（FAS）配体及大量的其他表面信号分子。这些证据进一步强化了 EV 作为多重信号载体能够传递复杂的自分泌和旁分泌信号的观点。EV 表面还富含细胞外基质（extracellular matrix，ECM）蛋白如纤连蛋白、细胞黏合素 C 等，它们在信号转导和黏附中也有重要作用。还有一些外周相关的 EV 蛋白可以直接与磷脂双分子层结合，如 MfgE8/lactadherin，该蛋白通过 C1C2 结构域与磷脂酰丝氨酸（PS）结合。

（四）脂锚定内膜蛋白质

EV 内膜富含酰基化的脂质锚定蛋白，包括异戊烯基化小 GTP 酶（Rabs、Ras、Rho 等）、十八烷基化信号激酶（如 Src）和棕榈酰化膜蛋白。而被病毒感染的细胞分泌的 EV 中，主要包含由病毒编码的酰基化 Gag 蛋白。无论是外源性反转录病毒感染（如 HIV 或 HTLV-1），还是内源性反转录病毒感染（如 HERV-K），哺乳动物细胞均表达酰基化的 Gag 蛋白。HERV-K Gag 蛋白被合成后会靶向 EV 出芽位点，包裹在 EV 中分泌出胞，HIV 和 HTLV-1 编码的 Gag 蛋白亦是如此。HERV Gag 蛋白在囊胚干细胞、睾丸、胎盘、病毒感染的细胞和大部分肿瘤细胞中大量表达。此外，一些 Gag 蛋白已进化到具有生物学功能。其中最有趣的是细胞骨架活性调节蛋白（ARC）——一种在学习和记忆中起关键作用的 Gag 样蛋白。ARC 表达被激活，继而被 EV 包裹后从细胞中分泌，并被邻近细胞摄取，同时被运输的还有其自身 mRNA。

（五）内周膜蛋白：支架网络

EV 膜内周同样富含蛋白质，这些蛋白质将跨膜蛋白延伸在细胞质内的尾端与其他偶联蛋白、伴侣蛋白或脂质连接起来。这些支架因子包括细胞骨架连接蛋白（ERM），它们通过将膜蛋白质与细胞骨架蛋白连接到一起传递磷酸化信号。EV 富含 ERM 和 ERM 配体，包括 EBP50、CD44、CD43、IGSF8、PTGFRN 等。Syntenin 是另一种支架因子，该蛋白通过自身包含的多个结合位点将许多 EV 蛋白聚集在一起。Syntenin 还可以和磷脂酰肌醇-4,5-二磷酸（PIP2）结合。有趣的是，Syntenin 可以和 CD63 相互作用，Syntenin 的高表达可以抑制 CD63 的组成型内吞作用，从而使 CD63 保留在细胞膜上。

Syntenin 在 EV 分选 Syndecan 过程中也发挥关键作用。

Alix 代表了另一类支架蛋白，它可以和 EV 分选复合物（ESCRTs）所需的肿瘤抑制基因 101 蛋白（TSG101）及多泡体蛋白 4（CHMP4）结合。ESCRT 复合物由 ESCRT-0、ESCRT-Ⅰ、ESCRT-Ⅱ和 ESCRT-Ⅲ蛋白复合物组成，其与空泡蛋白分选基因 4（VPS4）蛋白共同作用于多种通路，包括 MVB 生物合成、胞质分裂、自噬和病毒出芽等[4, 5]，引发了 ESCRT 可能催化 EV 出芽的假设。然而，多个实验室发现抑制 ESCRT 活性后 EV 生物合成率并没有实质性地下降[6-8]。尽管如此，EV 内含有 ESCRT 蛋白已是不争的事实，而且 TSG101 也已经成为标记 EV 常用的标志物。尽管 ESCRT 在 EV 生物合成中所起的作用仍然备受争议，但已有实验证实 EV 内的 ESCRT-0 和 ESCRT-Ⅰ蛋白与大量膜相关蛋白和胞质蛋白结合，并诱导它们的异源寡聚化，因此，ESCRT-0 和 ESCRT-Ⅰ蛋白很可能负责将泛素化修饰的蛋白或含有脯氨酸-苏/丝氨酸基序（PT/SAP）的蛋白转运进入 EV 中[9-12]。

除了上述不同的支架蛋白，EV 膜内周也富含分子伴侣，它们与聚集的或错误折叠的蛋白结合。Mathew 等首次报道了 EV 中存在热休克蛋白（heat shock protein，HSP），他们注意到 EV 内的 HSP70 在分泌过程中与其膜上的 TfR 紧密相连。随后，EV 中又发现了其他多种热休克蛋白，包括 HSP70 家族的几个成员，HSP40/DnaJ 蛋白，HSP90，HSP20，HSP27 和 α/β-晶体蛋白。

（六）酶类

EV 是由细胞分泌的、代谢活跃的膜状小泡。此概念在他们最初被发现时便得到证实。例如，成骨细胞分泌的 EV 装载了参与骨形成的酶，包括 CD39、CD73、磷酸酶、焦磷酸酶和磷酸盐转运蛋白。EV 还含有脂肪酶、蛋白酶、糖基转移酶、糖苷酶和代谢酶，其中许多酶具有修饰其他蛋白质的潜力。肿瘤细胞来源的 EV 则含有更多的酶类，如突变的 Ras 蛋白、EGFR Ⅷ受体、透明质酸合成酶-3 等。

（七）胞内蛋白

有报道称即使是由单一细胞系释放的 EV，也含有约 3000 多种蛋白，然而对于其中有多少蛋白在 EV 中富集则并不清楚。鉴于 ExoCarta 数据库上标记为"EV 标志物"的蛋白大部分都是胞质中最丰富的蛋白（如肌动蛋白、微管蛋白、糖酵解酶等），还有一些异源蛋白，如细菌或人工合成的蛋白往往容易被包裹在 EV 中分泌出去。这些现象说明，大部分 EV 的形成很可能与胞膜或胞质内含有的大量包涵体相关，只有一小部分 EV 蛋白表现出主动分泌的迹象。然而，主动分泌的蛋白可以在细胞外囊泡-细胞融合后进入受体细胞，并发挥相应的生物学作用。EV 的这一特点可以应用于医疗领域，处理后的 EV 将携带特定蛋白质并靶向指定的细胞或器官，从而发挥治疗作用[13]。

（八）蛋白异质性

由于 EV 具有异质性，除了与细胞具有相同的拓扑结构外，其他特征均难以进一步定义。EV 显著的异质性实际上是由它们有限的承载能力所决定的，单个直径为 30～1000 nm 的 EV 只能携带有限的蛋白质、其他内容物及有限的膜蛋白。由于 EV 既可以从细胞膜出芽，也可以从胞内体膜上出芽，因此EV的组成主要由其出芽附近的膜蛋白和胞内蛋白决定。EV异质性的另一个原因是基因的差异表达。例如，抗原递呈细胞分泌的EV含有大量MHC Ⅱ蛋白，而其他细胞释放的EV则不含。此外，由环境因素诱导的基因差异表达，包括改变饮食习惯（进食或禁食）、昼夜节律（夜间或白天）、激素（压力或动情）、体育活动（运动或静坐）、感染（感染或未感染）、细胞周期阶段（G1、S、G2、M）等，也可能导致EV异质性。

由于扩散、蛋白质复合物解离和其他物理化学过程，细胞膜和细胞质内的蛋白质的定位和浓度一直存在动态变化，进一步放大了胞膜和胞内体膜附近的蛋白成分的差异。EV是由胞膜或胞内体膜包裹部分胞质出芽形成的，这些动态变化必然会导致EV的异质性。此外，一些较大体积的蛋白复合物（如ERV Gag蛋白、ARC、硫酸乙酰肝素蛋白聚糖等）占据了新生EV有限的空间，使得其他蛋白等物质难以包裹进来，也会导致EV的异质性。此外还有基因的选择性转录造成的细胞间差异等，最终都会体现在EV之间的差异上[14, 15]。总而言之，EV异质性是一个既不能也不需要解决的问题，而仅仅是其生物发生机制所导致的必然结果。

二、糖复合物和脂质

EV表面附着一些糖复合物，它们大部分与膜表面的蛋白质和脂质结合。研究人员通过凝集素点印迹法等方法分析发现，这些糖类物质主要由α-2,6-唾液酸和硫酸乙酰肝素组成[16, 17]。而肿瘤细胞来源的EV则不同，其表面的糖复合物随着不同糖苷酶和糖基转移酶的表达变化而变化。例如，一些肿瘤内透明质酸合成酶3表达水平较高，便于合成透明质酸的长链聚合物，进而促进肿瘤生长并驱动EV形成[18]。一些肿瘤则高表达乙酰肝素酶，该酶可裂解硫酸肝素蛋白多糖链。有趣的是，外源添加乙酰肝素酶可以缓解空间阻滞对Syndecan出芽的影响，增加含Syndecan的EV的释放。

EV膜含有磷脂酰胆碱（PC）、磷脂酰丝氨酸（PS）、磷脂酰乙醇胺（PE）、磷脂酰肌醇（PI）、磷脂酸（PA）、胆固醇、神经酰胺、鞘磷脂、鞘糖脂和其他许多丰度较低的脂质[19, 20]。纯化的EV膜中脂质总浓度与细胞膜和其他膜类不同，这些差异可以为探索EV的生物合成机制提供线索。EV脂质双分子层最显著的特征之一是PE和PS存在于膜外侧[1, 21]，而细胞膜中PE和PS在正常情况下是通过磷脂翻转酶翻转到膜内侧的。有研究认为，外周PS是凋亡细胞的标志，但PE和PS也能在一些健康、非凋亡细胞的细胞膜外侧检测到[1, 6, 21, 22]，且PE和PS富集的区域似乎参与EV生物合成。EV膜也富含溶血磷脂[23]、胆固醇、神经节苷脂、鞘脂和神经酰胺，最后一种已被证明可以刺激EV生成[7]。考虑到EV具有很强的膜曲率，它们将不可避免地含有大量锥形和倒锥形脂质，包括PE、PS、溶血磷脂、PA和神经酰胺。

三、RNA

EV可以包裹RNA，并将其转运到受体细胞中发挥相应的生物学功能。Ratajczak等[24]第一次描述了这一现象，他们发现干细胞分泌的EV中含有Oct-4 mRNA，这些

mRNA可以转移到受体细胞，导致受体细胞中 Oct-4 的表达水平升高。随后 Valadi、Skog 和 Pegtel 等证实并扩展了 EV 的 RNA 转运功能，Valadi 和 Skog 分别证实 EV mRNA 可以在肥大细胞间及胶质细胞间传递，Pegtel 则第一次证明 EV 可以介导细胞间 miRNA 的转移。上述四篇文章拓展了中心法则的定义，即一个细胞转录的 RNA，可以被一个非细胞中间体包裹运输到另一个细胞，被受体细胞摄取并发挥相应的生物学效应。

单个 EV 并不会携带大量 RNA，但是它们所包含的 RNA 亚群有一定的倾向性。研究发现，EV 尤其富含非编码 RNA（ncRNA），包括核内小 RNA（snRNA）、miRNA、tRNA、YRNA、穹窿体 RNA 和一些 RNA 碎片[25, 26]。总之，相对于细胞 RNA 表达谱，EV 中会富集一些特定的 RNA[25]。EV RNA 有一些特异性修饰，如 3′端和 5′端标记的 miRNA，可能与至今尚未完全阐明的 EV 分选及 RNA 质量控制机制有关。还应注意的是，EV RNA 分析对 DNA 污染，以及所有已知的 RNA 提取、扩增、接头连接、纯化和测序技术引入的偏倚都非常敏感[25]。

目前证据表明，EV 装载 RNA 存在多种机制。例如，miRNA 效应器 Ago2，该蛋白在一些细胞中几乎不表达，但在具有侵略性的癌细胞中则大量表达，某些情况下 EV 内 miRNA 含量由其 Ago2 的含量决定。富含 GGAG 序列的 miRNA 与 hn-RNPA2B1 结合后容易在 EV 中富集。SYNCRIP 蛋白则结合另一个 miRNA 序列，并使其富集在肝细胞来源的 EV 中[27]。Shurtleff 及其同事证实了 YBX1 蛋白在 EV 分选 miRNA 和其他小分子 ncRNA 的过程中发挥重要作用。还有一些研究组阐明了 Vault 和 Hu 蛋白的重要贡献。Gag 和 Gag 样蛋白也影响 EV 内 RNA 含量，因为 Gag 蛋白可以与 RNA 结合，共转运至新生的 EV 中。然而当前所有研究都集中在检测成群 EV 的 RNA 组成，而不是单个 EV，因此这些结果可能低估了 EV RNA 组成的复杂性[28]。

四、DNA

EV DNA 包括单链 DNA、双链 DNA、基因组 DNA，甚至线粒体 DNA。与其他 EV 运载物不同的是，目前还不清楚这些 DNA 是否是选择性地分选到 EV 中的。一些报道表明，对 EV 内 DNA 测序将揭示分泌该囊泡的细胞的全基因组序列。目前还不清楚的是，这些 EV DNA 有多少在囊泡内，又有多少只是结合在表面。关于 EV DNA 的生理作用，基于 EV 的 DNA 分泌可能有助于 DNA 质量控制，因此其可能在炎症调节中发挥作用，并且可能成为癌症、病毒感染或化疗耐药性的有效标志物。

第三节 生 物 合 成

一、细胞外囊泡生物合成的起始位点

EV 可以以出芽形式进入胞内体，形成多囊泡体（MVB），随后这些包裹 EV 的 MVB 与细胞膜结合，将 EV 释放出去。这种 EV 生物合成模式是由成熟网织红细胞分泌 TfR 囊泡这一研究启发，也得到了其他研究结果的支持[29]。同时，电子显微镜也为这一模型提供了大量的证据。另一些研究也表明，在缺失 Rab27 或 Ral 的细胞中，MVB 大量堆积，EV 释放减少。此外，基因编码的 pH 敏感的 CD63-pHluorin 融合蛋白已被用于检测 MVB-细胞膜融合事件[30]。Verweij 等[28]就通过该实验方法阐明突触体相关蛋白 23（SNAP-23）和突触融合蛋白 4 在 MVB-细胞膜融合中的作用。

事实上，许多证据显示，EV 也可以从细胞膜直接出芽。原子力显微镜实验证明囊泡（直径 50～100 nm）在干细胞细胞膜上的出芽速度与其产生 EV 的速度相同[31]。这一发现与早期电镜结果相吻合，即干细胞细胞膜上可以萌出直径 50～100nm 的囊泡[32]。电子显微镜实验也显示人白细胞的细胞膜上存在 EV 出芽中间体，此外，多个实验室已经确定 EV 的蛋白和脂质标志物选择性富集在白细胞细胞膜上的多个位点。在多种哺乳动物细胞甚至秀丽隐杆线虫中也观察到 EV 从细胞膜出芽产生。最近发现的某些细胞质膜上含有深层内陷，通过常规透射电子显微镜无法将其与 MVB 区分开，这些细胞内的膜连接隔室（IPMC）通过颈部与细胞外环境相连续，允许细胞外缓冲液和小分子探针自由通过，但阻止囊泡释出，使其成为囊泡蓄积的储存库[33]。IPMC 也与反转录病毒出芽位点重叠，强调了 EV 和病毒之间的生物学共性。总之，这些观察结果提示 EV 很可能是由细胞膜和胞内体膜出芽共同产生。最近对 CD63 和 CD9 出芽的研究也支持了这一结论，该研究表明 EV 内容物主要由其来源的不同细胞类型决定，而不是由其合成机制决定。

二、细胞外囊泡蛋白分选方式

确定靶向蛋白如何被分选进入新生 EV 是阐明 EV 生物合成机制的关键步骤。在其他细胞器生物合成过程中，蛋白分选作用通常是由信号肽介导的，信号肽被受体识别后，将蛋白运送到靶细胞器中[34]，然而，EV 蛋白分选机制不同。揭示这种差异的第一个线索来自于 Booth 等对人 T 细胞 EV 标志蛋白在细胞内分布模式的观察，该研究发现细胞膜上的 EV 蛋白聚集在一起[1]，这一线索提示蛋白寡聚化足以形成 EV。Fang 等[6]也证实了这一推论，蛋白寡聚化或质膜锚均将促进 EV 形成。这一结论随后得到多项研究支持。例如，将两个独立的寡聚化结构域连接到质膜锚上，就可以产生一个人工合成的 EV 蛋白，该蛋白可被 EV 包裹并分泌出去。Shen 等[35]进一步扩展了这一假说，他们证实任何质膜锚都可以促进 EV 出芽，但胞内体膜锚则不能。有研究者观察到定位于质膜的 CD63 和 CD9 的出芽效率远高于定位在胞内膜上的 CD63 和 CD9，使得 Shen 等的结论得到了进一步的证实。EV 蛋白大都是膜相关的、高阶的同源和（或）异源寡聚蛋白复合物，这一事实也为上述 EV 蛋白分选机制提供了间接支持。EV 蛋白包括：①完整的四跨膜蛋白（如 CD81、CD9 和 CD63）[3]；②不同的支架蛋白（如 ERM 蛋白、syntenin、Alix）；③内源和外源的 Gag 蛋白[36]；④参与神经退行性病变的聚集蛋白[37]；⑤ESCRT 蛋白[5]等。

虽然寡聚化诱导质膜蛋白出芽是明确的，但是寡聚化蛋白和质膜结合后如何产生生化信号导致蛋白出芽这一具体过程并不清楚。一种尚未被证实的可能性是蛋白聚集本身就足以诱导膜断裂，利于囊泡形成。不管是什么机制，蛋白寡聚化诱导 EV 形成这一事实引发了另一个问题，即细胞如何限制寡聚物的大小，使其不会超过 EV 的物理承载能力。事实上，蛋白通过寡聚化进入EV这一蛋白分选途径要求细胞拥有可以分解超过一定大小的蛋白复合物的能力。然而，这些问题亟待科学家们进一步研究。

三、细胞外囊泡的释放

除了生物合成的途径，EV生物合成还涉及一些抑制因子，这些因子可能参与介导细胞内蛋白转运、MVB成熟、质膜稳态、IPMC生物合成，以及囊泡出芽和断裂等。

（一）Rab蛋白

Rab蛋白属于小分子G蛋白家族，在EV的形成、转运和融合过程中起重要作用[38]。Ostrowski等发现Rab27a，Rab27b和它们的效应器Slp4，Slac2b，以及Munc13-4在MVB的生物发生和定位中起作用。抑制Rab27功能后，一些EV产量下降50%～75%。此外，关于Rab27蛋白如何调节EV生成目前还没有达成共识。有学者提出Rab27蛋白调节MVB的成熟和转运，但Ostrowski及其同事发现，Rab27a通过调节质膜PIP2动力学参与囊泡出芽[1]。因此，Rab27蛋白同时控制着两种EV生物合成方式，质膜出芽和MVB转运。

Rab35也调节EV的生物合成，抑制其功能将减少约50%的EV释放。Rab35主要定位于质膜，调节质膜PIP2水平。Rab35的缺失将损害质膜蛋白和脂质的循环利用。Rab11也参与了EV的生物合成，但不作用于MVB-质膜融合这一层面。相反，Rab11似乎作用于EV合成的上游，通过钙离子诱导同型MVB的融合和成熟，影响EV的生物合成[39]。

（二）Ral/Arf6/PLD2/syntenin/Alix轴

据报道，抑制Ral家族（一种小GTP酶）可引起质膜附近MVB的聚集，使得EV分泌减少约50%[40]。Ral通过许多效应物发挥作用，其中两个还涉及EV的生物合成，即小GTP酶Arf6和磷脂酶PLD2[41]。Arf6和PLD2同时促进EV释放，这一过程依赖于一对EV支架、Syntenin和Alix。此因素轴对含有Syndecan蛋白（一组高度修饰的硫酸肝素糖蛋白）的EV出芽特别重要。

（三）ESCRT

ESCRT复合物（endosomal sorting complex required for transport）参与MVB形成、胞质分离、病毒出芽和细胞自噬等多个生物学过程[5]。该复合物在膜蛋白分选过程中发挥重要作用。ESCRT复合物包括ESCRT-0、ESCRT-Ⅰ、ESCRT-Ⅱ、ESCRT-Ⅲ和Vps4-Vtal共5个蛋白复合物。其参与EV形成的机制一般分为四步：首先，ESCRT-0识别和富集底物，ESCRT-0具有多个泛素识别结构域，能够识别泛素修饰的底物，同时将泛素化蛋白结合起来形成蛋白复合物。ESCRT-0还能和磷脂酰肌醇3-磷酸相互作用，锚定在胞内体膜上[42]。随后，ESCRT-Ⅰ和ESCRT-Ⅱ促进胞内体膜内陷形成初始芽体。接着，ESCRT-Ⅲ在芽体颈部剪切芽体，从而将内腔囊泡（intralumenal vesicle，ILV）释放到胞内体中，形成多囊泡体MVB。最后，Vps4-Vtal复合物将聚合的ESCRT-Ⅲ解聚，促进其循环利用[43]。

（四）自噬

微囊泡分泌也受自噬途径的影响。在缺乏Atg5的癌细胞中，微囊泡的产生严重减少[44]。有趣的是，利用CRISPR/Cas9系统敲除神经元细胞中的Atg5，则促进了EV和EV相关朊病毒从神经元细胞中的释放[45]。GBA缺失在帕金森病中普遍存在，该酶缺失可导致蛋白聚集，作为蛋白聚集体扩散的载体，EV被证实在该过程中与自噬体/溶酶体相互作用[46]。

第四节　摄　取

EV摄取在拓扑学上类似于病毒-细胞相互作用模型。例如，HIV通过与质膜融合而引发感染。然而，细胞通过多种途径吸收HIV病毒颗粒，包括巨胞饮、吞噬作用及内吞作用。由于细胞摄取病毒的方式多种多样，推测EV摄取与多种机制相关，其中包括巨胞饮、吞噬作用、网格蛋白依赖的内吞作用和网格蛋白非依赖的内吞作用。

关于病毒摄取机制的一系列文献为探索EV摄取机制提供了有用的参考。然而，EV在很多方面与病毒不同，在研究过程中必须考虑这些差异。EV富含大分子，在某些情况下，EV的摄取是一种摄食/营养摄取的形式。EV可以将信号和有功能的大分子传递到受体细胞中，但其明显的异质性意味着这些作用可能比在病毒感染中观察到的作用小。另一个重要的区别是EV表面并不被高拷贝数的、单一的ENV蛋白所包裹。相反，每个EV都拥有大量的表面分子，能够与受体细胞膜上的一系列同源受体/配体相互作用。这些差异预示着EV很可能表现出复杂的细胞结合动力学，传递多种强度可变的信号。

即使有这些限制，一些研究已经证实了特异的配体-受体相互作用在细胞外囊泡-细胞结合和摄取过程中发挥重要作用。包括EV通过PS受体、凝集素、聚糖、整合素等黏附分子直接或间接与细胞结合，这些结合如何导致细胞外囊泡-细胞融合，可能有多种机制。例如，病毒感染的细胞将释放携带病毒编码的ENV蛋白的微囊泡，ENV蛋白可以指导EV进入特定的受体细胞。人类基因组也编码至少19个ERV ENV蛋白，其中一些蛋白已被证明具有致融合活性并可以整合到EV中。ERV ENV蛋白在成人组织中表达抑制，但早期胚胎、干细胞和胎盘细胞表达水平升高，在癌症和病毒感染细胞中它们的表达也经常被去抑制。EV表面还有一些参与细胞-细胞融合的蛋白，如CD9和CD81，但还没有直接证据表明它们能够介导细胞外囊泡-细胞融合。

第五节　生物学作用

EV的生物学作用跨越了太多的生物学领域。作为细胞外环境的一部分，EV在重塑细胞外环境，将信号和分子传递到邻近的细胞这些过程中发挥重要作用。

一、对合成细胞的生物学作用

EV生物合成是一种蛋白质质量控制机制，可以帮助细胞快速、选择性地清除质膜中的蛋白质。其中最引人注目的例子是受精诱导的精子受体 Juno 从哺乳动物受精卵质膜上出芽[47]。EV介导的蛋白质质量控制的另一个例子，是从成熟的网织红细胞质膜中逐渐清除TfR。文献中还有其他类似的例子，包括EV介导的细胞死亡介质MLKL的分泌、化学修饰RNA的清除[48]，以及通过囊泡分泌神经退行性淀粉样蛋白。

除了蛋白质质量控制，细胞还利用EV蛋白分选途径驱动细胞极性。这种细胞极性模式被迁移最快的细胞所利用，无论是人类白细胞还是原生生物阿米巴原虫的极性，都是由细胞在接触刺激后数分钟内建立起来的（与之相反，上皮细胞极性是在一天到数周的时间内形成的）。具体来说，EV的生物合成建立了一个极化蛋白分选途径，在阿米巴原虫的后部富集EV蛋白和脂质，又称为原虫的尾足。虽然参与EV蛋白极化分选的分子机制尚未阐明，但它们的存在使白细胞和其他变形虫细胞可以迅速产生细胞定向迁移所必需的形态和极性[49]。

二、对细胞外基质的生物学作用

一旦从细胞中释放，EV即成为细胞外基质（ECM）的组分。因此EV提供了一种机制，通过分泌EV，细胞可以操纵 ECM 的组成和功能。例如，在正常和病理性成骨过程中，富含PS的EV被认为在羟基磷灰石晶体形成中起关键作用，这一过程也和储存在EV中的钙和磷酸盐的作用有关。EV调节ECM的另一个例子涉及包含组织因子的EV，无论是正常的组织修复还是副肿瘤性凝血，它都可以作为模板启动血栓形成。EV调节ECM的其他例子包括它们在神经退行性疾病中淀粉样蛋白的形成、生长和扩散的作用。

三、细胞外囊泡介导的信号转导和分子传递

最近关于EV的研究主要集中在EV在信号转导和分子传递中发挥的作用。作为多路复用的信号颗粒，每个EV都有能力通过细胞表面同源受体的接合和聚集来同时传递多种信号。再者，EV与靶细胞的融合可以将功能受体整合到靶细胞膜上，在某些情况下甚至是激活受体和效应物。

对于EV介导的细胞间的通信对于生理病理过程的重要性，目前仍存在一些质疑。尽管此问题还没有得到解答，但笔者也得到了一些答案，如EV介导的 PD-L1 信号在免疫抑制过程中的作用，妊娠期间EV介导的miRNA重编程和病毒感染，EV介导的EGFR Ⅷ蛋白向癌旁转移。

因此，尽管在考虑EV是否对特定的生物学过程很重要时，人们应该持怀疑态度，但不可否认多细胞生物在恒定的、持续的分泌和摄取EV的背景下进化的可能性。在结束这一部分时，我们要向在本章中我们无法引用或讨论的许多观察结果致敬，包括许多研究证实EV在广泛的正常生理过程（如发育、组织稳态、衰老、代谢、运动、应激、

昼夜节律、妊娠、哺乳、进食等）、许多非感染性疾病（如癌症、炎症、代谢紊乱、自身免疫、神经退行性病变、慢性阻塞性肺疾病、成瘾等）和同样广泛的感染性疾病（如病毒、原虫、真菌、蠕虫、节肢动物感染等）中发挥重要作用。

第六节　结语和展望

如上所述，越来越清楚的是，细胞通过质膜和胞内体膜产生EV。这一观点引发了许多问题，如不同的细胞如何分配质膜和胞内体形成EV的比例，不同的细胞如何调节IPMC的生物合成，因为这些过程对EV的组成和异质性将产生很大的影响。EV生物合成和运输过程还有其他紧迫问题亟待解决：①确定 ESCRT 在EV生物合成中的具体功能；②探索EV生物合成的正性和负性调节因子；③发现高阶寡聚化和质膜结合蛋白进入EV的分子机制；④阐明EV包装 RNA 所涉及的蛋白和蛋白网络；⑤绘制来自不同组织的EV流向各种生物体液和其他靶组织的图谱；⑥确定生物活性蛋白、脂质和核酸选择性进入靶细胞的机制。这些领域的进展可能需要新的实验方法和技术，允许在单囊泡水平探索EV组成，以及在单细胞水平分析EV的生物合成。研究的进展将加深我们对EV如何促进健康和导致疾病的理解，并有助于研究者将这些知识转化为基于EV的诊断和治疗方法。

（孙　琦　杨倩倩）

参 考 文 献

[1] Booth AM，Fang Y，Fallon JK，et al. Exosomes and HIV Gag bud from endosome-like domains of the T cell plasma membrane. The Journal of cell biology，2006，172（6）：923-935.

[2] Arraud N，Linares R，Tan S，et al. Extracellular vesicles from blood plasma：determination of their morphology，size，phenotype and concentration. J Thromb Haemost，2014，12（5）：614-627.

[3] Hemler ME. Tetraspanin proteins mediate cellular penetration，invasion，and fusion events and define a novel type of membrane microdomain. Annual review of cell and developmental biology，2003，19：397-422.

[4] Henne WM，Buchkovich NJ，Emr SD. The ESCRT pathway. Developmental cell，2011，21（1）：77-91.

[5] Radulovic M，Stenmark H. ESCRTs in membrane sealing. Biochemical Society transactions，2018，46（4）：773-778.

[6] Fang Y，Wu N，Gan X，et al. Higher-order oligomerization targets plasma membrane proteins and HIV gag to exosomes. PLoS biology，2007，5（6）：e158.

[7] Trajkovic K，Hsu C，Chiantia S，et al. Ceramide triggers budding of exosome vesicles into multivesicular endosomes. Science，2008，319（5867）：1244-1247.

[8] Colombo M，Moita C，van Niel G，et al. Analysis of ESCRT functions in exosome biogenesis，composition and secretion highlights the heterogeneity of extracellular vesicles. Journal of cell science，2013，126（Pt 24）：5553-5565.

[9] Banfer S，Schneider D，Dewes J，et al. Molecular mechanism to recruit galectin-3 into multivesicular bodies for polarized exosomal secretion. Proceedings of the National Academy of Sciences of the

United States of America, 2018, 115 (19): E4396-E405.

[10] Nabhan JF, Hu R, Oh RS, et al. Formation and release of arrestin domain-containing protein 1-mediated microvesicles (ARMMs) at plasma membrane by recruitment of TSG101 protein. Proceedings of the National Academy of Sciences of the United States of America, 2012, 109 (11): 4146-4151.

[11] Putz U, Howitt J, Lackovic J, et al. Nedd4 family-interacting protein 1 (Ndfip1) is required for the exosomal secretion of Nedd4 family proteins. The Journal of biological chemistry, 2008, 283 (47): 32621-32627.

[12] Cheng Y, Schorey JS. Targeting soluble proteins to exosomes using a ubiquitin tag. Biotechnology and bioengineering, 2016, 113 (6): 1315-1324.

[13] Yim N, Ryu SW, Choi K, et al. Exosome engineering for efficient intracellular delivery of soluble proteins using optically reversible protein-protein interaction module. Nature communications, 2016, 7: 12277.

[14] Raj A, van Oudenaarden A. Nature, nurture, or chance: stochastic gene expression and its consequences. Cell, 2008, 135 (2): 216-226.

[15] Battich N, Stoeger T, Pelkmans L. Control of Transcript Variability in Single Mammalian Cells. Cell, 2015, 163 (7): 1596-1610.

[16] Batista BS, Eng WS, Pilobello KT, et al. Identification of a conserved glycan signature for microvesicles. Journal of proteome research, 2011, 10 (10): 4624-4633.

[17] Shimoda A, Tahara Y, Sawada SI, et al. Glycan profiling analysis using evanescent-field fluorescence-assisted lectin array: Importance of sugar recognition for cellular uptake of exosomes from mesenchymal stem cells. Biochemical and biophysical research communications, 2017, 491 (3): 701-707.

[18] Rilla K, Pasonen-Seppanen S, Deen AJ, et al. Hyaluronan production enhances shedding of plasma membrane-derived microvesicles. Experimental cell research, 2013, 319 (13): 2006-2018.

[19] Skotland T, Sandvig K, Llorente A. Lipids in exosomes: Current knowledge and the way forward. Progress in lipid research, 2017, 66: 30-41.

[20] Llorente A, Skotland T, Sylvanne T, et al. Molecular lipidomics of exosomes released by PC-3 prostate cancer cells. Biochimica et biophysica acta, 2013, 1831 (7): 1302-1309.

[21] Dillon SR, Mancini M, Rosen A, et al. Annexin V binds to viable B cells and colocalizes with a marker of lipid rafts upon B cell receptor activation. Journal of immunology, 2000, 164 (3): 1322-1332.

[22] Ostrowski M, Carmo NB, Krumeich S, et al. Rab27a and Rab27b control different steps of the exosome secretion pathway. Nat Cell Biol, 2010, 12 (1): 19-30; sup pp 1-13.

[23] Bette-Bobillo P, Vidal M. Characterization of phospholipase A2 activity in reticulocyte endocytic vesicles. European journal of biochemistry, 1995, 228 (1): 199-205.

[24] Ratajczak J, Miekus K, Kucia M, et al. Embryonic stem cell-derived microvesicles reprogram hematopoietic progenitors: evidence for horizontal transfer of mRNA and protein delivery. Leukemia, 2006, 20 (5): 847-856.

[25] Wei Z, Batagov AO, Schinelli S, Wang J, et al. Coding and noncoding landscape of extracellular RNA released by human glioma stem cells. Nature communications, 2017, 8 (1): 1145.

[26] Shurtleff MJ, Yao J, Qin Y, et al. Broad role for YBX1 in defining the small noncoding RNA composition of exosomes. Proceedings of the National Academy of Sciences of the United States of America, 2017, 114 (43): E8987-E8995.

［27］Santangelo L，Giurato G，Cicchini C，et al. The RNA-Binding Protein SYNCRIP Is a Component of the Hepatocyte Exosomal Machinery Controlling MicroRNA Sorting. Cell reports，2016，17（3）：799-808.

［28］Verweij FJ，Bebelman MP，Jimenez CR，et al. Quantifying exosome secretion from single cells reveals a modulatory role for GPCR signaling. The Journal of cell biology，2018，217（3）：1129-1142.

［29］Colombo M，Raposo G，Thery C. Biogenesis，secretion，and intercellular interactions of exosomes and other extracellular vesicles. Annual review of cell and developmental biology，2014，30：255-289.

［30］Sung BH，Ketova T，Hoshino D，et al. Directional cell movement through tissues is controlled by exosome secretion. Nature communications，2015，6：7164.

［31］Casado S，Lobo M，Paino CL. Dynamics of plasma membrane surface related to the release of extracellular vesicles by mesenchymal stem cells in culture. Scientific reports，2017，7（1）：6767.

［32］Cantaluppi V，Gatti S，Medica D，et al. Microvesicles derived from endothelial progenitor cells protect the kidney from ischemia-reperfusion injury by microRNA-dependent reprogramming of resident renal cells. Kidney international，2012，82（4）：412-427.

［33］Nkwe DO，Pelchen-Matthews A，Burden JJ，et al. The intracellular plasma membrane-connected compartment in the assembly of HIV-1 in human macrophages. BMC biology，2016，14：50.

［34］Blobel G. Unidirectional and bidirectional protein traffic across membranes. Cold Spring Harbor symposia on quantitative biology，1995，60：1-10.

［35］Shen B，Wu N，Yang JM，et al. Protein targeting to exosomes/microvesicles by plasma membrane anchors. The Journal of biological chemistry，2011，286（16）：14383-14395.

［36］Briggs JA，Simon MN，Gross I，et al. The stoichiometry of Gag protein in HIV-1. Nature structural & molecular biology，2004，11（7）：672-675.

［37］Fevrier B，Vilette D，Archer F，et al. Cells release prions in association with exosomes. Proceedings of the National Academy of Sciences of the United States of America，2004，101（26）：9683-9688.

［38］Zhen Y，Stenmark H. Cellular functions of Rab GTPases at a glance. Journal of cell science，2015，128（17）：3171-3176.

［39］Savina A，Fader CM，Damiani MT，et al. Rab11 promotes docking and fusion of multivesicular bodies in a calcium-dependent manner. Traffic，2005，6（2）：131-143.

［40］Hyenne V，Apaydin A，Rodriguez D，et al. RAL-1 controls multivesicular body biogenesis and exosome secretion. The Journal of cell biology，2015，211（1）：27-37.

［41］Ghossoub R，Lembo F，Rubio A，et al. Syntenin-ALIX exosome biogenesis and budding into multivesicular bodies are controlled by ARF6 and PLD2. Nature communications，2014，5：3477.

［42］Ren X，Hurley JH. VHS domains of ESCRT-0 cooperate in high-avidity binding to polyubiquitinated cargo. EMBO J，2010，29（6）：1045-1054.

［43］Wollert T，Hurley JH. Molecular mechanism of multivesicular body biogenesis by ESCRT complexes. Nature，2010，464（7290）：864-869.

［44］Guo H，Chitiprolu M，Roncevic L，et al. Atg5 Disassociates the V1V0-ATPase to Promote Exosome Production and Tumor Metastasis Independent of Canonical Macroautophagy. Developmental cell，2017，43（6）：716-730. e7.

［45］Abdulrahman BA，Abdelaziz DH，Schatzl HM. Autophagy regulates exosomal release of prions in neuronal cells. The Journal of biological chemistry, 2018, 293（23）: 8956-8968.

[46] Thomas RE, Vincow ES, Merrihew GE, et al. Glucocerebrosidase deficiency promotes protein aggregation through dysregulation of extracellular vesicles. PLoS genetics, 2018, 14（9）: e1007694.

[47] Bianchi E, Doe B, Goulding D, et al. Juno is the egg Izumo receptor and is essential for mammalian fertilization. Nature, 2014, 508（7497）: 483-487.

[48] Nabet BY, Qiu Y, Shabason JE, et al. Exosome RNA Unshielding Couples Stromal Activation to Pattern Recognition Receptor Signaling in Cancer. Cell, 2017, 170（2）: 352-366. e13.

[49] Shen B, Fang Y, Wu N, et al. Biogenesis of the posterior pole is mediated by the exosome/microvesicle protein-sorting pathway. The Journal of biological chemistry, 2011, 286（51）: 44162-44176.

第四章

肾脏细胞外囊泡

第一节　引　言

　　肾组织细胞包括肾小球内皮细胞、足细胞、肾小管上皮细胞等，所有肾单位的细胞（包括肾癌细胞）都可以分泌细胞外囊泡（EV），肾EV含有来自肾单位的标志蛋白质和核酸等可溯源物质，可分泌至血液循环和尿液两部分，尿液和循环中的肾来源EV作为肾脏疾病的潜在诊断生物标志物已引起人们的极大兴趣。EV除了作为肾和血管损伤的诊断标志外，还可能通过促进细胞间的沟通，防止肾损伤和尿路细菌感染，对肾健康和疾病具有功能上的意义。然而，目前对肾脏EV的理解大多来自于对极少数患者或体外数据的研究。如何对这些EV准确评估、标准化仍然是一个挑战，部分原因是在测量EV的方法上缺乏共识，大多数技术无法准确定义EV的大小范围。改进EV检测的新技术和标准化协议正在开发中，更清楚地探究肾EV的组成和生物学，有助于我们了解肾脏疾病和损伤的病理生理机制、诊断和治疗作用。

第二节　来源和分布

一、尿液

　　2004年Pisitkun等首次在尿液中通过超速离心方法分离出EV[1]，此后UEV的基础和临床研究迅速增多，肾的EV研究也多集中于此。尿的EV由肾单位内的细胞通过内吞小泡而形成，而内吞小泡最终能够通过胞吐作用被释放到尿液中。EV根据膜囊泡形成的机制可分为三类：外泌体、微囊泡和凋亡囊泡。多泡小体与细胞膜融合即为细胞外囊泡，微囊泡为直接从质膜出芽，凋亡囊泡则是从死亡细胞中流出。在其形成过程中，尿EV可以获得靶细胞的各种细胞特异性成分，包括膜、蛋白质及核酸。研究者通过尿EV的蛋白质组学分析发现几乎所有的肾固有细胞，如近端小管上皮细胞，髓袢升支及降支小管上皮细胞、集合管主细胞和闰细胞、足细胞和泌尿生殖道其他细胞等，都可以分泌EV进入尿液。研究表明，有部分EV来自泌尿道外的细胞，经血液循环到达肾，以尿EV的形式排出，进入尿液。

二、血液

EV广泛存在于各种体液中，在血浆、唾液、乳汁、脑脊液和尿液等体液中都可检出，它们来自红细胞、白细胞、内皮细胞等。肾EV不仅分泌至尿液，也释放至血液循环系统，大多数血液循环来源的EV来自肾的免疫细胞、内皮细胞和上皮细胞，主要参与炎症免疫反应、细胞间信号通信、血栓形成、自噬等生理状态的维持与疾病进程，不仅可作为诊断和评估预后的生物标志物，特定类型的EV还有望在抗肿瘤治疗、再生医学和免疫调节等治疗方面有广阔的应用前景。

第三节　组　　分

肾EV由富含胆固醇、鞘磷脂和神经酰胺的磷脂双分子层包裹，蛋白质是其主要成分，蛋白质组学分析EV中已发现1万余种蛋白质。这些蛋白质分为两类，一类为与细胞来源无关的共有蛋白，如膜表面四跨膜蛋白质超家族、膜运输和融合蛋白、热休克蛋白、脂质相关蛋白和磷脂酶；另一类蛋白从特定的膜区域释放出来，选择性携带母细胞的蛋白质，母细胞来源的特征性蛋白包括足细胞的特异膜蛋白Podocalyxin/Podoplanin、Wilms Tumor 1转录因子（WT-1）、近曲小管的钠氢交换体3、水通道蛋白1（AQP-1）和集合管的水通道蛋白2（AQP-2）、远曲小管的钠氯共同转运体及髓袢降支粗段的钠钾氯协同转运体等，也有来自血小板的CD41、CD42，内皮细胞的CD144、CD146，单核细胞的CD14，以及白细胞的CD45等蛋白[2]。这些蛋白质成分根据来源细胞的不同而存在差异，最终导致EV的不同生物学功能。

EV还携带大量核酸，如mRNA、miRNA及非编码RNA等。尽管EV中的mRNA是经过降解的约200碱基大小的片段，但仍可在体外实验中翻译出蛋白质，说明靶细胞内吞后，mRNA存在翻译作用。miRNA占EV中核酸成分的70%左右，健康人尿液EV中miR-10、miR-30和let-7 miRNA家族成员丰富，与肾小管旁分泌调节有关。EV中的miRNA比较稳定，能耐受储存、冻融等物理降解，也能抵抗血清、尿液中核糖核酸酶的生物化学降解，故也成为潜在的泌尿道疾病早期无创的诊断标志物。EV miRNA调控约30%的人类基因转录，参与控制细胞的分化、增殖和凋亡等重要的生理病理过程，在各种常见肾脏疾病的发生发展中起重要的调控作用，特别是与肿瘤的发生发展有密切关系。

肾EV除包含蛋白质、核酸，还有脂类（包括胆固醇、双甘酯、鞘脂、磷脂等），有趣的是，EV中磷脂的组成往往与亲缘细胞不同，如磷脂酰丝氨酸在EV的双分子层上分布很少，但在内部的膜上分布较多，另外，EV还可运输有生物活性的脂类物质。EV还携带膜表面信息交流作用的糖类物质，但目前相关的研究较少。

第四节　生　理　作　用

EV的主要生理作用可能是清除细胞中过剩或衰老的蛋白质和脂质等，这可能是一种比蛋白酶降解和溶酶体降解更有效的蛋白清除手段。而EV在细胞间通信中的作用也逐渐被揭示。

越来越多的证据表明，EV可以在细胞间信号转导中发挥细胞选择性作用[3, 4]。EV可以通过至少三种机制对靶细胞产生影响：EV可以通过其表面存在的黏附分子和受体，高特异性地黏附靶细胞（不经过膜融合），导致受体激活和靶细胞的下游信号转导[5, 6]；可以假设EV直接与靶细胞融合，导致EV内容物（mRNA、miRNA、蛋白质和信号分子）的转移；EV的内容物可能在EV内吞和胞内体途径处理后进入靶细胞（在文献中得到支持）[4, 7-9]。这些机制已在分泌到血液和细胞外液的EV中得到证实。如果尿EV能够像分泌到血液和细胞外液中的EV一样，进行细胞间信号转导，其在肾生理中可能具有重要的作用。例如，EV可介导肾小管肥大伴肾单位丢失过程中的下游信息传递。在此过程中，肾单位肾小球滤过率的增加与肾单位下游段的水盐转运能力的增加呈相关性，这与肾小管细胞的显著增大和肾小管腔的扩张有关[10]，这种下游的信息传递有可能是在正常的生理状态下存在的。即EV从近端到远端肾单位的转移可能是先前未被认知的经肾通信系统，Jella等认为其交流的机制可能是近端小管分泌的EV调控远端小管和集合管细胞的上皮钠离子通道。目前，在肾集合管中已经发现一些肾小管特异性的蛋白质，包括水通道蛋白1和产氨酶谷氨酰胺酶[11]。然而，像这样的信息传递可能并不总是有利的。笔者推测Tam-Horsfall蛋白（TH蛋白），一种在正常尿液中含量丰富的聚合蛋白，在肾单位下游有限制EV融合的作用。尿EV通常被TH蛋白形成的大型聚合纤维包裹，将阻止EV与细胞表面的接触[12]。如果这些推测是正确的，可能为理解TH蛋白的突变或缺失如何引起肾脏疾病提供了一个方向[13, 14]，在此基础上有待开展进一步的研究。

尿EV在肾生理中发挥作用的另一种方式是通过肾小管腔内EV的驻留蛋白。例如，在尿EV中存在丰富的血管紧张素转化酶[1, 15]，这可能在纳瓦尔等描述的著名的腔内肾素-血管紧张素系统中发挥作用。

除了尿液EV，分泌到血液和细胞外液的EV在肾生理学和病理生理学中的角色也至关重要，特别是与膜直接接触的血管间的免疫细胞和内皮细胞等，其EV在免疫细胞和干细胞信号转导中的细胞-细胞通信中起重要作用。例如，CD4[+]和CD8[+]细胞通过EV上抗原负载的MHC I和II类分子启动了靶细胞特异性效应[16, 17]。EV和细胞之间的受体配体相互作用对于识别特定的靶细胞也是必不可少的，可以通过树突状细胞来源的EV与激活T细胞的特异性结合来证明。靶细胞的选择是通过EV上的细胞间黏附分子1与其配体、淋巴细胞功能相关抗原1在活化T细胞上的相互作用来介导的[3]，表明EV能够在更大范围内针对特定细胞类型进行相互作用。此外，间充质干细胞含有特定的miRNA信号，该信号被选择性地整合并随后转移到靶细胞[18]。转移的miRNA影响靶细胞的基因表达[19]，说明EV除了蛋白的转移外，还可以通过RNA的转移调节靶细胞的生理功能。对于细胞外囊泡中RNA介导的转移作用的实例，包括干细胞的调制和干细胞生态位，可能是干细胞介导组织修复的关键[20, 21]。血源性EV也可能参与血管生成，具体来说，肿瘤不仅通过分泌已知的血管生成细胞因子和生长因子，还通过EV促进血管生成[9, 22, 23]。基于上述观察和其他研究，可以得出初步结论，血源性EV可能在移植排斥反应、高血压和其他肾相关的各种肾小球疾病中发挥作用。

第五节　与疾病的关系

一、急性肾损伤

急性肾损伤（AKI）动物模型研究显示，EV的含量可能随着各种病理生理条件的变化而变化，尿EV中的胎球蛋白-A和AQP1蛋白水平已被确定为AKI的潜在生物标志物。在大鼠肾缺血再灌注损伤早期（6～48小时），尿EV AQP1蛋白明显下降，比传统指标钠排泄分数及尿视黄醇结合蛋白有更高的敏感性和特异性。值得注意的是，在肾移植后患者中也发现了类似的下降，表明AKI可引起EV蛋白质的成分变化[24]。对于胎球蛋白-A，在动物模型和人类AKI患者损伤早期（2～6小时）均发现尿EV中有显著增加，且明显早于血清肌酐的升高（18～48小时）[25]。此外，有学者在顺铂诱导或缺血再灌注的AKI模型小鼠尿EV（非全尿）中检测到活化转录因子3（ATF3）水平的升高[26]，其增长同样早于血清肌酐。上述结果均在临床研究中得到验证，其中ATF3仅表达在AKI患者尿EV中，且含有的ATF3 mRNA比正常对照组高60倍[27]。

二、慢性肾脏病和肾纤维化

在一项临床研究中，观察到慢性肾脏病（CKD）患者的EV中足细胞标志物CD2AP mRNA水平降低，其下调程度与肾功能、蛋白尿水平和肾纤维化的严重程度呈负相关，提示其作为生物标志物的潜力[28]。进一步的研究运用RT-PCR检测也分析了CKD患者EV中的miRNA，结果表明，CKD患者的EV miR-29和miR-200较健康对照组明显降低，且降低程度与肾功能下降和肾小管间质纤维化程度相关[29]。另有研究表明，肾纤维化患者尿EV的miR-29c和miR-21可以预测肾小管和间质纤维化程度，根据受试者曲线下面积和临床病理指标的相关性分析，miR-29c的实用价值更高。此外，炎症标志物骨保护素在CKD患者的EV中也存在升高的现象[30]。以上研究表明，肾EV能够反映CKD患者的肾纤维化及肾微环境中的炎症状态。

在梗阻性肾病的研究中，肾EV可用于评估发生肾功能障碍的风险[31]。受尿道后瓣膜影响，以及肾盂输尿管梗阻的患者，与对照组比较，患者尿EV中上皮细胞钙黏蛋白、神经钙黏蛋白等细胞黏附分子均增多，特别是肾纤维化发病相关的重要因子TGF-β1，此转化生长因子在尿EV中的水平和肾小球滤过率相关。

在终末期肾脏疾病（ESRD）中，有报道称循环中的EV可损害内皮依赖性血管舒张功能，这可能与内皮释放一氧化氮和内皮功能的下降有关[32]。已有研究证实，血清内皮微粒（EMP）升高可能是ESRD患者预后的可靠独立预测因子[33]。近期一项涉及81名血液透析患者的前瞻性研究表明，EMP可预测血液透析患者的全因和心血管死亡率[34]，如果得以验证，有助于确定需要更积极或深入治疗的患者。另有研究报道，源自血液内皮细胞的循环EV的水平可能与血液透析患者的动脉僵硬度相关[35, 36]。

三、肾小球疾病

尿蛋白目前仍被认为是评估肾小球疾病的一种容易获得和有效的标志物,但是它不能区分潜在的发病机制[37]。源自肾小球的EV在生理状态下不断释放入尿液中,尿液EV包含mRNA、miRNA、蛋白质及特定细胞类型的表面受体,可提供有关肾小球损伤类型的信息[38, 39]。因此,认为尿液EV的变化能直接反映肾小球疾病(包括足细胞损伤)的病理生理变化,故近年来肾EV在原发性肾小球疾病中的研究不断增加。据报道,尿液EV中的WT-1蛋白水平与肾小球疾病动物模型和肾小球疾病患者足细胞的损伤均密切相关[40]。在动物模型中,尿液EV中的WT-1能够在出现明显的肾小球硬化之前被检测到。临床数据进一步显示,在10位局灶性节段性肾小球硬化症(FSGS)患者中,9位的尿液EV中存在WT-1,但在8位对照者中均未检出[26]。除此之外,与健康对照组或类固醇敏感性肾病综合征(SSNS)患者相比,FSGS患者的尿液EV中WT-1含量显著增加[41]。FSGS、SSNS患者或接受类固醇治疗后的SSNS患者,在病情缓解之后,尿液EV WT-1水平均显著降低。上述研究均表明,EV中WT-1可能是有研究前景的非侵入性生物标志物,可以检测分析FSGS或SSNS中足细胞损伤的早期进展和诱导治疗的效果。然而,尚未在儿童肾病综合征患者中证实EV WT-1作为肾小球病生物标志物的潜力。研究显示,微小病变和FSGS患者尿EV中miR-200水平变化均与疾病严重程度相关,也有研究通过检测尿EV中足细胞功能和结构相关的B7-1和NPHS1基因的表达水平来鉴别微小病变和FSGS。

另有报道与正常健康组及特发性FSGS患者相比,特发性膜性肾病患者的尿液EV中溶酶体膜蛋白2上调明显,提示其可用于肾病综合征的鉴别诊断。

尿液EV也可帮助有血尿症状的儿童和成人患者,鉴别早期IgA肾病和薄基底膜肾病。研究者在这些患者的尿液EV中鉴定出四种不同的生物标志物[38];与IgA肾病组相比,薄基底膜肾病组的氨肽酶N和血管收缩素前体水平更高,而IgA组中α_1-抗胰蛋白酶和铜蓝蛋白水平升高明显。另有研究运用高通量测序检测IgA肾病患者尿液EV中miRNA,结果158位患者miRNA水平与健康对照者有统计学差异,临床大样本验证发现,miR-29c、miR-146a和miR-205与测序结果一致,提示这三个miRNA可作为IgA肾病的无创生物诊断标志物。

四、糖尿病肾病

肾EV,尤其是尿液EV,最近已成为糖尿病肾病(DKD)寻找新型和早期诊断生物标志物的来源。在DKD动物模型中,两个EV蛋白(Xaa-Pro二肽酶和主要尿蛋白1)分别出现上调和下调[42]。与健康对照组相比,DKD患者的尿液EV中检测到了一组发生改变的蛋白质,包括MLL3、AMBP和VDAC1[39]。最近有学者证实了糖尿病患者尿EV中存在WT-1,并且当肾功能恶化时,EV WT-1明显增加。存在蛋白尿症状的1型糖尿病患者的尿EV中WT-1也明显高于蛋白尿阴性的患者[40]。更进一步的研究表明,在所有尿蛋白阳性的糖尿病患者尿EV中均检出了WT-1,但只有一半尿蛋白阴性的患者和

25位健康对照者中的1位被检出存在WT-1。尿液EV中WT-1的表达也显现出与肾功能下降的显著相关性[41]。除了WT-1，在DKD患者的尿EV中也检测到了足细胞的其他分子标记，如足细胞溶解素和足细胞生成素。Martin等发现DKD患者尿EV中与凋亡相关的TNF受体超家族糖蛋白（osteoprotegerin）高表达。Zubiri等报道，早期糖尿病肾病患者肾组织中钙调蛋白与健康对照组比较表达下降明显，这种变化在分离的尿EV中是同步的，所以监测尿EV中钙调蛋白表达的变化可以作为早期诊断糖尿病肾病的新工具[43]。

除蛋白质外，尿液EV中的miRNA在正常对照和DKD患者中也存在显著差异。Barutta等发现，与蛋白尿阴性的患者相比，微量白蛋白尿阳性的1型糖尿病患者尿EV中的22种miRNA水平发生了变化[44]。在miRNA中，微量白蛋白尿阳性组的miR-130a和miR-145显著上调，而miR-155和miR-424则明显降低。与临床研究一致的是，糖尿病动物的尿EV miR-145显著增加。在体外培养的肾小球系膜细胞中，高浓度葡萄糖处理能够导致含有miR-145的EV的释放。总之，上述数据表明，尿EV miR-145具有成为DKD早期诊断标志物的良好潜力。另有在2型糖尿病肾病中的研究显示，与对照组比较，尿EV中的miR-15b、miR-34a和miR-636明显上调，且与血肌酐和尿蛋白肌酐比值呈正相关，miRs诊断DKD的敏感性都达到了100%。因此，肾EV在DKD的诊断和疾病发生发展中具有潜在研究价值。

五、狼疮性肾炎

狼疮性肾炎是我国最常见的自身免疫性疾病引起的肾损害，是我国最常见的继发性肾小球疾病之一。Sole等的研究发现，狼疮性肾炎患者的尿EV中的miR-29c与狼疮性肾炎慢性组织学指标和肾小球硬化程度呈负相关。近期研究发现，狼疮肾炎活动的患者尿EV中let-7a和miR-21的表达显著下调，治疗好转后表达增加。因此，肾EV内miRNA在狼疮性肾炎的诊疗和预后中均有重要意义[45]。

六、其他肾疾病

Miranda及其同事在健康志愿者的尿EV中，成功检测出1000多种来自肾单位不同部位的蛋白质[46]。值得注意的是，已知这些蛋白质中有34种与肾疾病有关。这些蛋白质如何选择性进入尿EV中的机制仍不清楚，但是它们的存在为某些先天性或遗传性疾病的检测提供了线索。例如，通常在健康受试者的尿EV中能够检测到的钠钾氯协同转运体2，在Bartter综合征1型患者中无法检测到，该疾病是由编码钠-钾-氯的基因的共转运体突变引起的遗传性疾病[15]。同样，从Gitelman综合征患者的尿液EV中也未检测到噻嗪类敏感的钠氯共转运体[47]。AQP2与常染色体相关显性和隐性肾源性尿崩症相关。多囊肾病（PKD）患者的尿液EV也具有显著特征。据报道，在PKD患者的尿EV中，胱氨酸和ADP核糖基化因子样6异常表达[48]。同时，PKD1患者尿EV中的跨膜蛋白2（TMEM2）水平明显高于健康对照组。多囊蛋白1（Polycystin-1，PC1）与常染色体显性PKD 1型相关，值得注意的是，PC1与TMEM2的比例与肾容量成反比，表明

PC1与TMEM2的比例可能为评估PKD患者的肾体积和疾病进展提供了一种新的生物标志物。

七、泌尿系肿瘤

在前列腺癌、膀胱癌及肾癌患者的肾EV、细胞系体外培养上清液分离的EV中，含有不同的miRNA、mRNA和蛋白表达谱。目前研究表明，肾EV可能在泌尿系恶性肿瘤的增殖、恶化、转移和免疫逃逸中发挥重要作用。Exocarta（www.exocarta.org）中可查前列腺癌EV含1053种蛋白质，膀胱癌EV中含371种蛋白质。运用质谱技术发现膀胱癌尿EV中脂筏结构蛋白2、跨膜蛋白256、Rab3B和晚期内体溶酶体适配器蛋白1显著高于健康组。另有研究表明，在中高度风险前列腺癌患者的尿液EV中，miR-21、miR-375和let-7c水平显著高于低风险和健康对照组，与尿沉渣的结果并不一致。Perez等用全外显子组分析膀胱癌的EV RNA，发现了4102个转录子，与健康组比较，表达差异较大的有15个转录子，有2个基因仅在膀胱癌患者中表达[49, 50]。有学者比较了肾透明细胞癌癌细胞和近端小管细胞来源的EV miRNA表达水平，发现miR-205水平有显著差异，可作为鉴别诊断的生物标志物。

第六节　诊疗作用

一、无创诊断作用

目前，尿液蛋白质组学研究已经确定了几种病理状态的潜在尿生物标志物，如肾移植急性排斥反应[51]和糖尿病肾病[52]。虽然研究工作取得了一些成果，但质谱方法检测到的全尿中肾源性蛋白和肽的数量，受到了滤过的血浆蛋白和非常丰富的肾源性蛋白（尤其是TH蛋白或尿调蛋白）存在的限制。在质谱分析中，丰富的蛋白质与低浓度的蛋白质形成竞争关系。因此，分析筛选中可能错过了特定疾病的敏感性和特异性生物标志物。尿液中分离EV就是特异的肾源性蛋白富集的一种方法[1]，正常尿液中含有EV，来自于尿液形成过程中的每一种类型的细胞，通过收集和分析尿液，能够监测整个肾单位的生理和病理生理变化。

存在于血液中的EV为在血浆中发现生物标志物提供了优势，类似于在尿液中发现生物标志物的优势。具体来说，EV的分离可以显著丰富生物标志物，这些标志物可能无法在整个血浆中检测到。目前主要的工作是确定血浆EV和来自其他体液的EV的蛋白质组，特别是针对癌症和动脉粥样硬化等常见疾病的新生物标志物的发现。

需要更新临床决策的疾病，即目前的诊断方法不是最佳或太慢的肾疾病，是肾EV生物标志物研究的重点。例如，尿液EV诊断的重要性可能体现在经历血清肌酐水平升高的肾移植患者中遇到的决策过程，即准确判断排斥反应和肾损伤之间的区别，以及排斥反应的不同机制之间的区别，目前往往通过肾活检来确诊，而利用尿液EV做快速的免疫学测试即可加快启动适当的治疗。另一个主要目标是在外科和重症监护环境下对急性肾损伤进行早期诊断。在目前报道的研究中，已经确定了几个潜在的标志物，包括KIM1、HSP72、Klotho、IL-6、NGAL、L-FABP、Netrin-1或Fetuin-A[25]。其中，主要开展了Fetuin-A作为潜在急性肾损伤生物标志物的研究。质谱仪的不断改进使得利用质谱筛选影响蛋白质原序列的突变和多态性变得越来越可行。质谱可能为发现尿EV蛋白质组中出现的蛋白质序列变异提供了另一种方法。

随着测序技术的发展，EV中遗传物质的研究也不断增多，这些研究涉及肾小管疾病的鉴别诊断，包括遗传因素引起的肾病，如多囊肾病[48]、溶酶体堆积病（如Nieman-Pick病和胱氨酸病）及转运体突变（如Gitelman和Bartter综合征）。尿EV分析也可用于肝损伤的检测和分类，肝损伤可继发性影响肾[53]。此外，有学者提出尿EV分析可用于高血压患者[54]，寻找尿EV中的生物标志物，以预测患者最适合服用哪种降压药。尿EV中已发现多种转录因子，对其的分析已被提出作为一种非侵入性检测，并监测包括FSGS在内的各种肾小球疾病的手段[26]。此外，也有学者提出尿EV分析可以提供更好的方法来监测前列腺癌治疗的反应[55]。

二、临床运用前景

肾EV被认为具有潜在的治疗作用，包括靶向递送生物信息、治疗药物及制备疫苗等。Hiemstra的研究团队进行的蛋白质组学研究发现，人类的尿EV中包含具有抗微生物活性的天然免疫蛋白[15]，尽管这些蛋白质中的一部分已经在人类尿液EV中被检测到，却是第一次被发现其抗大肠埃希菌（尿道感染的主要病原菌）和诱导细菌裂解的作用。故可以通过其抗菌功能保持尿液的无菌性。

EV中mRNA和miRNA的发现，以及EV在细胞-细胞通信中发挥作用的证据为临床应用提供了一个重要的新方向，即将EV用作治疗的传递载体。携带RNA的EV可以潜在地将生物信息传递到特定的靶细胞，以暂时纠正功能失调的过程。

一些研究人员已经初步探索了利用EV作为治疗载体的可能性。1998年，Zitvogel等提出将EV用于癌症的免疫治疗[56]，从树突状细胞上清中提取的EV被注射到荷瘤小鼠体内，可以消除或减少肿瘤的生长。最近，有学者率先将EV应用于临床癌症治疗[57]。两个Ⅰ期临床试验研究了向黑素瘤或肺癌患者，注射从自体树突状细胞中提取的抗原负载EV，尽管其对减少疾病进展的影响很小，但证明了基于EV治疗的可行性和安全性[58, 59]。EV作为非细胞疫苗抗原递呈具有独特优势，因此类似的方法也能应用于肾癌的治疗[60]。

肾EV递送药物理论上可增加靶组织吸收且减少正常组织的毒性反应。有研究者运用前列腺癌细胞的EV作为化疗药物的载体进行了研究，但此类载体释放也有促癌作用，还要考虑其安全性及不良反应。也有报道通过牛奶的EV递送化疗药物紫杉醇，制成了新型纳米递送技术。

对于许多与肾相关的疾病，内皮细胞是潜在的EV治疗的主要靶点。内皮细胞在调节血压、局部血流量、局部凝血和清除血脂方面具有重要作用，这些过程的失调导致了大部分影响肾的常见慢性疾病，包括动脉粥样硬化和高血压。由于内皮细胞面对血管腔，不存在靶向性的问题，因此它们被认为是潜在的基于EV治疗的另一重要靶点。

基于以上总结和其他正在进行的研究，肾EV在治疗各种肾疾病方面有广阔、光明的前景。然而仍有很多问题有待解决，需要阐明肾EV的病理生理学机制，进一步开发有效分离适当组分EV的方法，允许靶向特定的细胞转移选定的生物分子。在未来几年，可以将这一前沿领域扩展到肿瘤和免疫疾病领域之外，以实现治疗肾疾病和肾相关疾病的细胞疗法。

第七节　结语和展望

虽然肾EV的研究刚刚起步，但因肾EV能稳定地携带肾固有细胞来源的相关蛋白质、核酸等生物信息，并具有可无创性监测的特点，使得其具备成为肾疾病诊治生物标志物的巨大潜力，具有研究和应用的实际价值。尽管肾EV的未来令人鼓舞，仍有很多问题有待解决。生物学上需更全面地理解肾EV在肾生理病理状态下可能发挥的作用，阐明其参与细胞间通信的机制；技术分析上优化EV的分离储存方法，标记不同细胞来源的EV，更好地标准化不同研究中蛋白质和基因表达水平等；临床研究中也亟须开展大样本多中心研究，为其在肾疾病诊断和治疗中新的突破奠定基础。

（张　涛　张　语）

参 考 文 献

［1］Pisitkun T，Shen RF，Knepper MA．Identification and proteomic profiling of exosomes in human urine．Proc Natl Acad Sci U S A，2004，101（36）：13368-13373．

［2］Erdbrugger U，Le TH．Extracellular Vesicles in Renal Diseases：More than Novel Biomarkers? J Am Soc Nephrol，2016，27（1）：12-26．

［3］Nolte-'t Hoen EN，Buschow SI，Anderton SM，et al．Activated T cells recruit exosomes secreted by dendritic cells via LFA-1．Blood，2009，113（9）：1977-1981．

［4］Smalheiser NR．Exosomal transfer of proteins and RNAs at synapses in the nervous system．Biol Direct，2007，2：35．

［5］Denzer K，Kleijmeer MJ，Heijnen HF，et al．Exosome：from internal vesicle of the multivesicular body to intercellular signaling device．J Cell Sci，2000，113 Pt 19：3365-3374．

［6］Clayton A，Turkes A，Dewitt S，et al．Adhesion and signaling by B cell-derived exosomes：the role of integrins．FASEB J，2004，18（9）：977-979．

［7］Valadi H，Ekstrom K，Bossios A，et al．Exosome-mediated transfer of mRNAs and microRNAs is a novel mechanism of genetic exchange between cells．Nat Cell Biol，2007，9（6）：654-659．

［8］Fevrier B，Raposo G．Exosomes：endosomal-derived vesicles shipping extracellular messages．Curr Opin Cell Biol，2004，16（4）：415-421．

［9］Skog J，Wurdinger T，van Rijn S，et al．Glioblastoma microvesicles transport RNA and proteins that promote tumour growth and provide diagnostic biomarkers．Nat Cell Biol，2008，10（12）：1470-1476．

［10］Fine LG，Schlondorff D，Trizna W，et al．Functional profile of the isolated uremic nephron．Impaired water permeability and adenylate cyclase responsiveness of the cortical collecting tubule to vasopressin．J Clin Invest，1978，61（6）：1519-1527．

［11］Wright PA, Packer RK, Garcia-Perez A, et al. Time course of renal glutamate dehydrogenase induction during NH4Cl loading in rats. Am J Physiol, 1992, 262（6 Pt 2）：F999-1006.

［12］Fernandez-Llama P, Khositseth S, Gonzales PA, et al. Tamm-Horsfall protein and urinary exosome isolation. Kidney Int, 2010, 77（8）：736-742.

［13］Wolf MT, Beck BB, Zaucke F, et al. The Uromodulin C744G mutation causes MCKD2 and FJHN in children and adults and may be due to a possible founder effect. Kidney Int, 2007, 71（6）：574-581.

［14］Bachmann S, Mutig K, Bates J, et al. Renal effects of Tamm-Horsfall protein（uromodulin）deficiency in mice. Am J Physiol Renal Physiol, 2005, 288（3）：F559-567.

［15］Gonzales PA, Pisitkun T, Hoffert JD, et al. Large-scale proteomics and phosphoproteomics of urinary exosomes. J Am Soc Nephrol, 2009, 20（2）：363-379.

［16］Thery C, Zitvogel L, Amigorena S. Exosomes: composition, biogenesis and function. Nat Rev Immunol, 2002, 2（8）：569-579.

［17］Utsugi-Kobukai S, Fujimaki H, Hotta C, et al. MHC class I-mediated exogenous antigen presentation by exosomes secreted from immature and mature bone marrow derived dendritic cells. Immunol Lett, 2003, 89（2-3）：125-131.

［18］Collino F, Deregibus MC, Bruno S, et al. Microvesicles derived from adult human bone marrow and tissue specific mesenchymal stem cells shuttle selected pattern of miRNAs. PLoS One, 2010, 5（7）：e11803.

［19］Pegtel DM, Cosmopoulos K, Thorley-Lawson DA, et al. Functional delivery of viral miRNAs via exosomes. Proc Natl Acad Sci U S A, 2010, 107（14）：6328-6333.

［20］Deregibus MC, Tetta C, Camussi G. The dynamic stem cell microenvironment is orchestrated by microvesicle-mediated transfer of genetic information. Histol Histopathol, 2010, 25（3）：397-404.

［21］Quesenberry PJ, Aliotta JM. Cellular phenotype switching and microvesicles. Adv Drug Deliv Rev, 2010, 62（12）：1141-1148.

［22］Iero M, Valenti R, Huber V, et al. Tumour-released exosomes and their implications in cancer immunity. Cell Death Differ, 2008, 15（1）：80-88.

［23］Janowska-Wieczorek A, Wysoczynski M, Kijowski J, et al. Microvesicles derived from activated platelets induce metastasis and angiogenesis in lung cancer. Int J Cancer, 2005, 113（5）：752-760.

［24］Sonoda H, Yokota-Ikeda N, Oshikawa S, et al. Decreased abundance of urinary exosomal aquaporin-1 in renal ischemia-reperfusion injury. Am J Physiol Renal Physiol, 2009, 297（4）：F1006-1016.

［25］Zhou H, Pisitkun T, Aponte A, et al. Exosomal Fetuin-A identified by proteomics: a novel urinary biomarker for detecting acute kidney injury. Kidney Int, 2006, 70（10）：1847-1857.

［26］Zhou H, Cheruvanky A, Hu X, et al. Urinary exosomal transcription factors, a new class of biomarkers for renal disease. Kidney Int, 2008, 74（5）：613-621.

［27］Chen HH, Lai PF, Lan YF, et al. Exosomal ATF3 RNA attenuates pro-inflammatory gene MCP-1 transcription in renal ischemia-reperfusion. J Cell Physiol, 2014, 229（9）：1202-1211.

［28］Lv LL, Cao YH, Pan MM, et al. CD2AP mRNA in urinary exosome as biomarker of kidney disease. Clin Chim Acta, 2014, 428：26-31.

［29］Lv LL, Cao YH, Ni HF, et al. MicroRNA-29c in urinary exosome/microvesicle as a biomarker of renal fibrosis. Am J Physiol Renal Physiol, 2013, 305（8）：F1220-1227.

［30］Benito-Martin A, Ucero AC, Zubiri I, et al. Osteoprotegerin in exosome-like vesicles from human cultured tubular cells and urine. PLoS One, 2013, 8 (8): e72387.

[31] Trnka P, Ivanova L, Hiatt MJ, et al. Urinary biomarkers in obstructive nephropathy. Clin J Am Soc Nephrol, 2012, 7 (10): 1567-1575.

[32] Amabile N, Guerin AP, Leroyer A, et al. Circulating endothelial microparticles are associated with vascular dysfunction in patients with end-stage renal failure. J Am Soc Nephrol, 2005, 16 (11): 3381-3388.

[33] Amabile N, Guerin AP, Tedgui A, et al. Predictive value of circulating endothelial microparticles for cardiovascular mortality in end-stage renal failure: a pilot study. Nephrol Dial Transplant. 2012, 27 (5): 1873-1880.

[34] Merino A, Portoles J, Selgas R, et al. Effect of different dialysis modalities on microinflammatory status and endothelial damage. Clin J Am Soc Nephrol, 2010, 5 (2): 227-234.

[35] Dursun I, Poyrazoglu HM, Gunduz Z, et al. The relationship between circulating endothelial microparticles and arterial stiffness and atherosclerosis in children with chronic kidney disease. Nephrol Dial Transplant, 2009, 24 (8): 2511-2518.

[36] Faure V, Dou L, Sabatier F, et al. Elevation of circulating endothelial microparticles in patients with chronic renal failure. J Thromb Haemost, 2006, 4 (3): 566-573.

[37] Cravedi P, Remuzzi G. Pathophysiology of proteinuria and its value as an outcome measure in chronic kidney disease. Br J Clin Pharmacol, 2013, 76 (4): 516-523.

[38] Moon PG, Lee JE, You S, et al. Proteomic analysis of urinary exosomes from patients of early IgA nephropathy and thin basement membrane nephropathy. Proteomics, 2011, 11 (12): 2459-2475.

[39] Zubiri I, Posada-Ayala M, Sanz-Maroto A, et al. Diabetic nephropathy induces changes in the proteome of human urinary exosomes as revealed by label-free comparative analysis. J Proteomics, 2014, 96: 92-102.

[40] Kalani A, Mohan A, Godbole MM, et al. Wilm's tumor-1 protein levels in urinary exosomes from diabetic patients with or without proteinuria. PLoS One, 2013, 8 (3): e60177.

[41] Zhou H, Kajiyama H, Tsuji T, et al. Urinary exosomal Wilms' tumor-1 as a potential biomarker for podocyte injury. Am J Physiol Renal Physiol, 2013, 305 (4): F553-559.

[42] Raimondo F, Corbetta S, Morosi L, et al. Urinary exosomes and diabetic nephropathy: a proteomic approach. Mol Biosyst, 2013, 9 (6): 1139-1146.

[43] Zubiri I, Posada-Ayala M, Benito-Martin A, et al. Kidney tissue proteomics reveals regucalcin downregulation in response to diabetic nephropathy with reflection in urinary exosomes. Transl Res, 2015, 166 (5): 474-484. e4.

[44] Barutta F, Tricarico M, Corbelli A, et al. Urinary exosomal microRNAs in incipient diabetic nephropathy. PLoS One, 2013, 8 (11): e73798.

[45] Sole C, Cortes-Hernandez J, Felip ML, et al. miR-29c in urinary exosomes as predictor of early renal fibrosis in lupus nephritis. Nephrol Dial Transplant, 2015, 30 (9): 1488-1496.

[46] Miranda KC, Bond DT, McKee M, et al. Nucleic acids within urinary exosomes/microvesicles are potential biomarkers for renal disease. Kidney Int, 2010, 78 (2): 191-199.

[47] Joo KW, Lee JW, Jang HR, et al. Reduced urinary excretion of thiazide-sensitive Na-Cl cotransporter in Gitelman syndrome: preliminary data. Am J Kidney Dis, 2007, 50 (5): 765-773.

[48] Hogan MC, Manganelli L, Woollard JR, et al. Characterization of PKD protein-positive exosome-like vesicles. J Am Soc Nephrol, 2009, 20 (2): 278-288.

[49] Foj L, Ferrer F, Serra M, et al. Exosomal and Non-Exosomal Urinary miRNAs in Prostate Cancer

Detection and Prognosis. Prostate, 2017, 77（6）: 573-583.

[50] Perez A, Loizaga A, Arceo R, et al. A Pilot Study on the Potential of RNA-Associated to Urinary Vesicles as a Suitable Non-Invasive Source for Diagnostic Purposes in Bladder Cancer. Cancers（Basel）, 2014, 6（1）: 179-192.

[51] Ling XB, Sigdel TK, Lau K, et al. Integrative urinary peptidomics in renal transplantation identifies biomarkers for acute rejection. J Am Soc Nephrol, 2010, 21（4）: 646-653.

[52] Jiang H, Guan G, Zhang R, et al. Identification of urinary soluble E-cadherin as a novel biomarker for diabetic nephropathy. Diabetes Metab Res Rev, 2009, 25（3）: 232-241.

[53] Conde-Vancells J, Rodriguez-Suarez E, Gonzalez E, et al. Candidate biomarkers in exosome-like vesicles purified from rat and mouse urine samples. Proteomics Clin Appl, 2010, 4（4）: 416-425.

[54] Esteva-Font C, Wang X, Ars E, et al. Are sodium transporters in urinary exosomes reliable markers of tubular sodium reabsorption in hypertensive patients? Nephron Physiol, 2010, 114（3）: 25-34.

[55] Mitchell PJ, Welton J, Staffurth J, et al. Can urinary exosomes act as treatment response markers in prostate cancer? J Transl Med, 2009, 7: 4.

[56] Zitvogel L, Regnault A, Lozier A, et al. Eradication of established murine tumors using a novel cell-free vaccine: dendritic cell-derived exosomes. Nat Med, 1998, 4（5）: 594-600.

[57] Viaud S, Thery C, Ploix S, et al. Dendritic cell-derived exosomes for cancer immunotherapy: what's next? Cancer Res, 2010, 70（4）: 1281-1285.

[58] Escudier B, Dorval T, Chaput N, et al. Vaccination of metastatic melanoma patients with autologous dendritic cell（DC）derived-exosomes: results of thefirst phase I clinical trial. J Transl Med, 2005, 3（1）: 10.

[59] Morse MA, Garst J, Osada T, et al. A phase I study of dexosome immunotherapy in patients with advanced non-small cell lung cancer. J Transl Med, 2005, 3（1）: 9.

[60] Zhang Y, Luo CL, He BC, et al. Exosomes derived from IL-12-anchored renal cancer cells increase induction of specific antitumor response in vitro: a novel vaccine for renal cell carcinoma. Int J Oncol, 2010, 36（1）: 133-140.

第五章

急性肾损伤与细胞外囊泡

第一节 引 言

急性肾损伤（acute kidney injury，AKI）是多种病因引起的以急性肾功能下降、短期内出现血中氮质代谢产物积聚，血肌酐水平进行性升高，出现水、电解质和酸碱平衡失调及全身并发症的临床综合征[1]。AKI是临床常见的急危重症，具有较高的病死率，其普遍存在于肾移植、肾部分切除、严重创伤、失血性休克等病理生理改变之后，给公共卫生资源带来沉重的负担。2012年改善全球肾脏病预后组织（kidney disease improving global outcomes，KDIGO）《KDIGO急性肾损伤临床诊治指南》对AKI做出了定义：血清肌酐（serum creatinine，SCr）48小时内增高≥0.3mg/dl（26.5μmol/L）或7天内增高≥基线水平的50%或6小时内尿量≤0.5 ml/（kg·h）[2]。KDIGO指南不仅对AKI给出了详细的临床定义，还指出AKI的诊断应根据病情轻重缓急进行临床分期，指南制定者根据AKI相关患者对应的需要肾替代治疗风险和死亡风险，将AKI分为3期（表5.1）。

表5.1 急性肾损伤的分期标准

分期	SCr	尿量
1	升高超过基线1.5～1.9倍，或升高≥0.3 mg/ml（≥26.5 μmol/L）	6～12h＜0.5ml/（kg·h）
2	升高超过基线2.0～2.9倍	超过12h＜0.5ml/（kg·h）
3	升高超过基线3倍，或升高≥4.0 mg/ml（≥353.6 μmol/L），或开始肾替代治疗，或18岁以下患者eGFR＜35 ml/（min·1.73 m^2）	超过24h＜0.3ml/（kg·h）或超过12小时无尿

AKI往往与患者的不良预后有显著相关性，AKI显著延长了患者的住院时间，增加了患者死亡率和终身需要肾脏替代治疗（renal replacement therapy，RRT）的风险。但近年来的研究显示，AKI可导致肾不完全修复、持续慢性炎症和进展性纤维化，从而导致器官功能的慢性丧失。不同研究报道显示，30%～70%的AKI存活病例进展为慢性肾脏病（chronic kidney disease，CKD），17%的AKI患者1年内进展至终末期肾病（end stage renal disease，ESRD）[3]。AKI早期发现或许是可以逆转的，但也可最终发展为慢性肾脏病。AKI的早期临床表现多不具特异性，从AKI的分期标准不难看出，目前血肌酐及尿量仍是诊断AKI的金标准，但SCr及尿量变化的诊断灵敏度及特异度均不高，其反映的是肾功能而不是肾损伤的严重程度，还受到年龄、性别、种族、体重、药物代谢、蛋白质摄取、围术期液体入量、利尿剂使用等诸多因素干扰。尿液分析是肾脏疾病

诊断和鉴别诊断的一种理想的非侵入性手段，但是传统的尿液标志物（如管型、钠排泄分数等）对于诊断的敏感性和特异性均不高。因此，发现新的能早期诊断AKI的非侵入性生物学标志物，早期的识别诊断、及时的评估干预对患者的预后至关重要。

第二节　细胞外囊泡作为急性肾损伤的早期标志物

Wiggins等在1987年首先报道了肾相关细胞外囊泡（EV）[4]，从肾毒性肾炎家兔模型的尿液中分离出直径为0.1～1μm的脂质小囊泡，这些小囊泡携带促凝血因子，并且通过透射和扫描电镜观察到了肾小球上皮细胞的出芽和近端小管腔内的小囊泡，推测小囊泡可能来源于肾小球上皮细胞和巨噬细胞。近年来，随着尿液中EV的发现，用尿液EV反映肾的生理和病理状态逐渐成为研究热点。肾中不同细胞来源的EV必定带有相应细胞的标志蛋白，从而为EV的溯源提供便利。同时，EV有完整的膜性结构包绕，其中的核酸或蛋白不易在尿液中降解，使之成为较理想的疾病诊断生物标志物[5]。近年来，尿液EV作为AKI早期标志物的研究是肾病领域的热点之一，以下将从不同类型的AKI动物模型或临床研究方面分别阐述尿EV对AKI的预测作用。

一、缺血再灌注损伤动物模型

不同类型的AKI模型的共同特征是缺氧，通常与氧化应激反应有关[6]。缺血再灌注损伤（ischemia/reperfusion injury，IRI）模型，常用于模拟缺氧损伤，通常是通过阻塞单侧或双侧的肾动脉和静脉，再重建氧气供应的方式来构建模型[7]。

胎球蛋白A是一种由肝合成的多功能蛋白，具有调节炎症、抑制血管钙化等作用。在双侧肾IRI大鼠模型中，Zhou等学者发现尿EV所含的胎球蛋白A在损伤早期（2～8小时）即升高31.6倍，而在肾前性氮质血症中无升高[8]。

活化转录因子3（activating transcriptional factor 3，ATF3）是一个转录因子家族，通过识别和结合环腺苷酸应答元件而激活基因表达。有学者将大鼠双侧肾缺血35分钟再灌注，制造了AKI大鼠模型，免疫印迹结果显示：尿EV中的ATF3在术后0～2小时即显著升高，然后在2～8小时和8～24小时仍持续升高，明显早于血肌酐升高[9]。

水通道蛋白（aquaporin，AQP）是选择性允许水通过质膜的跨膜蛋白家族，在AKI的病理生理学机制中发挥重要作用。在AKI向CKD转变过程中通常伴有水通道蛋白的改变。有学者制造了双侧肾IRI大鼠模型，并检测了AKI后急性和慢性期尿EV释放AQP1和AQP2的模式，以及微囊泡标志蛋白——肿瘤易感性101蛋白（tumor susceptibility 101 protein，TSG101）和ALG-2相互作用蛋白X（ALG-2 interacting protein X，Alix）的表达。血液检查和组织学病理表明，肾IRI后7天发生AKI，此后逐渐发展为肾纤维化。免疫印迹显示，严重AKI时，AQP1和AQP2的尿EV显著减少；而IRI后第7天，EV标志蛋白Alix和TSG101的释放显著增加。这些结果也在单侧肾IRI导致的更严重AKI的大鼠实验中得到证实。IRI诱导的AKI大鼠尿中含AQP1和AQP2的EV释放减少，而在之后的肾纤维化初始阶段，含Alix和TSG101的EV释放增加[10]。

Sonoda等学者检测了大鼠肾IRI过程中不同时间点尿微囊泡miRNA（exosome

miRNA，exo-miR）的表达，发现exo-miR能够可靠地反映AKI的进展。在肾损伤发生后的不同时间点检测肾和尿液中miR的表达，笔者发现exo-miR的释放是一个有序的可调控过程。在损伤状态下，尿液中的miR-16、miR-24和miR-200c增加。有趣的是，exo-miR的靶mRNA在肾髓质中的表达也发生明显改变。接下来，在早期恢复阶段，某些exo-miR（miR-9a，miR-141，miR-200a，miR-200c，miR-429）表达明显增加，这些exo-miR有共同的靶mRNA——Zeb1/2，表明它们反映了TGF-β诱导的肾纤维化过程。最后，两个exo-miR（miR-125a，miR-351）的释放受TGF-β1的调节，即使在损伤的肾恢复后，也能区分对照组和IRI组。总之，上述数据表明肾IRI中释放的exo-miR与TGF-β信号通路明显相关。在IRI不同时间段，作用于某一共同靶mRNA的一组exo-miR的释放可能是控制AKI进展的重要调节机制[11]。

二、药物导致的AKI动物模型

顺铂致AKI大鼠模型中，尿EV的胎球蛋白A在病程第2天增加了52.5倍，在第5天（峰值肾损伤）仍然升高了51.5倍。而血肌酐的升高和肾小管损伤发生在顺铂注射后的第3天，明显滞后于尿EV胎球蛋白A的升高。并且通过免疫电镜发现，在形态学损伤发生前，尿中仅检出EV胎球蛋白A，未检出游离胎球蛋白A，因此，尿EV中的生物标志物在尿液中的含量可能比其游离形式更丰富，因此有可能成为诊断AKI更为敏感的生物标志物。

同一组研究人员在2年后发现，静脉注射顺铂24小时后，大鼠尿EV中ATF3即开始升高，48小时后达峰，时间早于血清肌酐的增加。相反，在对照组或限制入量大鼠或嘌呤霉素注射的大鼠（局灶性节段性肾小球硬化的动物模型）的尿液EV中均未检测到ATF3。

三、脓毒症致AKI动物模型

脓毒症是指感染引起的宿主反应失调导致的危及生命的器官功能障碍，严重时可以合并多器官损伤、低血压甚至脓毒性休克，具有高发病率、高死亡率的特点，是临床上非常常见的感染性疾病。当严重脓毒症或脓毒症休克累及肾，造成肾功能进行性下降同时满足2012年KDIGO发布的《KDIGO急性肾损伤临床诊治指南》，并可排除其他可能导致肾功能损伤的因素，即可诊断脓毒症相关AKI。

目前仍缺乏脓毒症相关AKI的早期生物标志物。尿中性粒细胞明胶酶相关脂质运载蛋白（neutrophil gelatinase-associated lipocalin，NGAL）是可能的脓毒症相关AKI的标志物，但目前对其切点值尚缺乏统一观点。有学者用盲肠结扎和穿刺制造脓毒症小鼠模型，发现在术后6小时，ATF3在CD-1小鼠尿EV中即有明显表达，提示尿EV ATF3有可能作为早期脓毒症相关AKI的生物标志物。

四、AKI患者中的研究

钠氢交换体（Na+/H+exchanger，NHE）是细胞膜上离子转运泵蛋白家族，可调控细胞内pH的动态平衡，从而影响细胞的分化、凋亡及生长增殖等复杂的生理和病理过程。NHE是肾小管中主要的钠离子通道，通过重吸收尿钠及液体维持机体酸碱平衡。针对在重症监护室收治的68例急性肾小管坏死和其他病因的急性肾衰竭患者进行研究，发现代表EV的泌尿系胞膜碎片上的NHE-3在急性肾小管坏死时水平升高，但在肾前性氮质血症和其他原因所致急性肾衰竭中则没有发现该变化[12]。这一发现提示了尿EV中NHE-3的丰度在急性肾小管坏死中的诊断潜力，可用于鉴别肾小管坏死、肾前性氮质血症和其他原因所致肾衰竭，并且比Na^+排泄分数、尿视黄醇结合蛋白等有更好的特异性[12]。

尿NGAL是反映AKI的指标，对肾移植术后移植肾功能延迟恢复的患者的尿液进行研究，发现尽管尿液中游离的NGAL没有发生变化，但尿EV中的NGAL水平明显升高[13]。但目前仍需要进一步的研究来确定其他的囊泡亚型。除此之外，这些EV除了携带上述标志物，其是否本身具有功能作用也有待进一步的研究。

前文已述，缺血再灌注及顺铂导致的AKI动物模型中尿EV ATF3显著增加，有研究人员检测了AKI患者尿EV中ATF3浓度。结果显示，AKI患者尿EV中ATF3显著增加，健康人检测不到，而且AKI患者的去EV全尿，以及慢性肾衰竭患者全尿和EV中均未检测到ATF3，提示尿EV ATF3有望成为特异性的AKI标志物。数年后，有学者做了更为精确的前瞻性多中心研究。与非脓毒症相关AKI患者和健康志愿者相比，脓毒症相关AKI患者SCr、尿EV NGAL和尿EV ATF3升高。SCr≥2mg/dl的脓毒症相关AKI组，尿EV ATF3与尿EV NGAL的相关系数$r^2＝0.47$。为了确定尿EV ATF3是否可以作为脓毒症相关AKI的早期生物标志物，研究者在入院的第一周每天收集尿样用于检测EV ATF3和NGAL的浓度。脓毒症相关AKI组和非AKI组的尿EV NGAL分别为（367±43）ng/ml和（183±23）ng/ml，尿EV ATF3分别为（19±4）ng/ml和（1.4±0.8）ng/ml。以脓毒症相关AKI中尿EV NGAL和尿EV ATF3的平均值为切点值，尿EV NGAL和尿EV ATF3的AUROC分别为64%（95%CI 0.54～0.74）和84%（95%CI 0.77～0.91）。因此得出结论：尿EV是尿液生物标志物的一个来源，尿EV活化转录因子3是脓毒症相关AKI生物标志物[14]。

第三节　细胞外囊泡治疗AKI

部分AKI可导致CKD的发生，CKD最终可能发展为终末期肾病。目前，血液透析为AKI的主要治疗方法，但上述方法存在肾源短缺、价格高等缺点，且并不能显著提高患者的存活率。因此，亟须寻找新的有效的治疗策略。目前，有关EV参与组织损伤修复的研究已引起人们的关注。Yu等通过建立心肌损伤动物模型，对骨髓间充质干细胞来源的EV进行研究，结果发现EV可通过抗凋亡作用减轻心肌细胞损伤[15]。Zhu等在急性肺损伤试验中证实，间充质干细胞来源的EV可通过分泌角质细胞生长因子缓解肺损伤[16]。所以EV不仅可作为肾病的生物标志物，可能在肾病治疗方面也有可观的潜力。

AKI动物模型和细胞研究均显示，干细胞来源的EV可以改善由长春新碱或顺铂导致的肾小管细胞凋亡，促进肾小管形态和功能的恢复；并且荧光标记的EV仅特异性地沉积在AKI小鼠的肾小管上皮细胞，健康对照小鼠的肾小管并未捕获到相应荧光，预示着EV治疗也许存在着一定的靶向性。在IRI动物研究中同样也证实干细胞来源EV可通过抑制细胞凋亡和刺激小管上皮细胞增殖发挥肾脏保护作用。

多项研究表明，在不同的动物模型中，间充质干细胞（mesenchymal stem cell，MSC）可以通过旁分泌机制发挥逆转AKI和慢性肾损伤的潜能[17, 18]。MSC衍生的EV可能导致mRNA、miRNA和蛋白质的水平转移，并对其表型进行重新编程[19]。EV可能通过抑制细胞凋亡和刺激细胞增殖来模拟MSC的作用。Bruno等研究了人骨髓MSC对严重联合免疫缺陷（severe combined immunodeficient，SCID）小鼠肾小管上皮细胞的保护作用[20]。发现被PKH26染色剂标记的MSC EV被管状上皮细胞所吸收。而RNAse治疗抵消了MSC EV的保护作用，提示其中存在一种RNA依赖的机制。同时这一发现也可类推至人体，已通过检测人特异性经MCS EV处理的肾小管上皮细胞mRNA得到证实。自上述初步研究以来，MSC EV的治疗作用已经在AKI的其他模型中进行了测试。在致死性顺铂诱导的AKI模型中，一次注射MSC EV可以改善肾功能障碍和组织病理学，但只有多次注射才能降低死亡率，并在小鼠存活的第21天恢复正常的组织学和肾功能[21]。在庆大霉素诱导的AKI模型中也有类似的发现[22]。此外，其他类型干细胞的EV也有一定的治疗效果[23]。使用血管内皮祖细胞来源的EV注射入AKI大鼠模型（IRI），其可通过减轻局部毛细血管减少、肾小球硬化和肾小管间质纤维化来保护CKD的进展。但目前尚不清楚EV的哪些亚群具有保护作用，以及EV如何到达受损的肾小管细胞并与靶细胞相互作用。最近的研究数据表明，在AKI模型中，MSC中miRNA的下调降低了从这些细胞中获得的EV的再生效果[24]。未来的研究需要阐明EV所运输的特定遗传或表观遗传物质是否直接影响肾小管细胞的再生能力。

一、间充质干细胞来源的EV

由于多种不同器官MSC的共同特点和促再生潜能，不同MSC来源的EV已在临床前模型中得到广泛研究[25]。其中，从骨髓间充质干细胞（bone marrow mesenchymal stem cell，BM-MSC）、脂肪源性MSC（adipose-derived mesenchymal stem cell，ADMSC）、胎儿间充质干细胞：脐带血（cord blood，CB）和Warthon Jelly（WJ），以及从肾或肝组织分离的MSC中均分离得到EV加以研究[26, 27]。而近年来，从尿液中分离的间充质干细胞也被研究者用于肾损伤的实验模型中[28]。

Bruno等于2009年在SCID小鼠中通过注射甘油诱导的AKI模型中证实了BM-MSC脱落的EV的有益作用。在此模型中，肌内注射甘油可导致横纹肌溶解，在注射后的第1天到第3天对肾功能造成损害。而研究显示，在损伤高峰时静脉注射EV可加速形态学和功能恢复。EV的作用与原间充质干细胞诱导的作用是可叠加的，提示EV可以替代细胞治疗。此外，在甘油诱导的AKI模型中，静脉注射干细胞间充质EV，可以使肾功能和组织形态得到改善[29]。

BM-MSC的作用也在毒性药物引起的AKI致死性模型中进行了试验。顺铂肾病是一种急性肾损伤的致死或亚致死模型，预后取决于使用的剂量，其特征是药物使用后4天内肾功能的迅速丧失[30, 31]。单一EV给药可提高SCID小鼠的存活率。在同一模型中，CB-MSC获得的EV具有保护细胞免受氧化应激、刺激细胞增殖、减少细胞凋亡的作用[32]。类似地，在注射庆大霉素诱导的AKI模型中，BM-MSC衍生的EV能减轻肾功能障碍。在所有的毒性药物诱导模型中，EV均可减少肾组织的病变，如减少肾小管细胞坏死碎片和肾小管玻璃管型的数量，以及减轻近端和远端肾小管细胞的坏死[22, 32]。

为了评估EV对缺血损伤的保护作用，研究人员在短暂性血流不足的大鼠体内静脉注射EV。而BM-MSC释放的EV被证实具有保护效果[33]。从胎儿组织中提取的MSC（如CB-MSC）[34]和不同作用机制的WJ-MSCs[35, 36]释放的EV均具有相同的积极作用。研究人员发现，体外注射CB-MSC脱落的EV，可通过大鼠肝细胞生长因子的诱导和人肝细胞生长因子的迁移加速肾小管上皮细胞的去分化和生长。相反，WJ-MSC释放的EVs被认为能够通过保护线粒体促进细胞增殖，减少细胞炎症和凋亡[35, 36]。此外，在肾缺血再灌注的小鼠模型中，在肾包膜下注射BM-MSC来源EV，可以主要通过抑制炎症反应而达到保护作用[37]。此外，研究人员还探索了肾MSC释放EV的作用[38]。Ranghino等证实，从肾小球中分离出来的MSC所分泌的EV可以恢复肾功能，并减少刺激肾小管细胞增殖的缺血损伤。在相同的模型中，使用具有祖细胞特征的小叶内CD133阳性的细胞群处理，有助于肾的恢复[39]。此外，低氧培养的小鼠肾MSC释放的EV在体外可刺激血管生成，在体内可改善肾周微血管的分布密度。

前文已述，MSC来源的EV可以促进AKI的恢复，有学者在此基础上做了进一步试验。仍是使用甘油诱导的SCID小鼠AKI模型，观察miRNA的下调能否阻断MSC所分泌的EV的治疗作用。该学者培养了间充质细胞，并敲除Drosha以改变miRNA的表达。Drosha敲除细胞产生的EV在数量、表面分子表达和肾小管上皮细胞内的内化作用与野生型细胞无差异，但是微囊泡miRNA的表达整体下调。静脉注射野生型MSC和其分泌的EV能诱导AKI小鼠肾脏形态和功能恢复，而Drosha敲除MSC无效。RNA序列分析表明，MSC细胞及其分泌的EV可以改善损伤后肾脏表达下调的基因，而Drosha敲除细胞分泌的EV则无此功能。基因分析显示AKI中下调基因与脂肪酸代谢相关，上调基因与炎症、基质受体相互作用和细胞黏附分子相关。这些改变在用野生型MSC和EV治疗后恢复，但在用Drosha敲除对应物治疗后没有恢复。所以，笔者得出结论：敲除间充质干细胞和EV中的miRNA显著降低了其在AKI中的再生潜能，提示miRNA在AKI后的修复中起着关键作用。

近年来干细胞移植已成为损伤组织更新、再生和修复研究的重点。来源于脂肪组织的干细胞群较其他干细胞系有独特的优势。首先，脂肪组织分布广泛，容易获取，对患者创伤小，患者易于接受；其次，干细胞群易于分离，增殖速度快，能够快速应用于治疗。Zhu等探讨了人脂肪源性间充质干细胞（human adipose-derived MSC，hAD-MSC）预防AKI-CKD转换的疗效，并阐明Sox9（肾脏发育中一种重要的转录因子）在此过程中所起的作用。笔者对C57BL/6小鼠进行单侧肾缺血/再灌注（I/R）手术，然后使用hAD-MSC治疗。结果发现，hAD-MSC治疗可以上调肾小管Sox9的表达，促进肾小管再生，减轻急性肾损伤，并减轻随后的肾纤维化。进一步试验显示，这些有益作用能被抑制hAD-MSC EV释放的药物所阻断。同样，Sox9抑制剂也能阻断这些保护作用。此外，笔者在体外试验进一步证实，hAD-MSC激活了肾小管Sox9，并通过EV的迁移阻止了TGF-β1诱导的肾小管上皮细胞向肌成纤维细胞的表型转化，但不能抑制TGF-β1诱导的成纤维细胞向肌成纤维细胞的转化。抑制hAD-MSC EV的释放或抑制肾小管上皮细胞中Sox9的表达可阻断抗纤维化作用。因此，hAD-MSC可以通过分泌EV激活肾小管上皮细胞Sox9，减轻AKI-CKD的转变[40]。

近年来有研究提示，联合褪黑素（melatonin，Mel）和MSC来源的EV治疗急性肝缺血损伤是一种很有前景的治疗方法，因此有肾病学者把这种治疗方法用在了大鼠肾脏缺血再灌注损伤（RIRI）中。雌性成年大鼠（$n=60$）平均分为对照组、假手术组、RIRI组（双侧肾动脉钳夹所致）、RIRI＋MSC组（1×10^6骨髓来源的MSC）、RIRI＋EV组（250μg无预处理的MSC分泌的EV）和RIRI＋Mel＋EV组（250μg Mel预处理的MSC分泌的EV）。在再灌注过程中，MSC或EV在双侧肾动脉各注射一次。结果显示，所有治疗（MSC、EV和Mel＋EV）后，RIRI均有显著改善，Mel＋EV组的改善效果最好，表现：①肾损伤组织病理学评分降低；②肾损伤标志物（血尿素氮和血肌酐）降低；③氧化应激状态（脂质过氧化产物丙二醛水平、HIF1α基因和NOX2蛋白）减轻；④提高抗氧化状态（HO1基因、SOD、CAT、GPX活性）；⑤减轻凋亡（caspase 3活性和mRNA，以及PARP 1、Bax基因）；⑥诱导抗凋亡作用（Bcl2基因）；⑦抑制炎症状态（降低MPO活性和ICAM1、IL1B、NFkB基因和增加IL10基因）；⑧促进再生（bFGF、HGF和SOX9蛋白）；⑨增强血管生成（VEGF基因）。这些数据表明，与未经预处理的MSC或其EV相比，经褪黑素预处理的MSC或EV治疗对肾IRI具有最佳的保护作用[41]。

综上所述，在所有加以研究的AKI模型中，从不同来源获得的MSC EV均显示出了强大的效应。其作用机制多种多样，包括促进细胞增殖和存活，抑制炎症、氧化应激及凋亡，促进血管新生等。

二、内皮前体细胞来源的EV与AKI

人内皮前体细胞（endothelial progenitor cell，EPC）是一群具有较强血管生成能力的祖细胞，在外周血中循环，表达多种血管表面标志物。从健康受试者体内分离的EPC释放的EV（EPC-EV）已作为促再生因子用于改善肾功能。特别是在IRI后立即注射EPC-EV可通过刺激肾小管上皮细胞增殖、减轻炎症和抑制凋亡起到保护作用[23]。此外，EPC-EV静脉内注射在抗-Thy1.1抗体大鼠模型（模拟人系膜增生性肾小球肾炎）中也取得了良好的保护效果。EPC-EV治疗可减少尿蛋白、肾小球系膜细胞损伤和炎性细胞浸润，改善肾功能[42]。EV也可从另一种来源的有促血管生成作用的内皮集落形成细胞（endothelial colony-forming cell，ECFC）中分离得到。ECFC来源于人脐带血，是具有很强的血管生成和增殖能力的内皮细胞前体。在IRI诱导的AKI模型中检测ECFC-EV对巨噬细胞浸润、氧化应激和肾小管坏死的抑制作用[43]。同一组研究还探索了EV产生保护作用的关键因素，发现EV携带的miR-486-5p转移到肾损伤组织，可以降低PTEN，激活AKT，从而减轻缺血损伤[44]。

三、肾小管上皮细胞来源的EV

缺血性肾损伤是一种复杂的综合征，多种细胞异常可导致炎症、细胞损伤和持续性局部缺血的加速循环，没有一种治疗方法能有效地解决缺血后的肾损害。肾小管上皮细胞缺血缺氧损伤是导致AKI的重要原因。AKI的主要病变是肾小管上皮细胞的坏死和凋亡，其损伤后的修复主要依靠残存肾小管上皮细胞的增殖及再分化，并以此来重建肾小管结构及功能的完整性。在几个大鼠肾衰竭模型中，输注正常成年大鼠肾细胞是一种成功的治疗方法。为何输注相对少量的供者细胞能获得持续益处？有学者提出了以下假设：这些肾细胞产生的EV起到了有效治疗作用。

有研究发现，在缺血再灌注性AKI模型中，肾小管内皮细胞可释放大量内含AFT3的EV，这些EV被邻近的受体细胞内吞后，AFT3可转录翻译成蛋白，上调促血管因子的表达，从而促进肾小管上皮细胞增殖，减少细胞凋亡，对缺血再灌注性AKI起到肾保护作用[45]。

Dominguez等试验人员建立了大鼠缺血再灌注模型，并在肾缺血后24小时和48小时静脉注射来源于成年大鼠肾小管上皮细胞产生的EV。实验结果表明，治疗组能显著改善缺血后大鼠的肾功能。此外，EV治疗能显著改善肾小管损伤、4-羟基纳米化合物形成、中性粒细胞浸润、纤维化和微血管减少。上述数据表明，肾小管上皮细胞来源的EV能有效减轻肾IRI[46]。

第四节 结语和展望

EV作为细胞间信号传递和物质转运的载体，发挥了广泛的生物学作用。AKI在临床具有发病率高、病死率高等特点，目前缺乏早期诊断生物学标志物，且尚无理想治疗方法。EV作为诊断AKI的新型生物学标志物，有广泛的应用前景及巨大的潜力。但上述研究仍有局限性，需大样本、多中心临床验证。

EV疗法作为一种新型无细胞治疗方法，为AKI的治疗提供了一种新思路。EV通过不同的机制作用于靶细胞，减少细胞凋亡、炎症和氧化应激反应，刺激受损肾的修复。但目前已发表研究均局限于动物实验，EV治疗AKI能否最终应用到临床，仍需肾病学者进一步努力。

（熊明霞 王星月）

参 考 文 献

［1］Bellomo R，Kellum JA，Ronco C. Acute kidney injury. Lancet，2012，380（9843）：756-766.

［2］Section 2：AKI Definition. Kidney international supplements，2012，2（1）：19-36.

［3］Coca SG，Singanamala S，Parikh CR. Chronic kidney disease after acute kidney injury：a systematic review and meta-analysis. Kidney International，2012，81（5）：442-448.

［4］Wiggins R，Glatfelter A，Kshirsagar B，et al. Lipid microvesicles and their association with proco-agulant activity in urine and glomeruli of rabbits with nephrotoxic nephritis. Laboratory Investigation，

1987，56（3）：264-272.

[5] Miranda KC，Bond DT，McKee M，et al. Nucleic acids within urinary exosomes/microvesicles are potential biomarkers for renal disease. Kidney international，2010，78（2）：191-199.

[6] Malek M，Nematbakhsh M. Renal ischemia/reperfusion injury；from pathophysiology to treatment. Journal of Renal Injury Prevention，2015，4（2）：20-27.

[7] Togel F，Hu Z，Weiss K，et al. Administered mesenchymal stem cells protect against ischemic acute renal failure through differentiation-independent mechanisms. American Journal of Physiology Renal Physiology，2005，289（1）：F31-42.

[8] Zhou H，Pisitkun T，Aponte A，et al. Exosomal Fetuin-A identified by proteomics：a novel urinary biomarker for detecting acute kidney injury. Kidney International，2006，70（10）：1847-1857.

[9] Zhou H，Cheruvanky A，Hu X，et al. Urinary exosomal transcription factors，a new class of biomarkers for renal disease. Kidney International，2008，74（5）：613-621.

[10] Asvapromtada S，Sonoda H，Kinouchi M，et al. Characterization of urinary exosomal release of aquaporin-1 and-2 after renal ischemia-reperfusion in rats. American Journal of Physiology Renal Physiology，2018，314（4）：F584-F601.

[11] Sonoda H，Lee BR，Park KH，et al. miRNA profiling of urinary exosomes to assess the progression of acute kidney injury. Scientific Reports，2019，9（1）：4692.

[12] du Cheyron D，Daubin C，Poggioli J，et al. Urinary measurement of Na^+/H^+ exchanger isoform 3（NHE3）protein as new marker of tubule injury in critically ill patients with ARF. American Journal of Kidney Diseases：the Official Journal of the National Kidney Foundation，2003，42（3）：497-506.

[13] Alvarez S，Suazo C，Boltansky A，et al. Urinary exosomes as a source of kidney dysfunction biomarker in renal transplantation. Transplantation Proceedings，2013，45（10）：3719-3723.

[14] Panich T，Chancharoenthana W，Somparn P，et al. Urinary exosomal activating transcriptional factor 3 as the early diagnostic biomarker for sepsis-induced acute kidney injury. BMC Nephrology，2017，18（1）：10.

[15] Yu B，Kim HW，Gong M，et al. Exosomes secreted from GATA-4 overexpressing mesenchymal stem cells serve as a reservoir of anti-apoptotic microRNAs for cardioprotection. International Journal of Cardiology，2015，182：349-360.

[16] Zhu YG，Feng XM，Abbott J，et al. Human mesenchymal stem cell microvesicles for treatment of Escherichia coli endotoxin-induced acute lung injury in mice. Stem Cells，2014，32（1）：116-125.

[17] Bianchi F，Sala E，Donadei C，et al. Potential advantages of acute kidney injury management by mesenchymal stem cells. World Journal of Stem Cells，2014，6（5）：644-650.

[18] Erpicum P，Detry O，Weekers L，et al. Mesenchymal stromal cell therapy in conditions of renal ischaemia/reperfusion. Nephrology，Dialysis，Transplantation：Official Publication of the European Dialysis and Transplant Association-European Renal Association，2014，29（8）：1487-1493.

[19] Camussi G，Deregibus MC，Tetta C. Paracrine/endocrine mechanism of stem cells on kidney repair：role of microvesicle-mediated transfer of genetic information. Current Opinion in Nephrology and Hypertension，2010，19（1）：7-12.

[20] Bruno S，Grange C，Deregibus MC，et al. Mesenchymal stem cell-derived microvesicles protect against acute tubular injury. Journal of the American Society of Nephrology：JASN，2009，20（5）：1053-1067.

[21] Bruno S，Grange C，Collino F，et al. Microvesicles derived from mesenchymal stem cells enhance

survival in a lethal model of acute kidney injury. PloS one, 2012, 7（3）: e33115.

[22] Reis LA, Borges FT, Simoes MJ, et al. Bone marrow-derived mesenchymal stem cells repaired but did not prevent gentamicin-induced acute kidney injury through paracrine effects in rats. PloS one, 2012, 7（9）: e44092.

[23] Cantaluppi V, Gatti S, Medica D, et al. Microvesicles derived from endothelial progenitor cells protect the kidney from ischemia-reperfusion injury by microRNA-dependent reprogramming of resident renal cells. Kidney international, 2012, 82（4）: 412-427.

[24] Collino F, Bruno S, Incarnato D, et al. AKI Recovery Induced by Mesenchymal Stromal Cell-Derived Extracellular Vesicles Carrying MicroRNAs. Journal of the American Society of Nephrology: JASN, 2015, 26（10）: 2349-2360.

[25] Motavaf M, Pakravan K, Babashah S, et al. Therapeutic application of mesenchymal stem cell-derived exosomes: A promising cell-free therapeutic strategy in regenerative medicine. Cellular and Molecular Biology, 2016, 62（7）: 74-79.

[26] Bruno S, Chiabotto G, Camussi G. Concise review: different mesenchymal stromal/stem cell populations reside in the adult kidney. Stem Cells Translational Medicine, 2014, 3（12）: 1451-1455.

[27] Bruno S, Collino F, Tetta C, et al. Dissecting paracrine effectors for mesenchymal stem cells. Advances in Biochemical Engineering/Biotechnology, 2013, 129: 137-152.

[28] Tian SF, Jiang ZZ, Liu YM, et al. Human urine-derived stem cells contribute to the repair of ischemic acute kidney injury in rats. Molecular Medicine Reports, 2017, 16（4）: 5541-5548.

[29] Herrera Sanchez MB, Bruno S, Grange C, et al. Human liver stem cells and derived extracellular vesicles improve recovery in a murine model of acute kidney injury. Stem Cell Research & Therapy, 2014, 5（6）: 124.

[30] Morigi M, Imberti B, Zoja C, et al. Mesenchymal stem cells are renotropic, helping to repair the kidney and improve function in acute renal failure. Journal of the American Society of Nephrology: JASN, 2004, 15（7）: 1794-1804.

[31] Morigi M, Introna M, Imberti B, et al. Human bone marrow mesenchymal stem cells accelerate recovery of acute renal injury and prolong survival in mice. Stem cells, 2008, 26（8）: 2075-2082.

[32] Zhou Y, Xu H, Xu W, et al. Exosomes released by human umbilical cord mesenchymal stem cells protect against cisplatin-induced renal oxidative stress and apoptosis in vivo and in vitro. Stem Cell Research & Therapy, 2013, 4（2）: 34.

[33] Gatti S, Bruno S, Deregibus MC, et al. Microvesicles derived from human adult mesenchymal stem cells protect against ischaemia-reperfusion-induced acute and chronic kidney injury. Nephrology, Dialysis, Transplantation: Official Publication of the European Dialysis and Transplant Association-European Renal Association, 2011, 26（5）: 1474-1483.

[34] Ju GQ, Cheng J, Zhong L, et al. Microvesicles derived from human umbilical cord mesenchymal stem cells facilitate tubular epithelial cell dedifferentiation and growth via hepatocyte growth factor induction. PloS one, 2015, 10（3）: e0121534.

[35] Zou X, Zhang G, Cheng Z, et al. Microvesicles derived from human Wharton's Jelly mesenchymal stromal cells ameliorate renal ischemia-reperfusion injury in rats by suppressing CX3CL1. Stem Cell Research & Therapy, 2014, 5（2）: 40.

[36] Gu D, Zou X, Ju G, et al. Mesenchymal Stromal Cells Derived Extracellular Vesicles Ameliorate Acute Renal Ischemia Reperfusion Injury by Inhibition of Mitochondrial Fission through miR-30. Stem Cells International, 2016, 2016: 2093940.

［37］Shen B，Liu J，Zhang F，et al．CCR2 Positive Exosome Released by Mesenchymal Stem Cells Suppresses Macrophage Functions and Alleviates Ischemia/Reperfusion-Induced Renal Injury．Stem Cells International，2016，2016：1240301．

［38］Ranghino A，Bruno S，Bussolati B，et al．The effects of glomerular and tubular renal progenitors and derived extracellular vesicles on recovery from acute kidney injury．Stem Cell Research & Therapy，2017，8（1）：24．

［39］Bussolati B，Camussi G．Renal injury：Early apoptotic extracellular vesicles in injury and repair．Nature reviews Nephrology，2017，13（9）：523-524．

［40］Zhu F，Chong Lee Shin OLS，Pei G，et al．Adipose-derived mesenchymal stem cells employed exosomes to attenuate AKI-CKD transition through tubular epithelial cell dependent Sox9 activation．Oncotarget，2017，8（41）：70707-70726．

［41］Alzahrani FA．Melatonin improves therapeutic potential of mesenchymal stem cells-derived exosomes against renal ischemia-reperfusion injury in rats．American Journal of Translational Research，2019，11（5）：2887-2907．

［42］Cantaluppi V，Medica D，Mannari C，et al．Endothelial progenitor cell-derived extracellular vesicles protect from complement-mediated mesangial injury in experimental anti-Thy1.1 glomerulonephritis．Nephrology，Dialysis，Transplantation：Official Publication of the European Dialysis and Transplant Association-European Renal Association，2015，30（3）：410-422．

［43］Burger D，Vinas JL，Akbari S，et al．Human endothelial colony-forming cells protect against acute kidney injury：role of exosomes．The American Journal of Pathology，2015，185（8）：2309-2323．

［44］Vinas JL，Burger D，Zimpelmann J，et al．Transfer of microRNA-486-5p from human endothelial colony forming cell-derived exosomes reduces ischemic kidney injury．Kidney International，2016，90（6）：1238-1250．

［45］Chen HH，Lai PF，Lan YF，et al．Exosomal ATF3 RNA attenuates pro-inflammatory gene MCP-1 transcription in renal ischemia-reperfusion．Journal of cellular physiology，2014，229（9）：1202-1211．

［46］Dominguez JH，Liu Y，Gao H，et al．Renal Tubular Cell-Derived Extracellular Vesicles Accelerate the Recovery of Established Renal Ischemia Reperfusion Injury．Journal of the American Society of Nephrology：JASN，2017，28（12）：3533-3544．

第六章

足细胞病与细胞外囊泡

第一节 引 言

足细胞是位于肾小球基底膜侧的脏层上皮细胞，与肾小球基底膜和毛细血管内皮细胞等一起构成了肾小球滤过屏障。因足细胞特殊的"伪足"样结构、终末分化的生物学特性，加之其在维持肾小球毛细血管袢的正常开放、缓解静水压的冲击力、合成肾小球基底膜基质，以及维护基底膜代谢平衡中起重要作用，足细胞损伤被认为是肾小球性蛋白尿发生的最重要机制，与多种肾小球疾病的发生发展关系密切[1, 2]。鉴于此，2002年，Pollak首次将足细胞结构和功能异常改变为主要特点的肾小球疾病命名为足细胞病（podocytopathy）[3]。由此可见，足细胞病是一系列足细胞结构功能异常疾病的统称，原发性足细胞病常以微小病变、局灶性节段性肾小球硬化及膜性肾病的表现形式而发病。而继发性足细胞病常见于感染相关性、药物相关性、金属类药物相关性、自身免疫性、肿瘤相关性、肾移植相关性膜性肾病。足细胞数目改变（数目减少或密度降低）、肾小球基底膜增厚和足突融合被认为是足细胞病的特征性改变，电镜下可表现为足突广泛融合、足细胞退行性病变；光镜下的肾小球病变则较为轻微，可存在轻度系膜增生、足细胞肿胀增生等，可伴有肾小管急性损伤，免疫病理无免疫复合物沉积。由此可见，目前，足细胞病的诊断仍然依赖于有创的组织病理活检。但事实上，足细胞病的发病机制十分复杂，可呈现出完全不同的临床表现和疾病转归，临床尚缺乏特异性的诊断及疗效评估指标[4]。

细胞外囊泡（EV）是一类由哺乳动物细胞分泌的、广泛分布于各类体液的纳米级囊性小泡，传递细胞间的重要信号分子、调节细胞的病理生理状态，进而参与多种疾病的发生发展过程。由于EV中携带很多能反映母细胞病理生理状态的蛋白质、脂质、mRNA、miRNA和DNA[5-8]，所以其在肾脏疾病中具有两方面的病理生理意义：一方面，EV作为肾固有细胞产生并排入尿液的囊泡小体，携带母细胞所特有的标记蛋白，能判断肾的受累部位；同时，EV的蛋白质和核酸也能反映母细胞的生化代谢及病理生理变化，甚至参与了疾病的致病过程，可以反映肾脏的损伤程度及预后，因此，EV检测在肾疾病的无创性生物诊断方面具有巨大的优势。另外一方面，EV作为细胞-细胞间、器官-器官间的生物信息传递介质，可通过传递生物活性媒介、激活细胞受体及表面生物活性分子等作用介导肾组织损伤。因此，以EV来源及其构成的检测，评估足细胞病的转归及损伤程度，不仅有助于人们进一步深入了解足细胞病的疾病过程，还可能为足细胞病的早期诊断、早期预防寻找新的有效方法和理论依据。本章将就此进行简要概述。

第二节　足细胞细胞外囊泡研究的生物学方法

一、足细胞细胞外囊泡的分子生物学特征

肾固有细胞均可产生EV，在受到致病因子刺激及应激时生成尤为明显[9]。疾病状态时，电子显微镜常可以在肾小球基底膜区域、肾小球基底膜与足细胞之间，以及肾小球尿囊腔内检测到球形EV的蓄积，提示可能有足细胞EV的形成[10, 11]。1994年，Pascual等使用电子显微镜在尿液中鉴定出100～200nm的囊泡，并证实囊泡中含有补体受体-1蛋白，与足细胞EV中的补体受体-1蛋白变化相一致[12]。此后，Knepper等对尿EV进行的蛋白质组学分析结果显示，尿EV中有足细胞标志蛋白podocin和podocalyxin的表达，也进一步提示了尿液中有部分EV是足细胞来源的[13]。此外，Lee等也在特发性肾病综合征患者的尿EV中检测到了其他足细胞标志蛋白如WT1、nephrin等分子的表达[14]。

但是，需要指出的是，虽然EV中含有足细胞标记分子的表达已经证实了肾及尿液中有足细胞来源EV的存在，但是足细胞EV的形成分泌调节机制仍然存在诸多未明之处。例如，Burger等的研究显示，高糖可导致足细胞EV的分泌数量增加5倍以上，Rho激酶的阻断剂fasudil可以抑制该效应，提示细胞骨架重构可能是EV形成分泌的一个重要因素。但是，同样作用于Rho激酶及细胞骨架重构的血管紧张素Ⅱ和TGF-β却并未导致足细胞的EV分泌增加，提示足细胞EV的形成和分泌可能存在多重调控，与原发病的病理生理机制密切相关，是体内足细胞病理生理状态的外在表现[15]。

二、尿液足细胞细胞外囊泡的标记与检测

EV的提取、检测及鉴定在本书的前面章节中已介绍，本节不再赘述。本节将基于对足细胞EV的分子生物学特征的了解，进一步强调足细胞EV的标记及检测。目前，足细胞EV的检测主要是在EV分选的基础上，进一步标记足细胞标记蛋白，然后进行流式细胞仪检测[11]。但是需要指出的是，EV包裹的足细胞标记蛋白是与疾病状态中足细胞的动态蛋白变化密切相关的。Garovic等的研究发现，在子痫患者的尿液中，按照podocin阳性和nephrin阳性分别筛选、提取EV，其结果存在非常大的差异；如果单独比较podocin阳性EV和nephrin阳性EV，子痫组与对照组之间均无显著差异，但是如果取podocin阳性EV/nephrin阳性EV的值，两组之间则存在显著差异，与肾组织活检中足细胞podocin和nephrin蛋白表达相一致[16, 17]。上述结果提示，足细胞EV的标记和检测尚无金标准，还需要进一步探索和完善。

第三节 细胞外囊泡与足细胞病

一、足细胞损伤与足细胞病

足细胞损伤可由非免疫机制（如有毒物质）或免疫机制（如炎症损伤）的直接损伤引起，其机制是足细胞对肾小球基底膜的附着受损（附着是由跨膜受体介导的，如通过整合素 A3B1 将细胞外肾小球基底膜蛋白连接到细胞骨架）。足细胞足突消失是足细胞损伤的典型组织学表现。足突消失是由肌动蛋白细胞骨架和神经元 Wiskott-Aldrich 综合征蛋白的变化引起的，该蛋白促进肌动蛋白成核，并且是稳定足细胞足突所必需的[18, 19]。肌动蛋白细胞骨架是环孢素的直接靶点，环孢素是一些蛋白尿性肾小球疾病的替代治疗方法之一，如膜性肾病[20]。足细胞的消失并不是一种肾小球疾病的特例，而是多种形式足细胞损伤的标志[21]。

持续性足细胞损伤可导致足细胞死亡或肾小球基底膜剥离，从而导致进行性的更加严重的肾小球损害[22, 23]。足细胞的持续损伤最终导致肾小球硬化和终末期肾衰竭[24]。有越来越多的证据显示糖尿病和非糖尿病肾小球疾病中足细胞发生了数量的改变。研究表明，随着足细胞数量的减少，尿蛋白增多[25-27]。足细胞的丢失可能是由于肥大、脱落、上皮向间充质的转变、细胞凋亡和增殖失败等机制引起的[28-30]。足细胞数量减少最终可导致肾小球硬化。足细胞的丢失将导致肾小球基底膜的裸露。而裸露的肾小球基底膜可以向外膨胀，与上皮细胞和鲍曼囊接触粘连。这被认为是 FSGS 发展的第一步。因为足细胞是终末分化的细胞而无法增殖，并且它们的再生能力有限，无法取代已经丢失的细胞[31]。

足细胞病可分为先天性、遗传性和后天性[32]。先天性因素包括足细胞结构蛋白的异常，如 Finnish 先天性肾病综合征[33]。大多数足细胞疾病是后天获得性的，可以通过免疫或非免疫因素介导。微小病变性疾病和膜性肾病通常被认为是免疫介导的足细胞疾病形式；非免疫原因包括感染，如 HIV 相关性肾病，导致特征性的塌陷性肾小球疾病，与 HIV 局部感染足细胞有关[34]。

二、尿液细胞外囊泡检测对于足细胞病分型及转归的诊断价值

足细胞 EV，作为分子标志物，用于足细胞病分型及转归的检测，主要有以下优势：①来源于足细胞，可以动态、无创、直观地反映疾病过程中的足细胞状态，用于疾病的动态观察和监测；②EV 检测所呈现的是正在进行的病理生理状态，有助于足细胞早期病变的识别和评估，可以在不可逆病变形成之前进行早期干预；③少量的尿液样本足以提取出可供稳定定量分析的 EV，并且 EV 在 4℃下可以稳定 24 小时，在 −80℃ 下可以稳定 12 个月，反复冻融五次，微囊泡内的内含物仍然可以检测到[35]。近期，在糖尿病肾病、肾血管性高血压、子痫、代谢综合征等疾病中均发现，尿液中足细胞来源的微囊泡检测可用于评估足细胞的损伤程度及预后[16, 36]。

尿液中足细胞来源的微囊泡检测评估内容十分丰富，包括囊泡数量的检测、miRNA检测、蛋白检测等。Burger等和Lytvyn等在各种糖尿病动物模型及糖尿病患者的尿液中证实，尿足细胞微囊泡的数量明显升高，而且其升高的敏感性要明显高于其他生物标志物（如尿蛋白、肾素）的变化，提示足细胞微囊泡的数量检测可作为糖尿病足细胞损伤的早期生物标志物[22]。研究发现，在肾血管性高血压患者中，微囊泡数量较原发性高血压患者明显升高，认为尿微囊泡的数量变化可能反映了高血压肾损伤时足细胞的损伤程度，尿液微囊泡数量的检测可为高血压肾损伤的病因分型提供可能的参考依据[37-39]。

除了囊泡的数量变化，囊泡内容物的分析也是评估足细胞损伤程度及预后的重要内容，在尿EV中检测到一些足细胞损伤的生物标志物，以及与足细胞病理生理状态密切相关的信号分子，如WT-1蛋白、α_1-抗胰蛋白酶、氨基肽酶N、血管素前体和血浆铜蓝蛋白等[40-43]。Zhou等在两种足细胞损伤动物模型和FSGS患者的尿液EV中检测到了WT-1蛋白，证明了尿液EV WT-1蛋白可作为一种无创、特异性的生物标志物，用于早期检测足细胞损伤、监测进展、预测转归[44]。Silvia等在多柔比星肾模型中运用高通量组学分析EV中的mRNA变化，发现尿液EV中的cystatin c mRNA明显增高，与肾组织切片染色中足细胞的cystatin c的蛋白表达趋势一致[45]。例如，由于尿成纤维细胞特异性蛋白1（FSP1）是评价足细胞新月体形成或细胞转分化的潜在标志物[46-48]。Morikawa等通过纯化肾炎患者的尿标本的EV、测定FSP1和可溶性CD163的水平，发现尿液中有部分FSP1是由足细胞直接分泌的，而其中FSP1的水平直接反映了肾小球损伤的活动性和持续性，与细胞新月体的形成密切相关[49]。在糖尿病肾病中，Lou等在健康对照组和2型糖尿病患者群中用单克隆抗体ad-1捕捉尿EV，再用酶联免疫吸附试验测定EV中结合型尿调节素和总尿调节素的表达变化，发现微量白蛋白尿组和大量尿蛋白组中，尿EV中的结合尿调节素水平均显著高于对照组。多元逐步线性回归分析显示，尿EV结合尿调节素是尿白蛋白/肌酐值升高的独立危险因素，提示尿EV结合的尿调节蛋白水平与糖尿病肾病的严重程度有关，尿液EV中的尿调节素可能是评估糖尿病足细胞损伤的一个特异性标志物，可用于评估及监测糖尿病足细胞损伤[50]。

如上所述，尿EV可以作为各种肾疾病足细胞损伤的生物标志物用于早期诊断和治疗，因其无创、动态、直观而具有非常广阔的前景和临床应用价值。但是，就现阶段而言，其敏感性、特异性、临床大规模运用的可操作性仍然需要进一步深入研究和评估。

三、细胞外囊泡介导细胞间交互对话参与足细胞病的机制研究

前文提到，EV作为细胞-细胞间、器官-器官间的生物信息传递介质，在离开原始细胞或组织后，EV到达其发挥作用的目标细胞。目标细胞通过识别EV，并接受EV内所含的信息，传递信号至下游。简单而言，EV可能通过两种机制介导细胞间信号：①通过受体与配体的相互作用，激活靶细胞受体与表面生物活性分子，导致级联反应的发生；②传递生物活性蛋白、脂质，以及靶细胞的基因物质（mRNA、miRNA甚至DNA）。

足细胞作为肾小球内重要的固有细胞，可受到循环细胞、系膜细胞、内皮细胞等分

泌的EV影响。Dylan等发现，循环中单核细胞及内皮细胞来源的EV对足细胞具有潜在的致病影响[51]。在体外，来源于单细胞和内皮细胞的EV可以诱导足细胞分泌趋化因子MCP-1和细胞因子IL-6，可能导致肾小球炎症；不仅如此，EV还可以导致足细胞中血管内皮生长因子分泌增加，在体内可能影响肾小球通透性。提示单细胞和内皮细胞来源的EV可能参与了肾小球肾炎中足细胞的功能障碍、与蛋白尿形成有关。除了循环细胞，多系统损伤时，EV也是器官-器官间交互对话的重要媒介。研究发现，1型糖尿病患者的胰腺B细胞可以释放负载更多自身抗原的EV，导致细胞活化和自身免疫反应增强，这些EV可能参与并介导了自身免疫反应的发生，促进了胰岛B细胞功能障碍，介导糖尿病的足细胞损伤或保护足细胞[5, 52]。除了损伤效应，也有研究表明，部分EV的部分媒介，可能也起到了一定保护作用。如内皮细胞EV中的miRNA-29a和NADPH氧化酶亚单位，能够在糖尿病肾病中维持细胞稳态、保护足细胞免受损伤[53, 54]。而且，尿液EV的媒介作用可以成为治疗的新靶点。Duan等将高表达mir-16-5p的人类尿源性干细胞EV，通过尾静脉注射到糖尿病大鼠体内，发现对糖尿病大鼠足细胞具有保护作用，可以减轻高糖诱导的足细胞损害，抑制VEGF-A的表达和减少细胞凋亡，为糖尿病肾病的治疗提供了新的思路[55]。

除了作为目标细胞，足细胞还可以作为母细胞，分泌EV影响肾其他细胞和组织结构的功能，参与疾病损伤过程[56, 57]。电子显微镜观察发现，在自发性肾小球疾病中，肾小球系膜增大、免疫球蛋白和C3沉积、超微结构大量电子致密物质和球状EV的聚积，以及系膜细胞成分和细胞外基质的增加。EV与受损的肾小球基底膜相关，提示EV可能参与引起了基底膜的电荷紊乱[9]。除了基底膜，足细胞来源的EV还可以影响其他肾固有细胞的病理生理状态。Mercedes等研究发现，足细胞来源的EV可以通过激活p38 MAPK和CD36而引起肾小管上皮细胞表型变化、参与肾间质纤维化。

本节探讨了足细胞EV的分子生物学特征、尿液足细胞EV的标记与检测、EV在足细胞病的分型及转归，以及发病机制中的作用。尿液中EV不仅可以作为鉴别足细胞病病程和性质的生物标志物，而且滤过肾小球基底膜屏障的EV，包裹的蛋白、mRNA和miRNA，通过远端转运可能对下游细胞功能产生潜在的影响，揭示了肾内信号转导的新机制[58]。检测尿液EV作为足细胞病的生物标志物也具有良好的临床应用前景，所需的样本少，且可以稳定储存，为临床检测提供了便利。然而尿EV作为生物标志物的应用仍然存在挑战，如标准的尿液收集和分离方法、如何完全去除TH蛋白、正确的EV储存方法等，仍需要制订标准化的检测流程。并且尿液中EV的提取依赖于两步差速离心，检测的技术相对复杂且昂贵，也限制了EV检测的广泛应用。亟待更多深入的研究，揭示EV在足细胞病发生发展中的作用，以及创新EV的提取方法，以便于更加广泛的临床应用。

（方　丽　袁　琦）

参 考 文 献

[1] Johnstone DB, Holzman LB. Clinical impact of research on the podocyte slit diaphragm. Nat Clin Pract Nephrol, 2006, 2 (5): 271-282.

［2］Smoyer WE，Mundel P. Regulation of podocyte structure during the development of nephrotic syndrome. J Mol Med（Berl），1998，76（3-4）：172-183.

［3］Pollak MR. Inherited podocytopathies：FSGS and nephrotic syndrome from a genetic viewpoint. J Am Soc Nephrol，2002，13（12）：3016-3023.

［4］Michaud JL，Kennedy CR. The podocyte in health and disease：insights from the mouse. Clin Sci（Lond），2007，112（6）：325-335.

［5］Barutta F，Tricarico M，Corbelli A，et al. Urinary exosomal microRNAs in incipient diabetic nephropathy. PLoS One，2013，8（11）：e73798.

［6］Nakamura Y，Takagi M，Yoshihashi H，et al. A case with neonatal hyperinsulinemic hypoglycemia：It is a characteristic complication of Sotos syndrome. Am J Med Genet A，2015，167A（5）：1171-1174.

［7］Lin KC，Yip HK，Shao PL，et al. Combination of adipose-derived mesenchymal stem cells（ADMSC）and ADMSC-derived exosomes for protecting kidney from acute ischemia-reperfusion injury. Int J Cardiol，2016，216：173-185.

［8］Joy AP，Ayre DC，Chute IC，et al. Proteome profiling of extracellular vesicles captured with the affinity peptide Vn96：comparison of Laemmli and TRIzol（c）protein-extraction methods. J Extracell Vesicles，2018，7（1）：1438727.

［9］Shirota K，Tanaka H，Sugimoto J，et al. Alteration of anionic sites in renal glomerular basement membrane of pigs. J Vet Med Sci，1997，59（10）：857-862.

［10］Davis JS，Lie JT. Extracellular glomerular microparticles in nephrotic syndrome of heroin users. Arch Pathol，1975，99（5）：278-282.

［11］Hogan MC，Johnson KL，Zenka RM，et al. Subfractionation，characterization，and in-depth proteomic analysis of glomerular membrane vesicles in human urine. Kidney Int，2014，85（5）：1225-1237.

［12］Pascual M，Steiger G，Sadallah S，et al. Identification of membrane-bound CR1（CD35）in human urine：evidence for its release by glomerular podocytes. J Exp Med，1994，179（3）：889-899.

［13］Pisitkun T，Shen RF，Knepper MA. Identification and proteomic profiling of exosomes in human urine. Proc Natl Acad Sci U S A，2004，101（36）：13368-13373.

［14］Lee H，Han KH，Lee SE，et al. Urinary exosomal WT1 in childhood nephrotic syndrome. Pediatr Nephrol，2012，27（2）：317-320.

［15］Burger D，Thibodeau JF，Holterman CE，et al. Urinary podocyte microparticles identify prealbuminuric diabetic glomerular injury. J Am Soc Nephrol，2014，25（7）：1401-1407.

［16］Garovic VD，Wagner SJ，Petrovic LM，et al. Glomerular expression of nephrin and synaptopodin，but not podocin，is decreased in kidney sections from women with preeclampsia. Nephrol Dial Transplant，2007，22（4）：1136-1143.

［17］Gilani SI，Anderson UD，Jayachandran M，et al. Urinary Extracellular Vesicles of Podocyte Origin and Renal Injury in Preeclampsia. J Am Soc Nephrol，2017，28（11）：3363-3372.

［18］Jefferson JA，Shankland SJ，Pichler RH. Proteinuria in diabetic kidney disease：a mechanistic viewpoint. Kidney Int，2008，74（1）：22-36.

［19］Faul C，Asanuma K，Yanagida-Asanuma E，et al. Actin up：regulation of podocyte structure and function by components of the actin cytoskeleton. Trends Cell Biol，2007，17（9）：428-437.

［20］Schell C，Baumhakl L，Salou S，et al. N-wasp is required for stabilization of podocyte foot processes. J Am Soc Nephrol，2013，24（5）：713-721.

［21］Lytvyn Y，Xiao F，Kennedy CR，et al. Assessment of urinary microparticles in normotensive patients with type 1 diabetes. Diabetologia，2017，60（3）：581-584.

［22］Kriz W，Gretz N，Lemley KV. Progression of glomerular diseases：is the podocyte the culprit? Kidney Int，1998，54（3）：687-697.

［23］Mundel P，Shankland SJ. Podocyte biology and response to injury. J Am Soc Nephrol，2002，13（12）：3005-3015.

［24］Kriz W，LeHir M. Pathways to nephron loss starting from glomerular diseases-insights from animal models. Kidney Int，2005，67（2）：404-419.

［25］Pagtalunan ME，Miller PL，Jumping-Eagle S，et al. Podocyte loss and progressive glomerular injury in type II diabetes. J Clin Invest，1997，99（2）：342-348.

［26］Steffes MW，Schmidt D，McCrery R，et al. Glomerular cell number in normal subjects and in type 1 diabetic patients. Kidney Int，2001，59（6）：2104-2113.

［27］Kodama F，Asanuma K，Takagi M，et al. Translocation of dendrin to the podocyte nucleus in acute glomerular injury in patients with IgA nephropathy. Nephrol Dial Transplant，2013，28（7）：1762-1772.

［28］Yamaguchi Y，Iwano M，Suzuki D，et al. Epithelial-mesenchymal transition as a potential explanation for podocyte depletion in diabetic nephropathy. Am J Kidney Dis，2009，54（4）：653-664.

［29］Reidy K，Susztak K. Epithelial-mesenchymal transition and podocyte loss in diabetic kidney disease. Am J Kidney Dis，2009，54（4）：590-593.

［30］Miyauchi M，Toyoda M，Kobayashi K，et al. Hypertrophy and loss of podocytes in diabetic nephropathy. Intern Med，2009，48（18）：1615-1620.

［31］Kriz W. Progressive renal failure--inability of podocytes to replicate and the consequences for development of glomerulosclerosis. Nephrol Dial Transplant，1996，11（9）：1738-1742.

［32］Shankland SJ. The podocyte's response to injury：role in proteinuria and glomerulosclerosis. Kidney Int，2006，69（12）：2131-2147.

［33］Kestila M，Lenkkeri U，Mannikko M，et al. Positionally cloned gene for a novel glomerular protein--nephrin--is mutated in congenital nephrotic syndrome. Mol Cell，1998，1（4）：575-582.

［34］Ross MJ，Klotman PE. Recent progress in HIV-associated nephropathy. J Am Soc Nephrol，2002，13（12）：2997-3004.

［35］Lv LL，Cao Y，Liu D，et al. Isolation and quantification of microRNAs from urinary exosomes/microvesicles for biomarker discovery. Int J Biol Sci，2013，9（10）：1021-1031.

［36］Garovic VD，Wagner SJ，Turner ST，et al. Urinary podocyte excretion as a marker for preeclampsia. Am J Obstet Gynecol，2007，196（4）：320 e1-7.

［37］Lerman LO，Taler SJ，Textor SC，et al. Computed tomography-derived intrarenal blood flow in renovascular and essential hypertension. Kidney Int，1996，49（3）：846-854.

［38］Gloviczki ML，Lerman LO，Textor SC. Blood oxygen level-dependent（BOLD）MRI in renovascular hypertension. Curr Hypertens Rep，2011，13（5）：370-377.

［39］Kwon SH，Woollard JR，Saad A，et al. Elevated urinary podocyte-derived extracellular microvesicles in renovascular hypertensive patients. Nephrol Dial Transplant，2017，32（5）：800-807.

［40］Zhou H，Kajiyama H，Tsuji T，et al. Urinary exosomal Wilms' tumor-1 as a potential biomarker for podocyte injury. Am J Physiol Renal Physiol，2013，305（4）：F553-559.

［41］Abe H，Sakurai A，Ono H，et al. Urinary Exosomal mRNA of WT1 as Diagnostic and Prognostic Biomarker for Diabetic Nephropathy. J Med Invest，2018，65（3.4）：208-215.

[42] Lv LL, Cao YH, Pan MM, et al. CD2AP mRNA in urinary exosome as biomarker of kidney disease. Clin Chim Acta, 2014, 428: 26-31.

[43] Ichii O, Otsuka-Kanazawa S, Horino T, et al. Decreased miR-26a expression correlates with the progression of podocyte injury in autoimmune glomerulonephritis. PLoS One, 2014, 9 (10): e110383.

[44] Zhou H, Cheruvanky A, Hu X, et al. Urinary exosomal transcription factors, a new class of biomarkers for renal disease. Kidney Int, 2008, 74 (5): 613-621.

[45] Mirkovic K, Doorenbos CR, Dam WA, et al. Urinary vitamin D binding protein: a potential novel marker of renal interstitial inflammation and fibrosis. PLoS One, 2013, 8 (2): e55887.

[46] Strutz F, Okada H, Lo CW, et al. Identification and characterization of a fibroblast marker: FSP1. J Cell Biol, 1995, 130 (2): 393-405.

[47] Iwano M, Plieth D, Danoff TM, et al. Evidence that fibroblasts derive from epithelium during tissue fibrosis. J Clin Invest, 2002, 110 (3): 341-350.

[48] Morikawa Y, Takahashi N, Kamiyama K, et al. Elevated Levels of Urinary Extracellular Vesicle Fibroblast-Specific Protein 1 in Patients with Active Crescentic Glomerulonephritis. Nephron, 2019, 141 (3): 177-187.

[49] Iwano M, Yamaguchi Y, Iwamoto T, et al. Urinary FSP1 is a biomarker of crescentic GN. J Am Soc Nephrol, 2012, 23 (2): 209-214.

[50] Lou NJ, Ni YH, Jia HY, et al. Urinary Microvesicle-Bound Uromodulin: A Potential Molecular Biomarker in Diabetic Kidney Disease. J Diabetes Res, 2017, 2017: 3918681.

[51] Eyre J, Burton JO, Saleem MA, et al. Monocyte-and endothelial-derived microparticles induce an inflammatory phenotype in human podocytes. Nephron Exp Nephrol, 2011, 119 (3): e58-66.

[52] Cianciaruso C, Phelps EA, Pasquier M, et al. Primary Human and Rat β-Cells Release the Intracellular Autoantigens GAD65, IA-2, and Proinsulin in Exosomes Together With Cytokine-Induced Enhancers of Immunity. Diabetes, 2017, 66 (2): 460-473.

[53] Lin CL, Lee PH, Hsu YC, et al. MicroRNA-29a promotion of nephrin acetylation ameliorates hyperglycemia-induced podocyte dysfunction. J Am Soc Nephrol, 2014, 25 (8): 1698-1709.

[54] Burger D, Turner M, Munkonda MN, et al. Endothelial Microparticle-Derived Reactive Oxygen Species: Role in Endothelial Signaling and Vascular Function. Oxid Med Cell Longev, 2016, 2016: 5047954.

[55] Duan YR, Chen BP, Chen F, et al. Exosomal microRNA-16-5p from human urine-derived stem cells ameliorates diabetic nephropathy through protection of podocyte. J Cell Mol Med, 2019.10.01. DOI 10.1111/jcmm.14558.

[56] Spanu S, van Roeyen CR, Denecke B, et al. Urinary exosomes: a novel means to non-invasively assess changes in renal gene and protein expression. PLoS One, 2014, 9 (10): e109631.

[57] Wu X, Gao Y, Xu L, et al. Exosomes from high glucose-treated glomerular endothelial cells trigger the epithelial-mesenchymal transition and dysfunction of podocytes. Sci Rep, 2017, 7 (1): 9371.

[58] Miranda KC, Bond DT, McKee M, et al. Nucleic acids within urinary exosomes/microvesicles are potential biomarkers for renal disease. Kidney Int, 2010, 78 (2): 191-199.

第七章

肾小管间质纤维化与细胞外囊泡

第一节 引 言

慢性肾脏病（CKD）已成为威胁人类健康的全球性公共卫生难题。无论何种病因导致的 CKD 在肾损伤到一定程度后其残余肾功能均呈现相同的变化，即不可逆地、进行性衰竭直至最终进展为尿毒症。以肾小球硬化和肾小管间质纤维化为特征的肾纤维化是肾衰竭的病理基础。其中，肾小管及间质占肾体积的 90% 以上，在保持机体正常肾功能中有着重要的作用。临床和动物实验均已证实，肾小管间质的纤维化程度与 CKD 的进行性肾衰竭密切相关，即是决定 CKD 患者肾功能进行性衰竭的关键因素。发展新型延缓 CKD 肾纤维化进展的治疗措施亦具有重大的意义。多项研究表明细胞外囊泡（EV）可能是炎症、免疫抑制或生长和再生的介质。在肾中，它们可能来自血细胞、内皮细胞、足细胞，肾小管上皮细胞或成纤维细胞，可在血液和尿液中检测，并作为肾纤维化的诊断和治疗的靶点。下文描述了 EV 在各种肾纤维化疾病中的作用。

第二节 细胞外囊泡在肾间质纤维化发病机制中的作用

一、影响肾纤维化进程中EV释放的因素

（一）缺氧环境

事实上，从氧利用率的角度来看肾是低效的。肾动脉和静脉血管之间的氧分流使肾组织中氧分压相对较低，在肾髓质约为10mmHg，肾皮质平均氧分压（PO_2）约30mmHg，并随着肾灌注下降而显著降低。近曲小管上皮细胞依赖线粒体的氧化磷酸化，因此其对缺氧损伤更敏感。在CKD，肾小球病变引起肾小管管周毛细血管血流量下降，引起小管上皮细胞缺氧；肾间质纤维化造成肾小管毛细血管和肾小管细胞间的距离增加，影响氧气的扩散从而引起肾小管上皮细胞的缺氧，同样缺氧也可以诱导促纤维化的改变，进一步加重缺氧；残余肾小管上皮细胞对氧的需求增加，以及肾小球的高灌注增加了肾小管耗氧量，共同促使肾小管上皮细胞处于缺氧状态。

缺氧环境中，缺氧诱导因子（HIF1）介导了肾小管上皮细胞分泌EV增多；缺氧状态下小管上皮细胞分泌的EV携带miRNA[1, 2]，TGF-β[3]和参与维持细胞结构和形态的蛋白质[2]。缺氧还可以刺激间充质干细胞[4]、内皮细胞[5]分泌EV。

（二）高糖刺激

糖尿病肾病是糖尿病最严重的慢性并发症之一。世界范围内，糖尿病肾病已成为引起CKD的首要病因。高糖可以刺激肾小球内皮细胞分泌EV，从而激活肾小球系膜细胞促进肾间质纤维化[6]；也可以刺激肾小球内皮细胞发生内皮细胞间充质转分化并分泌EV，促进足细胞间充质转分化，导致功能障碍[7]。高糖还可以直接刺激系膜细胞分泌EV，分泌的EV作用于足细胞[8]，也可以刺激巨噬细胞分泌EV激活系膜细胞[9]。在高糖环境中，肾小管上皮细胞能分泌含有miRNA的EV促进巨噬细胞活化[10]。

（三）蛋白尿

尿白蛋白排泄异常不仅是CKD进展的一个特征，也是一个预测CKD预后的独立指标。过量的白蛋白直接作用于肾近端小管上皮细胞，不仅导致肾小管上皮细胞的损伤，还可诱导肾小管释放趋化因子，促进炎症细胞特别是巨噬细胞的迁移。在蛋白尿肾病的发病过程中，白蛋白可以刺激肾小管上皮细胞分泌包括趋化因子2（CCL2）mRNA或miR-199a-5p的EV，并传递和激活间质巨噬细胞，促进炎症反应[10, 11]。

（四）其他

在慢性肾间质纤维化进程中还有其他影响EV释放的因素，如肾素-血管紧张素-醛固酮系统（RRAS）、血管升压素和尿毒症毒素。RAAS改变尿EV蛋白的表达[12]；血管升压素激活肾集合管主细胞中的V2受体，刺激EV发生内吞[13]；尿毒症毒素（如硫酸吲哚酯和对甲酰基硫酸盐）直接诱导EV的释放[14]。

二、EV对肾细胞的作用

肾纤维化的进程中，肾小管发生萎缩坏死、大量炎性细胞浸润并释放炎性细胞因子、成纤维细胞激活等过程最终导致细胞外基质沉积和肾间质纤维化。其中EV介导了各类细胞之间的相互作用，并参与了肾间质纤维化的进展。

（一）EV在募集炎性细胞中的作用

EV介导炎性细胞在肾间质的聚集是肾间质纤维化的重要机制。既往研究证实，来自单核细胞和内皮细胞的EV能诱导单核细胞趋化因子1（MCP1）和细胞因子IL-6的分泌，导致肾小球炎症反应；单核细胞分泌的EV还能促进足细胞分泌血管内皮生长因子（VEGF）进而影响肾小球的通透性[15]；白蛋白刺激肾小管上皮细胞分泌的含有趋化因子2（CCL2）的EV可以传递到间质巨噬细胞，诱导巨噬细胞活化并以自分泌的方式募集其他髓系细胞[11]。同样，缺氧诱导肾小管上皮细胞产生了含有miR-23a的EV，EV转移到间质巨噬细胞中，引起促炎反应[1]。

此外，目前认为血管炎症也是肾间质纤维化的一个常见原因，如抗中性粒细胞胞质抗体（ANCA）血管炎表现为肾小球急性坏死性血管炎，ANCA可促进中性粒细胞EV的释放，EV表达多种标志物包括ANCA自身抗原蛋白酶3和髓过氧化物酶，它们还可以通过CD 18与内皮细胞结合，增加内皮间黏附分子1的表达、促进内皮活性氧的产生、释放细胞因子IL-6和IL-8和促进产生凝血酶，促进炎症反应[16]。

（二）EV激活成纤维细胞

研究证实，EV可以激活成纤维细胞。在缺氧状态下，受损的肾小管上皮细胞分泌含有TGF-β1的EV释放到间质，刺激邻近的成纤维细胞，引起成纤维细胞增殖并激活表达α-平滑肌肌动蛋白（α-smooth muscle actin，α-SMA）和Ⅰ型胶原[3]。

（三）EV作用于小管上皮细胞

近端小管是急性肾损伤（AKI）的主要靶细胞，部分原因是其易受氧含量的影响。近端小管细胞具有丰富的线粒体，以支持该部分重新吸收60%以上的过滤水和电解质所需的能量。此外，近端小管的最内层，即S3段，由独特的反流血管供应，氧张力相对较低。因此，如果血液供应中断或血压下降，将出现氧气供应和需求不匹配的情况。虽然AKI通常随肾功能恢复而消失，但越来越多的人认识到，如果严重或重复AKI可导致肾间质纤维化和CKD。此外，近端小管有多种转运体，使近端小管易受毒素（如铅、马兜铃酸）或滤过的蛋白质（肾小球肾病）的慢性损伤。损伤的近端小管可通过分泌细胞因子对周围的间质如血管系统、炎症系统和间质成纤维细胞有旁分泌作用。长期以来，近端小管一直被认为是损伤的靶点，但新的证据表明，近端小管在肾间质纤维化的发生发展中也起着重要的作用。

损伤肾小管上皮细胞可通过释放EV影响邻近正常小管细胞，间质细胞也可以分泌EV作用于肾小管上皮细胞，导致肾纤维化的恶性循环。TGF-β1刺激肾小管细胞分泌包裹miR-21的EV，并传递给正常细胞，导致随后的纤维化[17]。高糖环境刺激肾小管上皮细胞分泌含有miR-192的EV，作用于正常的肾小管细胞促进纤维化的发生[18]。激活的成纤维细胞分泌含有miR-34a的EV通过断裂的肾小管基底膜作用于肾小管上皮细胞，引起肾小管上皮细胞发生凋亡坏死[19]。血管内皮细胞分泌的EV可以诱导小管上皮细胞缺氧诱导因子的表达[20]。

（四）EV作用于其他细胞

高糖处理的肾小球内皮细胞的EV可以诱导足细胞间充质转分化，肾小球系膜细胞在高糖刺激下分泌的EV可以进一步引起足细胞凋亡，抑制足细胞的细胞黏附膜蛋白和WT1的表达，造成足细胞损伤；糖尿病患者血中血小板EV增加可诱导活性氧生成，降低一氧化氮水平，抑制内皮型一氧化氮合酶和超氧化物歧化酶的活性，进而增加肾小球内皮屏障通透性，降低内皮厚度。最终导致肾小球内皮功能和结构损伤、通透性增加、尿白蛋白漏出和糖尿病肾病的进展[21]。

三、EV促纤维化的分子机制

肾间质纤维化的分子机制非常复杂。各种肾疾病通过复杂的信号通路发展成肾纤维化。然而，EVs直接参与肾纤维化的信号通路是非常罕见的。此外，近年来，miRNA一直是热门的研究课题，并被证明与肾纤维化有关。许多研究表明，EV中的miRNA可以直接或间接地促进肾纤维化。

（一）EV对肾纤维化转化生长因子-β信号通路的影响

大量的证据表明，TGF-β/Smad在肾纤维化中起重要作用，并被认为是主要的纤维化因子。最近的实验证明，肾小球内皮细胞EV中的TGF-β1 mRNA可以介导肾小球系膜细胞的活化[6]。研究人员发现，高糖处理后肾小球内皮细胞分泌的EV可以引起肾小球系膜细胞Smad3磷酸化的增加。表明EV诱导的肾小球系膜细胞的激活依赖于TGF-β1/Smad信号通路。而且，系膜细胞表型的改变导致成纤维细胞的增殖和活化，导致肾纤维化[22]。在缺氧条件下，损伤的小管上皮细胞释放的EV可以将TGF-β1 mRNA转移到成纤维细胞，合成TGF-β1蛋白，启动自分泌信号通路，最终导致成纤维细胞增殖和活化[3]。

高糖环境可诱导TGF-β1增加，而TGF-β1则通过Smad途径增加系膜细胞和血管平滑肌细胞中mir-145的表达，进而导致EV中miR-145的表达增加[23]。既往研究表明，miR-145可促进血管肌细胞表型从增殖到收缩的变化。因此，EV中增加的miR-145通过TGF-β信号途径促进系膜细胞肥大和细胞骨架的重塑[23-25]。因此，EV介导的TGF-β信号通路是其引起肾纤维化的重要机制。

（二）EV对其他信号途径的影响

近年来，wnt/β-catenin信号通路在肾纤维化疾病的发病机制的研究中取得了显著进展。最近的研究也证实，典型的WNT/β-catenin信号通路参与高糖诱导内皮细胞分泌的EV对足细胞间充质转分化的作用[7]；此外，近端小管上皮细胞的微囊泡的异质群呈极性依赖性分泌，分泌的WNT蛋白因细胞极性不同而被包装成不同的囊泡群[26]。目前，通过EV介导WNT/β-catenin信号通路的肾纤维化的证据是有限的，但其是一个有价值的研究方向。

AKT信号通路在EV介导的肾纤维化领域得到研究人员的特别关注。缺氧诱导的小管上皮细胞-间充质转分化（EMT）和肾间质纤维化与PI$_3$K/AKT信号的激活密切相关，并且AKI信号还参与了肾纤维化过程中足细胞的损伤。研究发现，高糖诱导肾小球系膜细胞分泌的EV可以通过TGF-β激活足细胞PI$_3$K/AKT信号[27]。此外，最近的研究表明，肾小管细胞分泌的EV中miRNA-21水平升高，激活了PTEN/AKT信号通路，加重了肾间质纤维化[17, 28]。然而，EV与上述信号通路在肾纤维化分子机制中的确切功能和关系仍有待探索。

（三）EV中的miRNA在肾纤维化中的作用

成熟的miRNA是一种单链RNA，有18～25个碱基，其序列在动物中高度保守。miRNA通过与mRNA结合，作为转录后调节因子，其主要功能包括参与其靶mRNA的降解。最近的研究显示，在人类CKD的进展过程中，通过使用基因芯片和小RNA测序等高通量筛选技术，肾中miRNA的表达发生了变化。特别是在肾小球和肾小管间质中，miRNA似乎与肾的发病密切相关。EV中含有miRNA被证明参与了肾纤维化疾病的发生发展。

在肾脏microRNA研究领域中，miR-21是研究最为深刻的miRNA。在肾小球硬化或单侧输尿管结扎（unilateral ureteral obstruction，UUO）术后的小鼠肾组织，以及人IgA肾病或糖尿病肾病的肾组织发现miR-21表达增加。尤其在肾小球细胞、间质纤维化的区域和萎缩的小管中，miR-21表达增加。miR-21调控的靶基因包括*P53*、*PDCD4*、*SMAD7*、*TGFBR2*、*TIMP3*、*CDC25A*、*CDK6*、*ERK/MAPK*、*PTEN*、*PPARA*、*MPV17L*、*DDAH1*和*RECK*。以往的研究表明，miR-21介导的EV在肾小管上皮细胞中的转运促进了肾纤维化的进展。此外，UUO小鼠尿中分离出的EV中，miR-21水平明显高于对照组，而UUO小鼠的无MV尿中却很难检测到miR-21，因此，受损小管细胞中的miR-21被包裹入EV中传递给正常细胞，导致肾进一步纤维化[17]。

还有其他miRNA参与了EV介导的肾纤维化，如miR-192、miR-320、miR-34等。研究表明，高糖处理的小管上皮细胞产生的含有miR-192的EV可导致肾纤维化[18]。联合分析尿EV来源的miR-192和TGF-β1的表达水平，为早期糖尿病肾病的研究提供了新的思路[29]。此外，研究人员还发现，在2型糖尿病肾病患者尿EV中，miR-320C的表达增加，miR-320C通过靶向凝血酶反应素1（TSP1）影响TGF-β1信号参与肾纤维化[30]。因此，EV中miR-320C的升高可促进肾纤维化的发生。此外，在2型糖尿病肾病的尿EV中，miR-34a表达上调，一些研究表明，miR-34a通过靶向生长抑制特异性基因1（Gas1）调节系膜增殖和肾小球肥大[31]。内质网应激和EMT在肾小管间质纤维化中起关键作用[32]。白蛋白可以刺激人肾小管上皮细胞（HK-2）分泌的EV中miR-4756的增加，miR-4756可通过促进EMT和内质网应激诱导人肾小管上皮细胞（HK-2）细胞损伤[33]。

第三节 细胞外囊泡在肾纤维化疾病中的临床应用

鉴于遗传信息传递的自然特征，目前正在研究是否可将EV用于治疗。EV的产生因病情而异，被认为是新的疾病的生物标志物。尿EV易于收集并反映肾的病理生理状态，它们可能会在未来取代肾活检。干细胞产生的EV在某些条件下可以自然地介导组织的再生。最近的证据表明，EV可以作为药物载体治疗CKD。因此，EV作为一种有效的遗传信息传递剂应运而生，它参与一系列生物过程，具有治疗潜力。

一、EV作为肾纤维化的潜在生物标志物

EV被发现是一种新的、非侵入性的标志物，有望成为包括疾病进展和可能的治疗效果的监测指标。最近研究发现，EV中所含的RNA和蛋白质不仅反映了母细胞的生物学信息，还反映了其生理和病理状态，与肾纤维化的发生和发展有关。

一项临床研究中，观察到CKD患者尿EV的足细胞标志物CD2相关蛋白（CD2AP）的mRNA水平降低。重要的是，这种下调与肾功能、尿蛋白水平和肾纤维化的严重程度有关。进一步的研究分析了CKD患者尿EV中的miRNA表达谱，结果显示，CKD患者尿EV中miR-29和miR-200较对照组明显降低，且与肾功能下降和肾小管间质纤维化程度相关[34]。此外，作为炎症标志物的骨保护素在CKD患者的尿EV中增加。上述数据

提示EV可以反映CKD患者肾纤维化及肾微环境中的炎症状态[35]。

在梗阻性肾病中，尿EV有助于评估发生肾功能不全的风险。梗阻性肾病患者与对照组相比，尿EV中含有更高水平的TGF-β1和细胞黏附分子，此外，尿EV中促纤维化因子TGF-β1水平与肾小球滤过率有关[36]。

在终末期肾病（ESRD）中，循环中的EV（内皮微粒，EMP）可损害内皮依赖性血管舒张功能，可能与内皮型一氧化氮释放和内皮功能的下降有关[37]。一项涉及81例血液透析患者的前瞻性研究表明，EMP可预测ESRD血液透析患者的全因死亡率和心血管死亡率[38]。如果得到证实，将有助于确定哪些患者需要更积极或更密集的治疗。其他研究报告中，内皮细胞产生的循环EV水平可能与血液透析患者的动脉硬化有关[39]。此外，实验结果表明，增加的血清EMP可能是一种可靠的预测ESRD患者预后的指标。

糖尿病肾病是引起CKD的最常见的病因，20%～40%的糖尿病患者最终发展为糖尿病肾病。目前，EV在糖尿病肾病诊断中的作用已经得到了广泛的研究。EV中的miRNA最常用于早期糖尿病肾病的诊断。据报道，1型糖尿病肾病患者尿EV中miRNA水平发生了改变，而尿EV中miR-145水平可能成为一种新的候选标志物[23]。研究还表明，尿EV中的miR-192可用于早期诊断糖尿病肾病[40]。在2型糖尿病肾病患者中，尿EV中的miR-15b、miR-34a和miR-636表达上调[41]。也有实验表明，上调的尿EV的miR-320 C是2型糖尿病肾病疾病进展的新的潜在标志物[30]。此外，重度肾损伤或有重度肾小球硬化糖尿病大鼠的miR-215和miR-494水平与仅有轻度病理改变的糖尿病大鼠相比有显著差异[42]。

除了miRNA，糖尿病肾病尿EV中WT1的水平反映了糖尿病肾病患者的潜在损伤[43]。此外，尿EV中WT1 mRNA水平反映了糖尿病肾小球的损伤，并可预测糖尿病肾病患者未来几年eGFR的下降[44]。此外，研究表明，尿液中足细胞来源的EV是糖尿病足细胞/肾小球损伤的早期敏感标志物[45]。

多囊肾（PKD）、狼疮性肾炎（LN）和IgA肾病也是造成CKD肾间质纤维化的重要病因。尿EV中PC1（多囊蛋白-1）/TMEM2（胞膜蛋白2）或PC2/TMEM2可用于PKD的诊断和检测[46]。有研究显示，PKD患者与正常人的尿EV中G蛋白信号激活因子（AGS3）的表达有显著差异，因此认为，尿EV中AGS3被认为是PKD的生物标志物[47]。此外，研究表明，尿EV中的miR-29c可以作为新的、无创的狼疮性肾炎进展的标志物[34]。同时，研究证实，狼疮性肾炎患者尿EV的miR-26a水平明显高于健康组[48]。最近，在活动性狼疮性肾炎患者的尿EV中，let-7a和miR-21的调节也被证实[49]。此外，实验还证实，与健康对照组相比，IgA肾病患者尿EV中miR-29c和miR-205的表达明显下调，而miR-146a则显著上调[50]。此外，尿EV中α_1-抗胰蛋白酶和铜蓝蛋白，可作为IgA肾病的生物标志物[51]。

二、EV在肾纤维化治疗中的运用

（一）干细胞源性EV在肾纤维化治疗中的运用

近年来，利用干细胞衍生的EV改善肾纤维化的研究增多。越来越多的证据支持间充质干细胞（MSC）通过释放EV来修复输尿管梗阻中的纤维化。来源于MSC的EV可以缓解UUO后2周肾纤维化和肾小管损伤，改善肾功能；MSC的EV还能抑制TGF-β1诱导的肾小管上皮细胞形态学改变，导致E-cadherin表达上调，α-SMA减少[52]。同样，由肾源性MSC衍生的微粒可以抑制内皮细胞间充质转换，促进内皮细胞增殖，抑制炎性巨噬细胞浸润，进一步减少UUO术后小鼠肾纤维化[53]。另一项研究表明，MSC通过EV转移miR-let7c到损伤的肾，引起肾组织miR-let7c上调，减少Ⅳ型胶原α1、α-SMA和TGF-βR1的表达，最终恢复肾结构[54]。上述研究证实了MSC对梗阻性肾病具有重要的抗纤维化和肾保护作用。

此外，对于AKI诱导的晚期纤维化，脂肪源性SMC来源的EV上调肾小管SOX9的表达，促进肾小管再生，减轻缺血诱导的AKI，减少继发性肾纤维化[55]。骨髓SMC来源的EV可抑制顺铂诱导的肾小管细胞凋亡，促进肾小管功能和形态学的恢复[56]。此外，来源于成人SMC的MVs可通过抑制肾小管上皮细胞凋亡和促进其增殖而发挥肾保护作用[57]。

（二）其他来源的EV在治疗肾纤维化中的作用

其他细胞来源的EV如内皮克隆形成细胞（ECFC）、内皮前体细胞（EPC）和缺氧的小管上皮细胞分泌的EV同样具有治疗肾纤维化的作用。在缺血性AKI模型中，ECFC来源的EV和EPC来源的EV都可以通过传递miRNA减轻肾损伤。在抗Thy1.1诱导的肾小球肾炎模型中，EPC来源的EV可以延缓系膜细胞激活，白细胞浸润和凋亡。有趣的是，Dominguez发现缺氧的肾小管上皮细胞分泌的EV可以抑制肾小管的损伤，以及后续的肾纤维化和微血管病变。但是，也有学者报道，损伤的肾小管上皮细胞分泌的EV可以进一步加重肾间质的炎症反应和肾间质纤维化。因此肾小管细胞来源的EV的作用仍需要进一步研究。

三、EV作为药物的靶向载体

EV为一种生物活性的细胞间物质转移系统，作为治疗药物载体具有巨大的潜力。此外，它们还可提供底物，提高药物的吸收能力[58, 59]。虽然目前的研究已经证明EV可以作为治疗药物的载体[60]，但是仍然存在许多挑战，克服后才能直接应用于临床实践。由于EV的特性与其分泌的细胞和当时分泌的环境直接相关，因此，为了保证后续应用的重复性和安全性，必须从不同来源确定EV的特性。目前对EV作为肾纤维化药物载体的研究较少，但这无疑是一个很有前途的研究方向。

第四节　结语和展望

稳定携带生物信息为特征的EV有望成为判定肾病变程度的非常好的生物标志物或肾纤维化疾病的靶向治疗载体。虽然前景美好，但仍有困难。EV对正常肾生理的贡献及其调节病理生理过程的能力仍有待证实，尚不知道EV作用机制，以及如何有效地操纵它们。如何在临床治疗中获得大规模的EV也将是未来研究的重点。EV的功能及其在肾纤维化疾病中的质量和数量的变化，正被越来越多的证据所证实。通过对EV在肾纤维化发展中的深入研究，为抗纤维化治疗提供了更多的理论依据和更多的干预目标。

（江　蕾　叶寅寅）

参考文献

[1] Li ZL, Lv LL, Tang TT, et al. HIF-1alpha inducing exosomal microRNA-23a expression mediates the cross-talk between tubular epithelial cells and macrophages in tubulointerstitial inflammation. Kidney international, 2019, 95 (2): 388-404.

[2] Wang X, Wilkinson R, Kildey K, et al. Unique molecular profile of exosomes derived from primary human proximal tubular epithelial cells under diseased conditions. Journal of extracellular vesicles, 2017, 6 (1): 1314073.

[3] Borges FT, Melo SA, Ozdemir BC, et al. TGF-beta1-containing exosomes from injured epithelial cells activate fibroblasts to initiate tissue regenerative responses and fibrosis. Journal of the American Society of Nephrology: JASN, 2013, 24 (3): 385-392.

[4] Zhang Y, Hao Z, Wang P, et al. Exosomes from human umbilical cord mesenchymal stem cells enhance fracture healing through HIF-1alpha-mediated promotion of angiogenesis in a rat model of stabilized fracture. Cell proliferation, 2019, 52 (2): e12570.

[5] Vinas JL, Burger D, Zimpelmann J, et al. Transfer of microRNA-486-5p from human endothelial colony forming cell-derived exosomes reduces ischemic kidney injury. Kidney international, 2016, 90 (6): 1238-1250.

[6] Wu XM, Gao YB, Cui FQ, et al. Exosomes from high glucose-treated glomerular endothelial cells activate mesangial cells to promote renal fibrosis. Biology open, 2016, 5 (4): 484-491.

[7] Wu X, Gao Y, Xu L, et al. Exosomes from high glucose-treated glomerular endothelial cells trigger the epithelial-mesenchymal transition and dysfunction of podocytes. Scientific reports, 2017, 7 (1): 9371.

[8] Wang YY, Tang LQ, Wei W. Berberine attenuates podocytes injury caused by exosomes derived from high glucose-induced mesangial cells through TGFbeta1-PI3K/AKT pathway. European journal of pharmacology, 2018, 824: 185-192.

[9] Zhu QJ, Zhu M, Xu XX, et al. Exosomes from high glucose-treated macrophages activate glomerular mesangial cells via TGF-beta1/Smad3 pathway in vivo and in vitro. FASEB journal: official publication of the Federation of American Societies for Experimental Biology, 2019, 33 (8): 9279-9290.

[10] Lv LL, Feng Y, Wu M, et al. Exosomal miRNA-19b-3p of tubular epithelial cells promotes M1 macrophage activation in kidney injury. Cell death and differentiation, 2019.

[11] Lv LL, Feng Y, Wen Y, et al. Exosomal CCL2 from Tubular Epithelial Cells Is Critical for Albumin-Induced Tubulointerstitial Inflammation. Journal of the American Society of Nephrology: JASN, 2018, 29 (3): 919-935.

[12] Pathare G, Tutakhel OAZ, van der Wel MC, et al. Hydrochlorothiazide treatment increases the abundance of the NaCl cotransporter in urinary extracellular vesicles of essential hypertensive patients. American journal of physiology Renal physiology, 2017, 312 (6): F1063-F1072.

[13] Oosthuyzen W, Scullion KM, Ivy JR, et al. Vasopressin Regulates Extracellular Vesicle Uptake by Kidney Collecting Duct Cells. Journal of the American Society of Nephrology: JASN, 2016,

27（11）：3345-3355.

［14］Meijers BK，Van Kerckhoven S，Verbeke K，et al. The uremic retention solute p-cresyl sulfate and markers of endothelial damage. American Journal of Kidney Diseases：the Official Journal of the National Kidney Foundation，2009，54（5）：891-901.

［15］Eyre J，Burton JO，Saleem MA，et al. Monocyte-and endothelial-derived microparticles induce an inflammatory phenotype in human podocytes. Nephron Experimental Nephrology，2011，119（3）：e58-66.

［16］Hong Y，Eleftheriou D，Hussain AA，et al. Anti-neutrophil cytoplasmic antibodies stimulate release of neutrophil microparticles. Journal of the American Society of Nephrology：JASN，2012，23（1）：49-62.

［17］Zhou Y，Xiong M，Fang L，et al. miR-21-containing microvesicles from injured tubular epithelial cells promote tubular phenotype transition by targeting PTEN protein. The American Journal of Pathology，2013，183（4）：1183-1196.

［18］Jia Y，Zheng Z，Guan M，et al. Exendin-4 ameliorates high glucose-induced fibrosis by inhibiting the secretion of miR-192 from injured renal tubular epithelial cells. Experimental & Molecular Medicine，2018，50（5）：56.

［19］Zhou Y，Xiong M，Niu J，et al. Secreted fibroblast-derived miR-34a induces tubular cell apoptosis in fibrotic kidney. Journal of Cell Science，2014，127（Pt 20）：4494-4506.

［20］Fernandez-Martinez AB，Torija AV，Carracedo J，et al. Microparticles released by vascular endothelial cells increase hypoxia inducible factor expression in human proximal tubular HK-2 cells. The International Journal of Biochemistry & Cell Biology，2014，53：334-342.

［21］Zhang Y，Ma KL，Gong YX，et al. Platelet Microparticles Mediate Glomerular Endothelial Injury in Early Diabetic Nephropathy. Journal of the American Society of Nephrology：JASN，2018，29（11）：2671-2695.

［22］Makino H，Kashihara N，Sugiyama H，et al. Phenotypic changes of the mesangium in diabetic nephropathy. Journal of Diabetes and Its Complications，1995，9（4）：282-284.

［23］Barutta F，Tricarico M，Corbelli A，et al. Urinary exosomal microRNAs in incipient diabetic nephropathy. PloS one，2013，8（11）：e73798.

［24］Cordes KR，Sheehy NT，White MP，et al. miR-145 and miR-143 regulate smooth muscle cell fate and plasticity. Nature，2009，460（7256）：705-710.

［25］Rangrez AY，Massy ZA，Metzinger-Le Meuth V，et al. miR-143 and miR-145：molecular keys to switch the phenotype of vascular smooth muscle cells. Circulation Cardiovascular Genetics，2011，4（2）：197-205.

［26］Chen Q，Takada R，Noda C，et al. Different populations of Wnt-containing vesicles are individually released from polarized epithelial cells. Scientific Reports，2016，6：35562.

［27］Zhang X，Liang D，Fan J，et al. Zinc attenuates tubulointerstitial fibrosis in diabetic nephropathy via inhibition of HIF through PI-3K signaling. Biological Trace Element Research，2016，173（2）：372-383.

［28］Zheng SB，Zheng Y，Jin LW，et al. Microvesicles containing microRNA-21 secreted by proximal tubular epithelial cells are involved in renal interstitial fibrosis by activating AKT pathway. European Review for Medical and Pharmacological Sciences，2018，22（3）：707-714.

［29］Xie Y，Jia Y，Cuihua X，et al. Urinary Exosomal MicroRNA Profiling in Incipient Type 2 Diabetic Kidney Disease. Journal of Diabetes Research，2017，2017：6978984.

［30］Delic D，Eisele C，Schmid R，et al. Urinary exosomal miRNA signature in type ii diabetic nephropathy patients. PloS one，2016，11（3）：e0150154.

［31］Kosanam H，Thai K，Zhang Y，et al. Diabetes induces lysine acetylation of intermediary metabolism enzymes in the kidney. Diabetes，2014，63（7）：2432-2439.

［32］Maekawa H，Inagi R. Stress Signal Network between Hypoxia and ER Stress in Chronic Kidney Disease. Frontiers in Physiology，2017，8：74.

［33］Jia Y，Zheng Z，Yang Y，et al. MiR-4756 promotes albumin-induced renal tubular epithelial cell epithelial-to-mesenchymal transition and endoplasmic reticulum stress via targeting Sestrin2. Journal of Cellular Physiology，2019，234（3）：2905-2915.

［34］Lv LL，Cao YH，Ni HF，et al. MicroRNA-29c in urinary exosome/microvesicle as a biomarker of renal fibrosis. American Journal of Physiology Renal Physiology，2013，305（8）：F1220-1227.

［35］Benito-Martin A，Ucero AC，Zubiri I，et al. Osteoprotegerin in exosome-like vesicles from human cultured tubular cells and urine. PloS one，2013，8（8）：e72387.

［36］Trnka P，Ivanova L，Hiatt MJ，et al. Urinary biomarkers in obstructive nephropathy. Clinical Journal of the American Society of Nephrology：CJASN，2012，7（10）：1567-1575.

［37］Amabile N，Guerin AP，Leroyer A，et al. Circulating endothelial microparticles are associated with vascular dysfunction in patients with end-stage renal failure. Journal of the American Society of Nephrology：JASN，2005，16（11）：3381-3388.

［38］Merino A，Portoles J，Selgas R，et al. Effect of different dialysis modalities on microinflammatory status and endothelial damage. Clinical journal of the American Society of Nephrology：CJASN，2010，5（2）：227-234.

［39］Faure V，Dou L，Sabatier F，et al. Elevation of circulating endothelial microparticles in patients with chronic renal failure. Journal of Thrombosis and Haemostasis：JTH，2006，4（3）：566-573.

［40］Jia Y，Guan M，Zheng Z，et al. miRNAs in Urine Extracellular Vesicles as Predictors of Early-Stage Diabetic Nephropathy. Journal of Diabetes Research，2016，2016：7932765.

［41］Eissa S，Matboli M，Aboushahba R，et al. Urinary exosomal microRNA panel unravels novel biomarkers for diagnosis of type 2 diabetic kidney disease. Journal of Diabetes and Its Complications，2016，30（8）：1585-1592.

［42］Xu WC，Qian G，Liu AQ，et al. Urinary Extracellular Vesicle：A Potential Source of Early Diagnostic and Therapeutic Biomarker in Diabetic Kidney Disease. Chinese Medical Journal，2018，131（11）：1357-1364.

［43］Kalani A，Mohan A，Godbole MM，et al. Wilm's tumor-1 protein levels in urinary exosomes from diabetic patients with or without proteinuria. PloS one，2013，8（3）：e60177.

［44］Abe H，Sakurai A，Ono H，et al. Urinary Exosomal mRNA of WT1 as Diagnostic and Prognostic Biomarker for Diabetic Nephropathy. The Journal of Medical Investigation：JMI，2018，65（3.4）：208-215.

［45］Lytvyn Y，Xiao F，Kennedy CR，et al. Assessment of urinary microparticles in normotensive patients with type 1 diabetes. Diabetologia，2017，60（3）：581-584.

［46］Hogan MC，Bakeberg JL，Gainullin VG，et al. Identification of Biomarkers for PKD1 Using Urinary Exosomes. Journal of the American Society of Nephrology：JASN，2015，26（7）：1661-1670.

［47］Keri KC，Regner KR，Dall AT，et al. Urinary exosomal expression of activator of G protein signaling 3 in polycystic kidney disease. BMC Research Notes，2018，11（1）：359.

［48］Ichii O，Otsuka-Kanazawa S，Horino T，et al．Decreased miR-26a expression correlates with the progression of podocyte injury in autoimmune glomerulonephritis．PloS One，2014，9（10）：e110383．

［49］Tangtanatakul P，Klinchanhom S，Sodsai P，et al．Down-regulation of let-7a and miR-21 in urine exosomes from lupus nephritis patients during disease flare．Asian Pacific Journal of Allergy and Immunology，2018．

［50］Min QH，Chen XM，Zou YQ，et al．Differential expression of urinary exosomal microRNAs in IgA nephropathy．Journal of Clinical Laboratory Analysis，2018，32（2）：e2226．

［51］Moon PG，Lee JE，You S，et al．Proteomic analysis of urinary exosomes from patients of early IgA nephropathy and thin basement membrane nephropathy．Proteomics，2011，11（12）：2459-2475．

［52］He J，Wang Y，Lu X，et al．Micro-vesicles derived from bone marrow stem cells protect the kidney both in vivo and in vitro by microRNA-dependent repairing．Nephrology，2015，20（9）：591-600．

［53］Choi HY，Lee HG，Kim BS，et al．Mesenchymal stem cell-derived microparticles ameliorate peritubular capillary rarefaction via inhibition of endothelial-mesenchymal transition and decrease tubulointerstitial fibrosis in unilateral ureteral obstruction．Stem Cell Research & Therapy，2015，6：18．

［54］Wang B，Yao K，Huuskes BM，et al．Mesenchymal Stem Cells Deliver Exogenous MicroRNA-let7c via Exosomes to Attenuate Renal Fibrosis．Molecular Therapy：the Journal of the American Society of Gene Therapy，2016，24（7）：1290-1301．

［55］Zhu F，Chong Lee Shin OLS，Pei G，et al．Adipose-derived mesenchymal stem cells employed exosomes to attenuate AKI-CKD transition through tubular epithelial cell dependent Sox9 activation．Oncotarget，2017，8（41）：70707-70726．

［56］Bruno S，Grange C，Deregibus MC，et al．Mesenchymal stem cell-derived microvesicles protect against acute tubular injury．Journal of the American Society of Nephrology：JASN，2009，20（5）：1053-1067．

［57］Gatti S，Bruno S，Deregibus MC，et al．Microvesicles derived from human adult mesenchymal stem cells protect against ischaemia-reperfusion-induced acute and chronic kidney injury．Nephrology，Dialysis，Transplantation：Official Publication of the European Dialysis and Transplant Association-European Renal Association，2011，26（5）：1474-1483．

［58］van der Meel R，Fens MH，Vader P，et al．Extracellular vesicles as drug delivery systems：lessons from the liposome field．Journal of Controlled Release：Official Journal of the Controlled Release Society，2014，195：72-85．

［59］Vader P，Mol EA，Pasterkamp G，et al．Extracellular vesicles for drug delivery．Advanced Drug Delivery Reviews，2016，106（Pt A）：148-156．

［60］Ha D，Yang N，Nadithe V．Exosomes as therapeutic drug carriers and delivery vehicles across biological membranes：current perspectives and future challenges．Acta Pharmaceutica Sinica B，2016，6（4）：287-296．

第八章

肾小管病变与细胞外囊泡

第一节　引　言

肾小管是与肾小囊壁层相连的一条长为30～50mm的细长上皮性小管，具有重吸收和排泄功能，在排泄代谢产物、维持机体体液平衡及酸碱平衡方面起关键作用。肾小管按不同的形态结构、分布位置和功能，主要分为近曲小管、髓袢和远曲小管三部分。缺血、感染和毒物可引起肾小管上皮细胞变性坏死，导致肾功能障碍。某些药物和激素，如醛固酮、抗利尿激素、心房钠尿肽（心钠素）、甲状旁腺激素等也可导致肾小管功能改变。

肾小管疾病是一组以特异或普通的肾小管功能障碍为主要特征的肾病变，主要表现为肾浓缩功能受损、肾酸化功能受损及肾小管重吸收功能障碍。

细胞外囊泡（EV），如胞外小体和微泡，是宿主细胞衍生的信息载体，允许细胞-细胞通信，并使细胞去除不需要的物质。细胞外囊泡的释放和吸收具有重要的生理功能，可能有助于炎性、血管性、恶性、感染性和神经退行性疾病的诊断和治疗[1]。EV可能是肾脏疾病的生物标志物，也是炎症、血栓形成、黏附、免疫抑制或生长和再生的介质。在肾内，它们可以来源于血细胞、内皮细胞、足细胞或肾小管上皮细胞，并且可以在循环、尿液或组织中检测到[2]。

尿液EV是来源于多泡体的膜性小囊泡，多泡体的外膜与胞膜融合后释放到尿液中。几乎所有的肾上皮细胞包括肾小管上皮细胞、肾小球足细胞和尿道上皮细胞均可分泌。

目前，针对肾小管病变的EV的研究相对较少。

第二节　肾小管与细胞外囊泡蛋白成分

尿液EV中的蛋白成分占尿液全部蛋白的3%[3]。Gonzales等[4]利用液相色谱/质谱系统（LC-MS/MS）及微软分析技术从正常人尿液EV中鉴定出1412种特异性蛋白质，并清楚获取了其中1132种蛋白，包括先前研究报道过的205种蛋白，以及927种未报道的蛋白。在线人类孟德尔遗传数据库（online mendelian inheritance in man, OMIM）提供的信息表明，177种蛋白与疾病相关，其中34种蛋白与肾脏疾病相关。相当一部分蛋白质属于膜内蛋白质，参与溶质和水的运输，这些蛋白几乎来自于所有肾小管节段的顶膜转运体，包括近端小管的转运体：钠氢交换体3、钠-葡萄糖共转运体1和2（SLC1，2）、水通道蛋白1（AQP1），升支粗段的钠钾氯协同转运体2（NKCC2），远曲小管的噻嗪类敏感的钠氯共同转运体（NCC），集合管的水通道蛋白2（AQP2）等。

这些蛋白都是肾小管相关蛋白，一直被作为肾小管损伤的潜在标志物进行研究[1, 4, 5]。

第三节　肾小管疾病与细胞外囊泡

一、肾性尿崩症与EV

肾性尿崩症（nephrogenic diabetes insipidus）是一种肾小管水重吸收功能障碍的疾病，表现为多尿、烦渴及持续性低张尿[6]。病因可分为原发性和继发性，原发性为伴性遗传性肾小管疾病，又称为遗传性抗垂体后叶素性尿崩症，也可称为家族性肾性尿崩症。继发性者可发生于各种慢性肾脏病（如梗阻性肾病、间质性肾炎、慢性肾盂肾炎、高钙血症、失钾性肾病、肾结核、肾髓质囊性病等），多发性骨髓瘤，肾淀粉样变，药物损害（如去甲金霉素、甲氧氟烷、长春新碱）等。患者由于肾和肾外疾病的抗利尿激素（ADH）作用和（或）破坏了肾髓质间液的高渗状态，使尿液浓缩受到一定影响，故又称为继发性或不完全性抗ADH性尿崩症。

人们从基因水平上揭示了肾性尿崩症发生的分子机制，认为原发性肾性尿崩症是肾集合管管周膜上的V2受体（V2R）缺陷或肾小管细胞水通道（一类选择性地对水有通透性的膜糖蛋白）的缺陷所致。继发性者则是原发疾病破坏了肾髓质高渗状态，引起肾小管浓缩尿液功能障碍所致，但对ADH仍有一定反应。几乎所有先天性肾性尿崩症临床表型明确的患者都发现了上述两种基因的突变[7, 8]。

目前为止针对肾性尿崩症与EV的研究并不多。1995年，Kanno[9]等收集健康对照组和肾性尿崩症患者的尿液，首次在肾集合管尿液中发现了AQP2，一种加压素敏感的水通道蛋白。电镜免疫金标记法清楚显示亚微米EV对该水通道呈阳性反应。但是当时人们还不知道这些EV是如何产生的。在随后的研究中，人们用去氨加压素（一种合成的加压素）处理小鼠肾集合管细胞[10]，处理过的细胞显示尿液EV中AQP2表达明显增加。而将其从处理过的细胞转移到未处理过的细胞，会导致未处理细胞中功能性AQP2表达的增加。支持了EV促进肾内细胞间通信的假设[10]。然而2016年Hinrichs[7]等发现，与对照组相比，肾性尿崩症患者尿液EV中AQP2表达降低。笔者发现在男性双卵双胞胎体内，精氨酸加压素受体2（AVPR2）的137位点甘氨酸取代精氨酸，通过水剥夺试验和抗加压素治疗确诊了肾性尿崩症。通过ALIX标志物的蛋白质印迹法，在先证者和对照者之间尿液外显子释放率并没有显著差异，但与对照组相比，先证者外显子AQP2和AQP1蛋白有选择性的降低。

二、Gitelman综合征与EV

Gitelman综合征又名家族性低钾低镁血症，是一种常染色体隐性遗传病，是由位于染色体16q13的SLC12A3基因突变引起的，该基因编码噻嗪类利尿剂敏感的离子通道——钠氯共同转运体（NCCT）。NCC蛋白是介导肾重吸收功能的重要蛋白，SLC12A3基因突变，可引起NCC蛋白表达异常，引起肾排钠、钾增多。临床主要表现为低血钾、低氯性碱中毒、低血镁、低尿钙及正常或偏低的血压和激活的肾素-血管紧张素-醛固酮系统症状。本征由于起病隐匿，对该病认识较晚，其患病率难以估计。目前，基因测试是主要的诊断工具，但是价高且费时，并且其灵敏度欠佳。近年来有研究者提出将尿液EV用于诊断Gitelman综合征。Gorbetta[11]等分别收集提取了32名已确诊Gitelman综合征的患者和22名性别年龄相匹配的健康对照组的晨尿EV，检测其中NCCT蛋白的含量，由于NCCT位于管状细胞的腔侧，因此在尿液EV蛋白质组中得到了很好的体现。笔者发现，Gitelman综合征的患者尿液EV中NCCT明显降低甚至检测不出，而健康对照组中NCCT含量较高。尿EV表型可能对Gitelman综合征的诊断有价值，因此可为Gitelman综合征患者识别提供替代/补充的基于尿液的诊断工具，并在复杂情况下提供诊断指导。Joo等[12]也得到相似结论。Isobe[13]等用ELISA方法检测尿液EV NCCT及磷酸化NCCT的含量，也通过确诊Gitelman综合征患者的尿液EV验证了尿液EV NCCT和磷酸化NCCT含量可以有效提供诊断Gitelman综合征的证据。

三、Bartter综合征与EV

Bartter综合征即巴特综合征，以低血钾性碱中毒，血肾素、醛固酮增高但血压正常，肾小球旁器增生和肥大为特征。早期表现为多尿、烦渴、便秘、厌食和呕吐，多见于5岁以下小儿，已认为是由离子通道基因突变引起的临床综合征。与Gitelman综合征相似，目前文献提出利用尿液EV对Bartter综合征进行诊断。笔者选取临床已诊断Bartter综合征患者尿液EV检测发现，与对照组相比，患者尿液EV中NKCC2明显减少，甚至检测不出[4, 11]。

四、假性醛固酮减少症与EV

假性醛固酮减少症是一种少见的失盐综合征，又称Cheek-Perry综合征，系Cheek及Perry（1958）首次报道。病因是患者的靶器官（肾小管、唾液腺、汗腺和结肠）的醛固酮受体缺乏，或醛固酮与其受体结合减少或完全不能结合所致；分子生物学及分子生物化学的研究发现假性醛固酮减少症的病因学基础是由基因决定的细胞膜上钠通道功能障碍。多在新生儿期发病，可于生后数小时出现症状，以反复呕吐、腹泻、渴感减退或消失、生长发育落后（甚至智力障碍）为主要症状；有些病例则于限盐或应用醛固酮拮抗剂才显露症状，并随年龄增长而自行缓解。目前假性醛固酮减少与EV的研究甚少，Isobe[13]等发现无论是在假性醛固酮减少症患者或是小鼠模型中，尿液EV中HCCT表达均升高。

五、醛固酮症与EV

醛固酮症是醛固酮分泌过多引起的电解质代谢异常，可能是原发性的或继发于肾上腺疾病的继发性异常。可能有高血压、低钾血症、碱中毒、肌肉无力、多尿和多饮，也称为醛固酮增多症。Van[14]等提出磷酸化NCCT可以用作醛固酮增多症的生物标志物。笔者在2种醛固酮增多症动物模型（醛固酮输注或低钠饮食）和原发性醛固酮增多症患者中对此进行了验证。使用超速离心法从24小时尿液或随机尿中分离出尿液EV。在大鼠动物模型中，正常、高剂量的醛固酮处理2天、3天或8天，均可使尿液EV中的NCCT含量升高3倍。低钠饮食处理的大鼠动物模型4天和8天后尿液EV中的NCCT升高约1.5倍。与原发性高血压患者相比，原发性醛固酮增多症患者的尿液EV中NCCT高2.6倍。尿液EV NCCT可用于评估醛固酮的生物活性，并有可能用作原发性醛固酮增多症的临床生物标志物。

六、多囊肾与EV

多囊肾（PKD）是最常见的遗传性肾病。包括常染色体显性遗传性多囊肾病（autosomal dominant polycystic kidney disease，ADPKD）和常染色体隐性遗传性多囊肾病（autosomal recessive polycystic kidney disease，ARPKD）。其中常染色体显性遗传性多囊肾病是最常见的遗传性肾病，其发病率为1 :（400～1000）[15]。有PKD1和PKD2两个基因位点，分别编码多囊蛋白-1（PC1）[16-18]和多囊蛋白-2（PC2）[19]。常染色体隐性遗传性多囊肾病是遗传性儿童多囊肾最常见的病因，由编码纤维囊蛋白/聚还原蛋白（FCP）的*PKHD1*基因突变引起[20, 21]。上述三种多囊肾相关蛋白已证实定位于原发性纤毛[22, 23]，其中PC1/PC2复合物在纤毛上充当流量传感器[24]。FCP的作用不清楚，但它可与PC2形成复合体。除了上述蛋白外，还有一些蛋白，如胱氨酸和ADP核糖化因子-6等，已经在多囊肾患者尿液EV中检测出[1, 4]。另一种新的多囊肾诊断/监测的方法是分析尿液EV的外源性凝集素[25]，研究结果显示，多囊肾患者和健康对照组的尿液EV的凝集素微阵列图谱具有不同的模式。这意味着可能的疾病特异性改变。最近，Hogan等[26]表明，在1型多囊肾患者尿液EV中跨膜蛋白-2（TMEM2）含量比健康对照组高2倍。而多囊蛋白/跨膜蛋白比值（PC/TMEM）与肾体积呈负相关，尿PC1/TMEM2或PC2/TMEM2值可为多囊肾患者监测肾体积及疾病进展提供非成像技术。

七、肾小管性酸中毒与EV

肾小管性酸中毒（RTA）是由于各种病因导致肾酸化功能障碍的一种临床综合征，主要表现是血浆阴离子间隙正常的高氯性代谢性酸中毒，同时肾小球滤过率则相对正常。酸中毒的本质是肾小管泌氢障碍或肾小管碳酸氢根重吸收障碍[27]。本病按病变部位、病理生理变化和临床表现进行综合分类：Ⅰ型，远端RTA；Ⅱ型，近端RTA；Ⅲ型，兼有Ⅰ型和Ⅱ型RTA的特点；Ⅳ型，高血钾型RTA。

在肾，最终的尿液酸化是通过在A型闰细胞中表达的V型ATP酶（V-ATP）实现的。V-ATP酶的B1亚基是尿酸化所必需的，而同源B2亚基的作用则不清楚[28-31]。Pathare等[32]研究了急性酸碱负荷对正常人和远端肾小管酸中毒患者的尿EV内B1和B2亚基丰度的影响。急性氯化铵负荷实验引起全身性酸中毒，尿pH下降，尿氨排泄增加，4～5小时尿的pH达到最低点，2～6小时尿液EV B1含量显著增加。急性等摩尔碳酸氢钠负荷后，血和尿pH迅速升高，2小时内尿液EV B1丰度降低。相比之下，在酸或碱负荷下，没有发现尿液 EV B2 丰度的变化。在遗传性或获得性远端肾小管酸中毒患者中，尿 B1 亚基丰度极低或检测不到，对尿中的酸负荷无反应，而 B2 亚基无变化。因此，V-ATP 酶的 B1 和 B2 亚基在人尿 EV 中都可以检测到，酸碱负荷或远端肾小管酸中毒会引起尿 EV 中 B1 亚基丰度的变化。

八、急性肾小管坏死与 EV

急性肾小管坏死（ATN）为急性肾衰竭最常见的一种类型，是各种病因引起的肾组织缺血和（或）中毒性损害导致肾小管上皮细胞损伤/坏死，因而肾小球滤过率（GFR）急剧降低而出现的临床综合征，一般表现为进行性氮质血症、水电解质与酸碱平衡失调和相关的一系列症状。急性肾小管坏死的病因主要有急性肾缺血、急性肾毒性损害、血管内溶血、感染等。

人们一直致力于如何早期快速诊断急性肾小管坏死。无创性生物标志物是诊断和预测急性肾小管坏死预后的重要指标。尽管还需要大量研究的验证，但在不同的急性肾小管坏死动物模型和一些人类队列中的研究已经显示出希望。在 68 例重症监护病房的急性肾小管坏死患者中发现，患者尿 EV 的 NHE3 含量明显升高，但在肾前性氮质血症和其他导致急性肾衰竭的原因中没有发现这一现象[33]。这一发现提示 EV 的 NHE3 作为急性肾小管坏死病因诊断标志物的潜力[33]。在顺铂诱导的急性肾衰竭大鼠模型中，胎球蛋白 A 是一种在近端肾小管细胞中代谢的过滤蛋白，被认为是急性肾衰竭的预测标志物。在肾发生形态学损伤之前，尿 EV 中已经可检测到胎球蛋白 A，但并未检测到游离胎球蛋白 A[34]。因此，尿液 EV 生物标志物可能比其游离形式更为丰富且出现更早，因此有可能成为急性肾衰竭及急性肾小管坏死诊断中更敏感的生物标志物。这一观点得到另一项研究的支持，该研究表明，尽管尿游离中性粒细胞明胶酶相关的脂质体水平没有变化，但肾移植后移植肾功能延迟的患者尿 EV 中性粒细胞明胶酶相关的脂质体水平升高[35]。当然，还需要更多的研究进一步探索。

EV 除了在急性肾小管坏死中有诊断作用，它也具有潜在的治疗作用，并且已在动物模型中得到广泛的研究。多项研究表明，间充质干细胞（MSC）可能通过旁分泌机制逆转不同实验模型的急性肾损伤和慢性肾损伤[36,37]。间充质干细胞衍生的 EV 可能引起 mRNA 的水平变化，mRNA 和蛋白质及其表型的重新编程[38]。EV 可能通过抑制细胞凋亡并刺激细胞增殖来模拟间充质干细胞的作用。Bruno 等证实了人骨髓间充质干细胞来源的 EV 对丙三醇诱导的免疫缺陷小鼠肾小管上皮细胞的保护作用[39]。表明标记有 PKH26 染料的间充质干细胞 EV 与肾小管上皮细胞结合。RNA 酶处理可以消除间充质干细胞 EV 的保护作用，提示通过检测间充质干细胞 EV 治疗的肾小管上皮细胞中的人特异性 mRNA，证实了间充质干细胞的 RNA 依赖机制和人 mRNA 水平转移到靶细胞的发生[39]。自这些初步研究以来，间充质干细胞 EV 的治疗作用已在其他急性肾小管坏死及急性肾衰竭模型中得到验证。在致死性顺铂诱导的急性肾衰竭模型中，单次注射间充质干细胞 EV 可改善肾功能不全和组织病理学损伤，但仅多次注射可降低存活小鼠的死亡率，并在 21 天时恢复正常的组织学和肾功能[39]。在庆大霉素诱导的急性肾衰竭模型中描述了类似的发现[40]，还描述了来自其他类型干细胞的 EV 的治疗效果[41]。注射来自内皮祖细胞的EV在急性肾衰竭（缺血再灌注损伤）大鼠模型中，通过抑制毛细血管稀疏、肾小球硬化和肾小管间质纤维化来延缓慢性肾功能不全的进展[41]。但是哪些EV亚群具有保护作用，以及EV如何到达受损的肾小管细胞并与其靶细胞相互作用尚待确定。最近的数据表明，间充质干细胞中miRNA的下调抑制了急性肾衰竭模型中来源于这些细胞的EV的促再生作用[42]。未来的研究需要阐明，EV转移的特定遗传或表观遗传物质是否直接影响这些肾小管上皮细胞的再生能力。

第四节　结语和展望

尽管EV具有疾病诊断生物标志物和临床治疗干预的前景，但其在肾脏疾病方面的研究仍处于早期阶段，尚需多方面、深层次的研究。我们期待能够通过EV寻找到非侵入性的肾脏疾病诊断生物标志物，并应用于临床。目前已经有很多学者致力于寻找更有效的EV分离方法来替代经典的超速离心法，使EV的蛋白和RNA等相关分析更加具有实用性和准确性。此外，EV能够介导细胞间信号（或信息）的传递，这一过程的干预和调控使EV应用于肾脏疾病的治疗成为可能。

（骆　静）

参考文献

[1] Pisitkun T, Shen RF, Knepper MA. Identification and proteomic profiling of exosomes in human urine. Proceedings of the National Academy of Sciences of the United States of America, 2004, 101 (36): 13368-13373.

[2] Zhou H, Yuen PS, Pisitkun T, et al. Collection, storage, preservation, and normalization of human urinary exosomes for biomarker discovery. Kidney International, 2006, 69 (8): 1471-1476.

[3] Dimov I, Jankovic Velickovic L, Stefanovic V. Urinary exosomes. The Scientific World Journal, 2009, 9: 1107-1118.

[4] Gonzales PA, Pisitkun T, Hoffert JD, et al. Large-scale proteomics and phosphoproteomics of urinary exosomes. JASN, 2009, 20 (2): 363-379.

[5] Hoorn EJ, Pisitkun T, Zietse R, et al. Prospects for urinary proteomics: exosomes as a source of urinary biomarkers. Nephrology, 2005, 10 (3): 283-290.

[6] Bothra M, Jain V. Diabetes insipidus in pediatric patients. Indian Journal of Pediatrics, 2014, 81 (12): 1285-1286.

[7] Hinrichs GR, Hansen LH, Nielsen MR, et al. A novel mutation affecting the arginine-137 residue of AVPR2 in dizygous twins leads to nephrogenic diabetes insipidus and attenuated urine exosome aquaporin-2. Physiological Reports, 2016, 4 (8). pii: e12764.

[8] Sasaki S, Chiga M, Kikuchi E, et al. Hereditary nephrogenic diabetes insipidus in Japanese patients: analysis of 78 families and report of 22 new mutations in AVPR2 and AQP2. Clinical and Experimental Nephrology, 2013, 17 (3): 338-344.

[9] Kanno K, Sasaki S, Hirata Y, et al. Urinary excretion of aquaporin-2 in patients with diabetes insipidus. The New England Journal of Medicine, 1995, 332 (23): 1540-1545.

[10] Street JM, Birkhoff W, Menzies RI, et al. Exosomal transmission of functional aquaporin 2 in kid-

ney cortical collecting duct cells. The Journal of Physiology, 2011, 589（Pt 24）: 6119-6127.

[11] Corbetta S, Raimondo F, Tedeschi S, et al. Urinary exosomes in the diagnosis of Gitelman and Bartter syndromes. Nephrology, Dialysis, Transplantation: Official Publication of the European Dialysis and Transplant Association-European Renal Association, 2015, 30（4）: 621-630.

[12] Joo KW, Lee JW, Jang HR, et al. Reduced urinary excretion of thiazide-sensitive Na-Cl cotransporter in Gitelman syndrome: preliminary data. American Journal of Kidney Diseases: the Official Journal of the National Kidney Foundation, 2007, 50（5）: 765-773.

[13] Isobe K, Mori T, Asano T, et al. Development of enzyme-linked immunosorbent assays for urinary thiazide-sensitive Na-Cl cotransporter measurement. American Journal of Physiology Renal Physiology, 2013, 305（9）: F1374-1381.

[14] Van der Lubbe N, Jansen PM, Salih M, et al. The phosphorylated sodium chloride cotransporter in urinary exosomes is superior to prostasin as a marker for aldosteronism. Hypertension, 2012, 60（3）: 741-748.

[15] Wilson PD. Polycystic kidney disease. The New England Journal of Medicine. 2004, 350（2）: 151-164.

[16] Hughes J, Ward CJ, Peral B, et al. The polycystic kidney disease 1（PKD1）gene encodes a novel protein with multiple cell recognition domains. Nature Genetics, 1995, 10（2）: 151-160.

[17] The European Polycystic Kidney Disease Consortium. The polycystic kidney disease 1 gene encodes a 14 kb transcript and lies within a duplicated region on chromosome 16. Cell, 1994, 78（4）: 725.

[18] The International Polycystic Kidney Disease Consortium. Polycystic kidney disease: the complete structure of the PKD1 gene and its protein. Cell, 1995, 81（2）: 289-298.

[19] Mochizuki T, Wu G, Hayashi T, et al. PKD2, a gene for polycystic kidney disease that encodes an integral membrane protein. Science, 1996, 272（5266）: 1339-1342.

[20] Ward CJ, Hogan MC, Rossetti S, et al. The gene mutated in autosomal recessive polycystic kidney disease encodes a large, receptor-like protein. Nature Genetics, 2002, 30（3）: 259-269.

[21] Onuchic LF, Furu L, Nagasawa Y, et al. PKHD1, the polycystic kidney and hepatic disease 1 gene, encodes a novel large protein containing multiple immunoglobulin-like plexin-transcription-factor domains and parallel beta-helix 1 repeats. American Journal of Human Genetics, 2002, 70（5）: 1305-1317.

[22] Ward CJ, Yuan D, Masyuk TV, et al. Cellular and subcellular localization of the ARPKD protein: fibrocystin is expressed on primary cilia. Human Molecular Genetics, 2003, 12（20）: 2703-2710.

[23] Yoder BK, Hou X, Guay-Woodford LM. The polycystic kidney disease proteins, polycystin-1, polycystin-2, polaris, and cystin, are co-localized in renal cilia. Journal of the American Society of Nephrology: JASN, 2002, 13（10）: 2508-2516.

[24] Nauli SM, Alenghat FJ, Luo Y, et al. Polycystins 1 and 2 mediate mechanosensation in the primary cilium of kidney cells. Nature Genetics, 2003, 33（2）: 129-137.

[25] Gerlach JQ, Kruger A, Gallogly S, et al. Surface glycosylation profiles of urine extracellular vesicles. PloS One, 2013, 8（9）: e74801.

[26] Hogan MC, Bakeberg JL, Gainullin VG, et al. Identification of Biomarkers for PKD1 Using Urinary Exosomes. Journal of the American Society of Nephrology: JASN, 2015, 26（7）: 1661-1670.

[27] Alexander RT, Bitzan M. Renal Tubular Acidosis. Pediatric Clinics of North America, 2019, 66（1）: 135-157.

［28］Finberg KE，Wagner CA，Bailey MA，et al. The B1-subunit of the H（＋）ATPase is required for maximal urinary acidification. Proceedings of the National Academy of Sciences of the United States of America，2005，102（38）：13616-13621.

［29］Breton S，Smith PJ，Lui B，et al. Acidification of the male reproductive tract by a proton pumping （H$^+$）-ATPase. Nature medicine，1996，2（4）：470-472.

［30］Finberg KE，Wagner CA，Stehberger PA，et al. Molecular cloning and characterization of At-p6v1b1，the murine vacuolar H$^+$-ATPase B1-subunit. Gene，2003，318：25-34.

［31］Stevens TH，Forgac M. Structure，function and regulation of the vacuolar（H$^+$）-ATPase. Annual Review of Cell and Developmental Biology，1997，13：779-808.

［32］Pathare G，Dhayat NA，Mohebbi N，et al. Changes in V-ATPase subunits of human urinary exosomes reflect the renal response to acute acid/alkali loading and the defects in distal renal tubular acidosis. Kidney International，2018，93（4）：871-880.

［33］du Cheyron D，Daubin C，Poggioli J，et al. Urinary measurement of Na$^+$/H$^+$exchanger isoform 3 （NHE3）protein as new marker of tubule injury in critically ill patients with ARF. American Journal of Kidney Diseases：the Official Journal of the National Kidney Foundation，2003，42（3）：497-506.

［34］Zhou H，Pisitkun T，Aponte A，et al. Exosomal Fetuin-A identified by proteomics：a novel urinary biomarker for detecting acute kidney injury. Kidney International，2006，70（10）：1847-1857.

［35］Alvarez S，Suazo C，Boltansky A，et al. Urinary exosomes as a source of kidney dysfunction biomarker in renal transplantation. Transplantation Proceedings，2013，45（10）：3719-3723.

［36］Erpicum P，Detry O，Weekers L，et al. Mesenchymal stromal cell therapy in conditions of renal ischaemia/reperfusion. Nephrology，Dialysis，Transplantation：Official Publication of the European Dialysis and Transplant Association-European Renal Association，2014，29（8）：1487-1493.

［37］Bianchi F，Sala E，Donadei C，et al. Potential advantages of acute kidney injury management by mesenchymal stem cells. World Journal of Stem Cells，2014，6（5）：644-650.

［38］Camussi G，Deregibus MC，Tetta C. Paracrine/endocrine mechanism of stem cells on kidney repair：role of microvesicle-mediated transfer of genetic information. Current Opinion in Nephrology and Hypertension，2010，19（1）：7-12.

［39］Bruno S，Grange C，Collino F，et al. Microvesicles derived from mesenchymal stem cells enhance survival in a lethal model of acute kidney injury. PloS One，2012，7（3）：e33115.

［40］Reis LA，Borges FT，Simoes MJ，et al. Bone marrow-derived mesenchymal stem cells repaired but did not prevent gentamicin-induced acute kidney injury through paracrine effects in rats. PloS One，2012，7（9）：e44092.

［41］Cantaluppi V，Gatti S，Medica D，et al. Microvesicles derived from endothelial progenitor cells protect the kidney from ischemia-reperfusion injury by microRNA-dependent reprogramming of resident renal cells. Kidney International，2012，82（4）：412-427.

［42］Collino F，Bruno S，Incarnato D，et al. AKI Recovery Induced by Mesenchymal Stromal Cell-Derived Extracellular Vesicles Carrying MicroRNAs. Journal of the American Society of Nephrology：JASN，2015，26（10）：2349-2360.

第九章

糖尿病肾病与细胞外囊泡

第一节 引 言

糖尿病肾病（diabetic kiclney disease，DKD）是发达国家终末期肾病（ESRD）的主要原因之一，由于肥胖和2型糖尿病发病率的上升，其在全球范围内的发病率越来越高。目前，据估计，全球有4.15亿多人被诊断为糖尿病，到2040年，这一数字预计将升至6.42亿。据估计，2015～2025年，加拿大糖尿病患病率为44%（2025年约有500万人），此病相关的发病率及死亡率逐年上升（加拿大的糖尿病统计数据由加拿大糖尿病成本模型——加拿大糖尿病协会提供）。DKD是一种进行性发展的肾脏疾病，由糖代谢紊乱引起肾小球毛细血管和肾小管结构和功能的改变而引起。尽管过去几十年在诊断和治疗DKD方面取得了重大进展，但仍然不能显著降低本病的死亡率。通常，DKD的严重程度是通过测量尿白蛋白水平（白蛋白与肌酐的比值）来确定的。持续性微量白蛋白尿（30～300mg/24h）或大量蛋白尿（>300 mg/24h）被认为是DKD及其进展至ESRD的标志物和预测因子。然而，最近的研究对尿白蛋白作为生物标志物的敏感性和特异性方面存在争论。

如果早期开始干预，可能显著延缓DKD的病理生理学进展[1]。长期随访干预研究提示，STENO-2、葡萄糖控制强化管理、肾素-血管紧张素系统（RAS）抑制剂、调脂药物及健康的生活方式降低了DKD的进展及其相关的心血管并发症风险[2]。但由于缺乏能够准确早期识别发展为DKD的糖尿病患者并预测疾病进展的生物标志物，无法对患者进行早期干预，因此，经过良好验证的新型生物标志物与常规生物标志物联合使用，可以提高对疾病病理生理学的认识，并可以根据疾病分期对DKD患者进行准确分层，以便进行有针对性的个性化治疗。

1998年，美国国立卫生研究院将生物标志物定义为"一种典型的客观测量和评估的特征，作为治疗干预的正常生物学过程、致病过程或药理学反应的指标"。生物标志物提供了一种动态的、强有力的方法来理解疾病从早期到晚期的发展过程。

近年来，人们对糖尿病患者血清或尿液中的生物标志物进行了大量的研究，这些标志物可以在临床上检测出糖尿病患者逐渐进展为DKD的早期阶段和肾功能的逐渐下降过程。在临床实践中，最常用的肾病标志物和DKD进展情况见表9.1，包括血清肌酐、估算肾小球滤过率（evaluated glomerular filtration rate，eGFR）、血尿素和尿蛋白，或者认为白蛋白尿，肾小球滤过率（glomerular filtration rate，GFR）是评估肾功能的最佳指标，但GFR的估计反映的是肾功能的晚期变化，而不是肾脏的早期改变[3]。即使探索了新的方法，如应用胱抑素C，GFR的估计仍然主要基于肌酐，而肌酐受很多因素影响。微量白蛋白尿已被临床公认为DKD的最早的生物标志物；然而，大部分肾损害发生在非蛋白尿状态或微量蛋白尿之前。事实上，有多项研究表明，糖尿病患者在尿白蛋白水平没有任何变化的情况下仍可发展为DKD[4]，而且在某些情况下，微量白蛋白尿在DKD进展过程中会回归到正常的尿蛋白水平。此外，尿白蛋白的排泄与多种情况有关，包括肥胖、运动、饮食、吸烟、感染和炎症。总之，尿白蛋白水平不一定与DKD的进展同步，而是代表肾损伤的初始可逆阶段。目前，研究倾向于提高生物标志物的敏感性，以预测哪些糖尿病患者将发展成DKD或有发展成ESRD的风险。寻找生物标志物的困难之一是DKD的发病机制复杂。如上所述，DKD显然是多因素的，涉及多个基因、蛋白质、代谢途径和环境因素。研究界现在正专注于一种不同的策略，以提高生物标志物的敏感性，以预测将发展为DKD或有进展为ESRD的风险的患者。对DKD中早期分子事件的研究进展将刺激新替代药物的开发，并结合已经在实践中使用的方法，可以完全预防疾病的发作。表9.2列举了血清和尿液中新的可能的生物标志物，这些生物标志物与致病机制直接或间接相关。

　　在肾脏中，在各种病理生理条件下，细胞外囊泡（EV）可介导肾内各种细胞间的相互作用，以及肾和其他器官之间的相互作用。已有研究表明，EV与急性肾损伤和慢性肾脏疾病（包括肾纤维化、ESRD、肾小球疾病和DKD）发生的病理机制有关。所以释放在尿液和血液的含有特定分子的EV可能成为一种诊断肾脏疾病特异的生物标志物。此外，体外培养细胞产生的EV可能对上述疾病有治疗作用。

表9.1　目前使用的生物标志物及其预测价值

肾小球滤过率

定义	用测量肾小球滤过血浆并清除血浆中废物的速度来表示。如果肾受到损伤，GFR逐渐下降，通过测量GFR可以估计肾小球功能
测量方法	GFR的正常值为100～150 ml/min。传统的测量方法是基于血浆中标志物的肾清除率，表示为单位时间内完全清除标志物的血浆体积。可用于测量GFR的标志物：外源性物质（菊粉、碘海醇、125I碘甲酸酯、99mTc DTPA、^{51}Cr EDTA）进行多次定时尿液采集分析，但这些方法在临床应用中没有使用；或由肾小球自由过滤的内源性物质，如血清肌酐或血清胱抑素C；目前使用最广泛的方程式是Cockcroft-Gault和MDRD公式。两个方程都使用血清肌酐结合年龄、性别、体重或种族来估计GFR
优势	GFR是一个很好的肾脏疾病的标志物，可通过其了解疾病严重性，决定诊断、预后和治疗方案
不足	使用外源性物质测量GFR在临床和研究上有局限性（耗时且需要经验丰富的人员）。基于血清肌酐浓度的GFR（eGFR）的估计进一步受到年龄、性别、种族和身体组成的肌酐产量变化的限制（在肌酐测量不合适的情况下，可用胱抑素C）。因此，eGFR不能反映肾功能不全的关键的早期阶段，因为常规临床试验不能准确测量GFR下降的程度

白蛋白尿

定义	白蛋白是一种相对较小的分子（65 kDa），由肝产生。循环寿命为12～20天。更新率约为15g/d。没有储存，也不会在饥饿中被分解。肾小球中有大量的滤过，但大部分被近端肾小管细胞重新吸收。由此产生的白蛋白尿反映了两个过程的共同作用

续表

测量方法	正常排泄的尿液中白蛋白浓度约为20mg/L。微量白蛋白尿的定义是在24小时的尿液收集中，白蛋白的水平为30～300mg，而大量白蛋白尿为>300mg/24h
优势	蛋白尿是DKD肾预后不良的一个著名的预测因子，仍然是监测DKD进展和风险分层的重要工具。尿白蛋白排泄量的改变是糖尿病肾小球损伤和肾小管损伤的最早的无症状临床表现之一；微量白蛋白尿被认为是2型和1型糖尿病患者向ESRD进展的预测因子。微量白蛋白尿和大量糖尿白蛋白不仅是肾病的标志物，而且是疾病进展的原因。因此，尿蛋白增加不仅应被视为DKD的危险因素，而且应作为早期器官损害的证据。微量白蛋白尿也与心血管事件的风险增加有关
不足	最近的研究对微量白蛋白尿作为ESRD进展的一个极好的标志物的价值提出了越来越多的关注；研究报告了在无微量白蛋白尿的情况下发生DKD的病例；或1型糖尿病患者微量白蛋白尿自发回归正常的病例。这些数据表明，微量白蛋白尿可能是肾损伤的一个初始可逆阶段，而不是不可避免的进展为ESRD的预测因子，因此，虽然微量白蛋白尿可能是肾损害的一个指标，但相当多的人怀疑它是糖尿病患者发展成ESRD的一个预测因子的可靠性

肌酐

定义	肌酐是肌肉中磷酸肌酸的非酶分解产物。每天约2%的肌肉分解转化为血清肌酐；肌酐通过血液输送到肾，肌酐被肾小球滤过，并通过尿液排出体外；根据年龄、性别和肌肉质量，血浆肌酐水平以相对恒定的速度产生（成年男性为0.8～1.4 mg/dl，成年女性为0.6～1.2 mg/dl）
测量方法	肌酐清除需要收集24小时的尿液。在24小时内的某个时间点进行血样检查，计算肌酐清除率以估计肾的滤过率。血清肌酐常用碱性苦味酸盐法、酶法和高效液相色谱法测定。目前，约有47种不同的基于血清肌酐浓度的成人预测方程可用来估计GFR。最常用的是Cockcroft-Gault和MDRD。这些方程包括变量，如血清或血浆肌酐、年龄、性别和体重
优势	肌酐已被发现是一个相当可靠的肾功能指标，因为血液中肌酐水平升高与肾清除肌酐能力差有关
不足	血清肌酐作为一种间接过滤标志物的使用受到其生物变异性的限制，因为除了肾因素外，还有多个因素影响血清肌酐水平，包括年龄、种族、性别、妊娠、肌肉含量、药物代谢、蛋白质摄入、皮质类固醇药物等；使得eGFR方程的普遍性存在个体差异性；然而，血清肌酐对GFR的估计在健康人与糖尿病患者之间存在差异是由于这两个群体在GFR范围和肌酐产量上的差异造成的。由于这些混杂因素，存在着高估或低估真实GFR的风险；而高估/低估的程度是不可预测的。最后，在肾功能损害的早期，其敏感性较差；当检测到血清水平升高时GFR下降已经发生了。在血清肌酐显著升高之前，GFR可能下降50%以上。因此，血清肌酐浓度不是检测轻度至中度肾衰竭的良好生物标志物

胱抑素C

定义	胱抑素C是一种由有核细胞产生低分子量（13kDa）蛋白酶抑制剂，与肌酐相比，胱抑素C受生理变化影响较小，其合成速率是恒定的；不受肌肉含量的影响，不被肾小管分泌或重新吸收，完全被肾小球滤过并被近端肾小管细胞代谢。尿中未能检测到胱抑素C
测量方法	使用乳胶颗粒增强免疫比浊法或免疫散射比浊法
优势	与基于血清肌酐的公式相比，胱抑素C升高是更好的早期预测因子，在1型和2型糖尿病中，即使在发生微量白蛋白尿之前，早期和轻度DKD检测胱抑素C也是有用的。然而，血清肌酐与血清胱抑素C对晚期DKD的检测效果相同。许多研究已经证实，胱抑素C是肾功能的标志物，它的水平与GFR密切相关，与血清肌酐不同，它不受肌肉质量的影响；胱抑素C水平不仅与肾病的进展相关，而且当eGFR维持在>60 ml/min时，胱抑素C水平是早期DKD更敏感的标志物
不足	胱抑素C水平的检测方法目前还没有广泛应用（免疫检测的成本较高），并且并不是所有的检测方法都经过了普遍的校准。这两方面的因素限制了其在临床实践中的应用。一些因素也会影响胱抑素C的水平，如甲状腺功能的改变。因此，在不进行甲状腺功能检测的情况下，不应考虑使用胱抑素C评估GFR。并且在接受糖皮质激素治疗的CKD患者中，它们也容易发生变化

续表

尿素

定义	尿素是蛋白质代谢时在肝形成的废物。尿素被释放到血液中，通过健康的肾滤过，并随尿液排出。血液中通常含有少量但稳定的尿素氮。通过血液测试尿素氮，可用于评估肾功能
测量方法	BUN测定法测定血液或血浆中尿素氮的含量。近年来，已发展出多种分析BUN的方法。目前使用的大多数都是自动化的，并提供临床可靠和可重复的结果。尿素氮肌酐比值是一种很好的肾功能指标。正常水平的BUN为 7 ~ 20 mg/dl
优势	高BUN水平可能是肾损害和功能障碍的一个指标，本试验可用于急性或慢性肾损伤的初步诊断。与肌酐水平相比，尿素氮肌酐比值通常能提供关于肾功能及其潜在原因的更精确的信息
不足	影响血容量和肾血流量的几个因素可能影响BUN水平，如发热性疾病、高蛋白饮食、鼻饲饮食、消化道出血、脱水和药物。因为尿素的合成依赖于肝，严重的肝病也会导致尿素的含量下降

注：GFR.肾小球滤过率；eGFR.估算肾小球滤过率；DTPA.二乙烯三胺五乙酸；EDTA.乙二胺四乙酸；MDRD.肾脏病饮食改良；CKD.慢性肾脏病；BUN.血尿素氮

表9.2　糖尿病肾病病理生理学的生物标志物

分类	分子	临床意义	检测方法
氧化应激	戊糖苷	肾脏疾病进展的预测；受血糖水平和肾功能的影响；是糖尿病微血管并发症及心血管风险的生物标志物	血清及尿液
	8-OHdG	晚期预测因子；与DKD的严重程度有关，与大量尿蛋白有关	尿液
	尿酸	DKD进展的预测因子，与DKD的各个阶段有关，与DKD的发病和进展有关，糖尿病治疗的潜在靶点	血清
纤维化	TGF-β1	晚期DKD的预测因子；与微量和大量尿蛋白呈正相关	血清及尿液
	CTGF	ESRD的预测因子；与GFR的下降速率有关	血清及尿液
	VEGF	DKD进展的预测；在DKD早期增加，并与尿白蛋白排泄有显著相关性	血清及尿液
肾小球损伤	转铁蛋白	DKD早期预测因子；在微量白蛋白尿发生前有增加	尿液
	Ⅳ型胶原蛋白	DKD晚期预测因子；与eGFR的快速下降有关	尿液
	胱抑素C	早期DKD的预测因子；在DKD和pre-DKD早期增加；发生在无任何尿路异常的微量白蛋白尿期	血清及尿液
肾小管损伤	L-FABP	DKD早期及进展的预测因子；从微量白蛋白尿阶段开始增加；在eGFR降低的患者中升高	尿液
	NGAL	DKD早期及进展的预测因子；发现于没有早期肾小球损害迹象的糖尿病患者	尿液
	KIM-1	早期DKD的预测因子；甚至在白蛋白尿和蛋白尿开始前增加	血清及尿液
	ACE2	DKD中血管紧张素Ⅱ代谢上调的标志，它的下调或排泄在尿液中预示肾小管损伤和肾功能下降	血清及尿液
	血管紧张素原	肾损伤早期和发展的预测因子；其水平与尿蛋白水平相关；肾内RAAS系统的标志物	血清及尿液

续表

分类	分子	临床意义	检测方法
	NAG	早期DKD的预测因子；与正常尿蛋白和微量蛋白尿分期有关；随着疾病的严重程度而增加	尿液
	α1-微球蛋白	早期DKD的预测因子；与蛋白尿和疾病的严重程度直接相关	尿液
	FGF23	是DKD进展至ESRD的预测因子；与大量尿蛋白和死亡风险有关	血清
炎症	TNF-α；TNFR1/2	DKD进展至ESRD和GFR下降的预测因子；与微量白蛋白尿的存在和严重程度有关	血清及尿液
	MCP-1	是DKD进展的预测因子；与尿蛋白水平呈显著相关；通过增加炎症和纤维化加速肾病进展；是治疗DKD的潜在靶点	尿液
	IL-18，IL-1，IL-6，IL-8	DKD进展的预测因子；与未来早期进行性肾衰竭的风险密切相关	血清及尿液

注：8-OHdG.8-羟基-2′-脱氧鸟嘌呤；TGF-β1.转化生长因子β1；CTGF.结缔组织生长因子；VEGF.血管内皮生长因子；L-FABP.肝型脂肪酸结合蛋白；NGAL.中性粒细胞明胶酶相关脂质运载蛋白；KIM-1.肾脏损伤分子1；ACE2.血管进张素转化酶2；RAAS.肾素-血管紧张素-醛固酮系统；NAG.N-乙酰-β-d-葡萄糖苷酶；FGF23.成纤维细胞生长因子23；TNF-α.肿瘤坏死因子α；TNFR1/2.肿瘤坏死因子受体1/2；MCP-1.单核细胞趋化蛋白1；IL.白介素

第二节　细胞外囊泡与糖尿病肾病的病理生理

有越来越多的文献表明，尿EV可能为糖尿病肾病的发展和进展提供重要的线索。从确定的糖尿病肾病患者中提取的EV［eGFR＜60ml/（min·1.73m^2）和蛋白尿］与健康对照组提取的EV相比，线粒体DNA水平降低[5]。此外，糖尿病肾病患者尿EV线粒体DNA的减少被肾组织中线粒体蛋白的表达下降所证实。尿EV由上皮细胞产生，含有TGF-β1 mRNA[6]。来自肾小管上皮细胞的EV衍生的TGF-β1 mRNA被显示为可促进成纤维细胞的活化和基质分子的合成，并且可以是联系肾小管上皮细胞与成纤维细胞，进展为纤维化的肾内通路。缺氧应激可能是刺激肾小管上皮细胞释放EV的机制之一。内皮源性的EV也可将mRNA递送到受体内皮细胞并调节血管生成[7]。内皮细胞EV的产生部分受控于miRNA（特别是miR-214）。然而，对肾细胞体内EV的调节仍然知之甚少，并且在分离和标准化尿EV及其内部成分方面仍然存在重大挑战。

EV主要在血浆中被发现，并且有大量的文献表明，EV是在各种细胞应力下产生的。EV已确定在血液中循环，约80%的循环EV保留与血小板来源一致的标志物。然而，内皮细胞、红细胞和白细胞也是循环EV的来源。最近的一项研究表明，来自内皮细胞和单核细胞的EV可调节足细胞功能[8]。虽然人们对EV有很好的描述，但很少有研究探讨尿液中和源自肾细胞的EV的来源和作用。

文献报道[9]，Burger等使用几种糖尿病小鼠模型，评估EV在识别足细胞器官内状态方面的作用。研究讨论了足细胞EV是否是在已知的与糖尿病肾病相关的刺激下产生的，以及尿EV是否能提供与白蛋白尿产生有关的额外的价值。用连续离心法从足细胞培养基和尿液中分离出EV，用流式细胞仪（FACS）对EV进行定量分析，用膜联蛋白（Annexin V）抗体检测所有EV。用足解素和（或）足突细胞膜黏蛋白抗体定量检测足细胞衍生EV。电子显微镜观察微粒化图像构成。Burger等使用了一种新的方法，通过纳米粒子检测系统，使用Nanosight LM 10仪器对微粒的尺寸进行测量。该散射技术使用视频分析来测量和计数EV。这些方法的结合和EV的定量使人们更加相信此法可用于今后的比较研究。Burger等十分确信地表明，在高糖和拉伸作用下，足细胞中的EV数量急剧增加。高糖在没有使用甘露醇排除渗透作用的情况下，可以刺激足细胞产生5倍的EV。令人惊讶的是，血管紧张素Ⅱ和TGF-β均未能刺激足细胞EV的增加。还显示高糖刺激EV释放可以被Rho激酶抑制剂法舒地尔所阻断，意味着细胞骨架的重组可能是刺激EV释放的原因之一。因为血管紧张素Ⅱ和TGF-β也有刺激Rho激酶和影响细胞骨架组织的作用，高糖刺激EV的释放可能有其他不同的机制。尽管如此，该研究清楚地证明了足细胞对高糖有反应，EV的释放有显著增加。

有学者研究了不同糖尿病肾病模型中足细胞EV在体内释放的重要性。研究了三种小鼠模型：链脲佐菌素（Streptozotocin，STZ）诱导、Akita和OVE26糖尿病小鼠模型。不同的模型的好处之一是高血糖是通过不同的途径引起的，结果是蛋白尿在这些不同的模型中，发生的时间和程度均不相同。该研究利用小鼠尿液中的高定量技术，发现小鼠尿中Annexin V阳性的EV大量增加。令人感兴趣的是，Akita小鼠在检测到明显的蛋白尿增加前几周，尿液EV即已出现增加。但是各组小鼠的平均标准误（SEM）值均较大，更富戏剧性的是，足细胞源EV的增加与释放量的增加更为一致。在非糖尿病小鼠中，在所有被检测的品系中，尿液足细胞EV的含量为每毫克肌酐5～339个。在STZ诱导和OVE26的糖尿病小鼠，尿液足细胞EV范围为每毫克肌酐4000～12 000个。而Akita小鼠释放的EV较少，然而，从4周的49个EV逐渐增加到8周的96个，12周的509个，16周的845个，白蛋白尿发生前，足细胞EV水平明显增加，此外，在所有三种模型中，EV的数量与蛋白尿的程度都有显著的相关性，STZ小鼠的测定的相关系数为0.76，Akita小鼠的测定的相关系数为0.26。这一系列来源于不同糖尿病动物模型的数据为我们提供了信心，即生物学在不同状态和不同品系的小鼠上都是一致的。

Mercedes等从已分化的未进行特殊处理的人足细胞基质中分离出EV，将其加入到培养的人近端小管上皮细胞中。经过EV处理的肾小管上皮细胞p38和Smad3磷酸化增强，表达细胞外基质蛋白纤维连接蛋白和胶原Ⅳ。用p38的抑制剂处理后可以削弱EV所诱发的效应。采用TGF-β受体抑制剂阻断了EV诱导的Smad3的磷酸化和细胞外基质的表达，但对p38的磷酸化无作用，因此认为EV所引起的效应在p38下游。阻断B族清道夫受体CD36可完全阻断EV诱导的p38磷酸化，以及下游Smad3的激活，纤维连接蛋白和胶原Ⅳ的沉积。因此，这些结果提示足细胞EV可以与近端小管上皮细胞相互作用，诱导促纤维化反应。

此外，肾小球内皮细胞与足细胞的交互对话异常在糖尿病肾病中发挥关键作用。有学者从肾小球内皮细胞的培养上清液中提取EV，将足细胞与这些EV共培养。结果发现高糖诱导内皮细胞向间充质细胞转分化（endothelial mesenchymal transition，EndoMT），并且与正常糖浓度培养的内皮细胞相比，高糖处理的内皮细胞分泌更多的EV。同时发现，内皮细胞分泌的EV可以被足细胞内吞，并且高糖处理的内皮细胞排泌的EV可以激活足细胞发生上皮间充质转分化（epithelial mesenchymal transition，EMT），导致屏障功能障碍。高糖处理的内皮细胞排泌的EV中富含TGF-β1的mRNA，很可能是介导EMT和足细胞功能障碍的机制。该学者还认为Wnt/β-catenin途径在EV介导的足细胞EMT中发挥作用。除内皮细胞与足细胞的通信以外，内皮细胞与系膜细胞间也存在交互对话，高糖处理后的内皮细胞分泌的EV可以通过TGF-β1/Smad3信号通路促进系膜细胞表达α-SMA，促进系膜细胞增殖和细胞外基质蛋白的合成。

进一步研究了解肾细胞EV的生物发生，将为决定如何利用这些小泡获得的信息提供一个更好的生物学视角，Burger等的研究尤其有价值，因为他们评估了足细胞中EV的调节，并在尿液研究中使用了定量方法。如果对糖尿病患者的尿液样本进行类似的研究，可以从表型确切的患者中获得重要的信息以确定和跟踪有进展性肾病风险的患者。

第三节　细胞外囊泡在糖尿病肾病中的诊断作用

一、尿液EV作为糖尿病肾病诊断标志物的可能性

Wiggins等在1987年第一次报道了尿液囊泡的数据，在肾毒性肾炎大鼠的尿液中发现了具有促凝活性的脂质微囊泡[10]。随后Scherberich发表了一系列文章，描述注射了肾毒性药物后的患者损伤的肾组织近端小管脱落的膜结合酶以空泡的形态（直径50～500nm）存在于尿液中[11]。Pascual等随后证实尿液中携带补体受体1（CR1）的囊泡来源于足细胞，因此这些囊泡被认为是足细胞损伤的标志物。然而这些研究并没有引起学者们的兴趣，直到Pisitkun等第一次在健康尿液中详细描述了EV。这一报道是尿液EV研究领域的里程碑，开启了人们在肾脏病学和泌尿外科学研究细胞特异性的分子变化的可能性。

通过质谱分析法鉴定囊泡相关蛋白和蛋白片段（取决于尿液中酶的降解），奠定了其应用于临床诊断和疾病随访的可能性，因此尿液EV的研究引起了广大学者的兴趣。自此以后，关于尿液EV的文献以惊人的速度增加。而且，除了EV，其他类型的囊泡也在尿液中被描述，包括EV样囊泡和脱落囊泡。需要注意的是，尿液EV的不同亚型在细胞内分泌通路上有严格的区别，其分离方法也不同，然而它们用于诊断疾病的功能却有重叠。因此需要建立稳定的方法来保证尿液EV的分离和全面分析。

对尿液EV进行蛋白质组学分析，发现大量蛋白质，并且证实这些蛋白质来源于肾单位上皮的各种细胞，如脏层上皮细胞（足细胞）、近端小管、髓袢升支粗段、远曲小管、集合管。另外，质谱分析发现了来源于泌尿生殖道下部（包括尿道、膀胱和前列腺）蛋白的氨基酸序列。

因此，分析尿液EV被认为是鉴定在生理状态下上皮细胞细胞来源的有效且无创的方法。将来的"液体活检"可能补充甚至替代目前的有创性的肾脏活检或膀胱镜。

二、尿液EV蛋白质与糖尿病肾病的诊断

首先，Kaminska[12]等研究发现，尿液EV的密度、大小分布与2型糖尿病患者早期肾脏损伤进展之间存在相关性。研究中纳入的糖尿病患者以糖化血红蛋白7%为分界线，分为良好控制的糖尿病患者（controlled diabetes，CD）和未控制的糖尿病患者（uncontrolled diabetes，UD）。患者又进一步分组：根据肾小球率过滤分为糖尿病不伴有肾衰竭（no renal failure，NRF）和糖尿病伴有肾衰竭（renal failure，RF）。采用可调式电阻脉冲传感法鉴定EV的密度和直径。并通过透射扫描电镜观察EV的形态。纳米液相色谱法结合质谱法（MALDI-TOF-MS/MS）用于蛋白质组分析。研究结果提示糖尿病伴有肾衰竭的患者尿液EV的密度小于无肾衰竭患者。良好控制的糖尿病患者尿液EV的直径大于未控制的糖尿病患者（115nm vs 109nm）。与正常对照相比，CD组的EV直径较大（123nm vs 134nm）。研究已证实，尿液中富含EV，囊泡的片段中可以检测到白蛋白、尿调节素和一些与细胞应激与分泌相关的特定蛋白。尿液EV的密度和直径可以反映肾功能的恶化，可能成为肾损伤的标志物。

Prunotto等近期发现，通过浓缩和鉴定从足细胞特异性释放的囊泡来精确定位生物学标志物，观察特异性细胞类型的生理-病理状态。有趣的是，他们鉴定的1200个蛋白中发现了先前在尿液蛋白中未鉴定的14个蛋白。这些蛋白后来被分类为脑特异性蛋白（根据基因本体论），证实在肾中表达。除非这些特异性蛋白来源于通过肾滤过屏障直接获取的囊泡，如果不是，就进一步证实了足细胞与神经元特异性蛋白的相似性。因此，EV（及尿液中其他的囊泡结构）可以明确地提供一种新的方法去探究特殊的肾单位节段特异性分子，以及鉴定它们在疾病状态下的变化。

在糖尿病肾病中已经发现了尿液EV中的重要的生物学标志物。Kalani等最近发现糖尿病患者尿EV中存在WT-1，尤其是当肾功能恶化时，EV中的WT-1明显增加[13]。此外，他们还发现，伴有蛋白尿的1型糖尿病患者尿EV中的WT-1明显高于无蛋白尿的患者。在所有有蛋白尿的糖尿病患者中检测到WT-1，但没有蛋白尿的糖尿病患者中只有50%患者的尿液EV中检测到WT-1，而25名健康对照者中仅有1人的尿液EV中检测到WT-1。WT-1在EV中的表达水平与肾功能下降也有显著的相关性。上述数据表明，尿EV中WT-1的增加可能作为足细胞损伤或糖尿病患者肾功能障碍的生物标志物。除了WT-1，在糖尿病肾病的尿液EV中也检测到了足细胞的其他分子标志物，如足多孢球蛋白和足多平面蛋白。例如，Burger等在糖尿病小鼠出现蛋白尿前检测到尿EV中podocalyxin和podoplanin的水平升高。

来源于近端小管的尿液EV中二肽基肽酶Ⅳ（DPPIV/CD26）的量和活性与2型糖尿病肾病的进展呈正相关，提示早期肾小管损伤，因此被认为是肾脏损伤的早期标志物，早于白蛋白尿[14]。

Zubiri等[15]对进展期的糖尿病肾病（CKD3～4期）患者尿液标本进行蛋白质组定量分析，涉及3类蛋白：α_1微球蛋白/尿抑胰酶素前体蛋白片段（AMBP）、组蛋白-赖氨酸N甲基转移酶亚型1（MLL3）、电压依赖阴离子选择性通道蛋白1（VDAC1）。这些蛋白在研究样本中呈现差异表达，如果在更大样本中进行验证，可能意味着尿液EV中重

要的标志物的发现。

最后，近期在糖尿病肾病的动物模型中发现了足细胞分泌EV的增多，这一现象早于白蛋白的产生。这一发现强调了尿液EV作为诊断肾小球损伤的早期指标的可能性。

而且，在糖尿病肾病、局灶性节段性肾小球硬化和微小病变性肾病中均发现了WT-1表达的改变[16, 17]。在IgA肾病和薄基底膜肾病的研究中发现了四类与尿液EV相关的候选蛋白（氨肽酶N、vasorin、血浆铜蓝蛋白和α_1-抗胰蛋白酶），这些蛋白在疾病状态下表达有差异[18]。在四种蛋白中，血浆铜蓝蛋白在鉴别IgA肾病和薄基底膜肾病中有最高的敏感性和特异性，但是还需要更多的样本去验证结果。Krishnamurthy等比较了全尿液标本和尿液EV中明胶酶和血浆铜蓝蛋白在诊断肾脏疾病中的价值，结果发现尿液EV中两种蛋白的变化与肾组织中的改变一致（明胶酶下降，血浆铜蓝蛋白增加）。相反，在全尿液中，两种蛋白变化非常大，与肾组织中蛋白变化不一致。因此说明尿液EV比全尿液更能代表肾特异性蛋白在疾病状态下的变化。

三、尿液细胞外囊泡miRNA与糖尿病肾病的诊断

除了蛋白质，尿液EV还携带大量的基因信息分子如mRNA-编码所有肾单位节段的蛋白质，尤其是miRNA。由于目前少有方法可以获取更好的RNA产出，RNA的分离办法需要进一步优化。尿液EV的脂质双分子层似乎可以保护其不被广泛存在的RNA酶降解，提示尿液EV对下游信号可以产生真实的生理学作用。

尽管在尿液细胞外囊泡中发现了多种RNA种类，对于这一发现的真实意义还有待更好的理解。假设对特异性下游信号的调节作用是以远端细胞-细胞的交流形式实现的，那么尿液EV作为生物学标志物和治疗靶点将会非常有趣。

近来有研究报道，CD2AP（足细胞）特异性mRNA可以作为肾脏疾病的标志物[19]。在EV中目前已经发现的194个miRNA中，45个与血压的调节密切相关[20]。类似的，尿液EV中miRNA-29c与肾功能及肾组织纤维化程度相关，因此被作为肾脏纤维化的尿液指标。Barutta等[21]最近发现1型糖尿病伴有初期的糖尿病肾病患者miR-130，miR-145，miR-155，miR-424的表达均明显改变。Barutta等观察到，有微量白蛋白尿的患者与无微量白蛋白尿的糖尿病患者相比，有22个miRNA水平发生了变化。在这些miRNAs中，微量白蛋白尿患者的miR-130a和miR-145显著上调，而miR-155和miR-424则显著下调，糖尿病动物尿EV miR-145均有显著增加。在培养的系膜细胞中，高糖处理可导致尿EV中miR-145的释放，表明尿EV miR-145具有良好的作为诊断糖尿病肾病的生物标志物的潜力。最后，除了RNA和miRNA，尿液细胞外囊泡还携带线粒体DNA，后者在糖尿病肾病患者中水平明显下降，提示肾细胞能量供应的改变可以促进ROS的产生和局部的炎症反应，两者都是促进肾损伤的因素。

为了更高效地研究尿液EV中miRNA在糖尿病肾病中的诊断价值，Eissa等采用syber-green为探针的PCR阵列分析尿液沉淀和EV中6个miRNA的差异表达[22]。同时采用富集分析法分析这些miRNA的关键靶基因。最终选取了糖尿病肾病中上调最显著的3个miRNA：miR-15b、miR-34a和miR-636，并且进一步在180名研究对象中用实时定量PCR进行验证，评估它们作为诊断糖尿病肾病疾病的尿液标志物的价值。PCR测

序结果显示，糖尿病肾病患者miR-15b、miR-34a和miR-636在尿液沉淀物和尿液EV中的表达均明显增加。在较大队列中用RT-qPCR进一步验证了这一结果。同时发现这些miRNA的表达与血清肌酐、尿蛋白/肌酐值均呈正相关。采用这些尿液EV miRNA诊断糖尿病肾病其敏感性达100%。研究认为尿液EV miR-15b、miR-34a和miR-636是诊断糖尿病肾病的重要标志物，并且是导致糖尿病肾病的重要机制。

迄今为止，对于体液miRNA的内参仍然没有一致的结论，尿液EV的内参同样未有公认。有学者进行了相关的研究探索，观察miR-16、miR-92a、miR-21、miR-124a及小核RNA RNU6B作为慢性肾脏病患者尿液EV miRNA的内源性基因的应用。研究采用RT-qPCR的方法检测了33名慢性肾脏病患者和5名健康对照尿液EV的miRNA表达。采用标准化分析软件NormFinder、BestKeeper、GeNorm和DeltaCt进行数据分析。在尿液EV中检测到了4种miRNA的丰富表达，但未检测到RNU6B的表达。其中，miR16是表达最稳定的内源性参考基因，因此可以作为尿液EV miRNA的内参基因[23]。

对于单个尿液EV miRNA在糖尿病肾病中的诊断作用，有学者[24]在Wistar大鼠中建立STZ诱导的糖尿病模型，建模后3、6、9周搜集尿液并制备尿液EV。通过对尿液EV进行RNA测序，发现miR-451-5p和16表达增加，定量PCR进一步证实了这一结果。qPCR结果显示，在糖尿病病程中，尿液EV中的miR-451-5p持续升高，3～6周增高最显著。并且在6周时UE的miR-451-5p水平可以预测9周时的尿液白蛋白（$r = 0.76$）。miR-16的升高较延迟但升高显著。相反，平均尿白蛋白水平在3～6周时仅有21%升高，且无统计学差异，肾组织小管间质纤维化指数（tubulointerstitial fibrotic index，TFI）和肾小球硬化指数（glomerulosclerotic index，GI）在9周时仍没有变化。肾组织中miR-451-5p和miR-16的表达与尿液中的水平无相关性（10周），但是与肾组织病理的指数呈负相关。因此，肾组织中miR-451-5p和miR-16的表达升高可能保护糖尿病诱导的肾组织纤维化，而尿液囊泡miR-451-5p则可以成为预测早期损伤的敏感无创性指标。

而Jia等[25]在糖尿病肾病患者中发现尿液EV中miR-192的水平明显高于miR-194和miR-215，与正常白蛋白尿组相比，微量白蛋白尿组患者尿液EV中三种miRNA均明显升高，但是在大量白蛋白尿组，三种miRNA的水平明显下降。在正常白蛋白尿和微量白蛋白尿组患者中，miR-192的水平与白蛋白尿、TGF-β1呈正相关。ROC曲线分析显示，miR-192在诊断微量白蛋白尿患者方面优于miR-194和miR-215。高糖作用于人小管上皮细胞后细胞上清液EV中miR-192的表达增加，提示尿液EV miR-192可能作为早期糖尿病肾病的诊断标志物。

第四节　细胞外囊泡在糖尿病肾病治疗中的作用

EV作为早期诊断CKD的生物标志物的潜力正在深入研究并取得了较多的成果。相比较而言，目前对EV治疗CKD的疗效了解甚少。在这方面，Gatti等报道了从人成体间充质干细胞中提取的EV，不仅具有抗缺血性AKI的作用，而且能延缓AKI患者向CKD的进展[26]。值得注意的是，在本研究中，EV对AKI向CKD过渡的影响最可能是由于初始对AKI治疗的影响，从机制上讲，RNases预处理后EV的有益作用减弱，表明RNA发挥了关键作用。作为这一观察的一个重要延伸：缺血损伤的肾小管上皮细胞释放EV

激活TGF-β mRNA介导的肾纤维化，促进AKI后肾纤维化的发生。然而，在损伤的肾小管细胞中，EV的产生和释放是如何调控的尚不清楚。尽管如此，EV可能是肾脏疾病进展中肾小管间质通信的一个全新候选体。在anti-Thy1.1诱导的肾小球肾炎模型中，来自内皮祖细胞（endothelial progenitor cell，EPC）的EV具有显著的有益作用，包括减轻系膜细胞活化、白细胞浸润和细胞凋亡，减少尿蛋白。在本模型中，EPC的EV也能加强血清补体溶血活性和改善肾功能。从机制上看，EV的作用可能与编码抗凋亡因子和补体抑制剂的mRNA含量有关。

Jiang等的最新研究考察了尿源性干细胞EV对糖尿病肾病的影响[27]。他们发现，静脉注射EV可减少STZ诱导的糖尿病大鼠的尿量、微量白蛋白尿、足细胞和小管上皮细胞凋亡。此外，EV通过抑制caspase3的过度表达增加了肾小管内皮细胞的增殖。同样在体外，尿液干细胞EV可以减少高糖诱导的足细胞的凋亡。尿液干细胞EV中包含生长因子、TGF-β1、血管生成素和骨形态蛋白-7，这些因子可能与血管再生和细胞存活有关。因此，尿液干细胞EV可能通过抑制足细胞凋亡和促进血管再生、细胞存活来避免糖尿病的肾脏损伤，从而发挥对糖尿病肾病的治疗作用。

骨髓来源的间充质干细胞（bone marrow-mesenchymal stem cells，BM-MSC）被认为是治疗多种疾病包括糖尿病并发症在内的自体细胞移植的最有价值的来源。具体机制不明确，近来Nagaishi等[28]通过高脂饮食诱导的2型糖尿病小鼠和STZ诱导的胰岛素缺陷糖尿病小鼠两种动物模型观察BM-MSC治疗糖尿病肾病的可能机制。注射MSC和MSC条件培养基通过调节黏附分子1的表达减少了骨髓衍生细胞在肾脏的浸润。同时抑制了促炎细胞因子（如TNF-α）的表达和小管间质的纤维化。TGF-β的表达下调，紧密连接蛋白（如ZO-1）表达被维持，从而抑制了小管上皮细胞向间质的转分化（EMT）。从MSC条件培养基中纯化出来的EV表现出了对小管上皮细胞的抗凋亡效应和保护紧密连接的作用。高脂饮食诱导的糖尿病小鼠肾小球系膜基质的沉积被抑制，最终抑制了白蛋白尿的进展。因此MSC的治疗可能是通过旁分泌的方式产生EV从而预防糖尿病肾病的发生。

然而，高糖可能导致固有的骨髓来源的MSC发生异常，失去其在糖尿病患者中的治疗效应。Nagaishi团队在体外观察到来源于1型和2型糖尿病动物模型的骨髓来源的MSC存在功能性的异常，在体内失去了对糖尿病肾病的治疗效应。随后，他们通过采用人脐带提取物，称为Wharton胶冻提取上清（WJ），来改善骨髓来源的MSC的功能。WJ是一些生长因子、细胞外基质和EV的混合物，具有改善1型和2型糖尿病骨髓来源的MSC的促增生能力、运动性、线粒体降解、内质网功能和EV分泌功能的作用。WJ中包含的EV是激活这些效应的关键物质。被WJ激活的糖尿病患者的BM-MSC可以改善1型和2型糖尿病肾病的肾损伤，从而增加其治疗效应，进行更为有效的自体细胞移植。

长期注射α硫辛酸可以改善肾损伤。国内学者通过观察血清、尿液的指标和血管内皮功能来评估其短期的治疗效应和鉴定糖尿病肾病的重要生物学标志物。研究共纳入62名微量白蛋白尿阶段的糖尿病肾病患者，随机分为两组接受以下治疗。①常规治疗组；②常规治疗联合每天静脉输注600mg硫辛酸。治疗周期为2周。另外招募21名患者准备2期研究，随机分为两组：正常白蛋白尿（urinary albumin excretion rate，

UAER＜30mg/24h）和微量白蛋白尿组（UAER 30～300mg/24h）。结果发现：硫辛酸治疗组明显降低了白蛋白尿的排泄、降低了血清肌酐水平和丙二醛（malonaldehyde，MDA）的水平，增加了血浆超氧化物歧化酶（superoxide dismutase，SOD）的活性，改善了内皮依赖的血流介导的血管舒张（flow mediated vasodilation，FMD）适应性。并且FMD与MDA和SOD的变化呈正相关。常规治疗组参数未发生明显变化。值得注意的是，正常白蛋白尿患者尿液EV中CD63的表达明显高于微量白蛋白尿组的患者，并且正常白蛋白尿组患者在硫辛酸治疗后显著下降。该研究强调了短期的硫辛酸治疗可以避免早期糖尿病肾病的肾损伤，主要是通过对抗氧化应激发挥效应，尿液CD63阳性的EV可以作为治疗有效的指标。

对糖尿病肾病的常规治疗也可能对EV产生影响。循环中EV水平的增加可能导致糖尿病伴有慢性肾脏病患者的心血管风险增加。Almquist等[29]观察了辛伐他汀或辛伐他汀联合依折麦布治疗糖尿病伴有或不伴有肾病患者后对EV的影响。研究共纳入了18名糖尿病患者，eGFR15～59ml/min（CKD3～4期），21名糖尿病eGFR＞75ml/min的糖尿病患者，这些患者接受辛伐他汀或辛伐他汀联合依折麦布降脂治疗。提取血小板、单核细胞和内皮细胞的EV并采用流式细胞仪检测其中磷脂酰丝氨酸（PS）、P选择素、CD40配体（CD40L）和组织因子（TF）的表达。结果发现在基线水平，糖尿病合并肾病疾病的患者与仅有糖尿病的患者相比，除TF阳性的单核细胞EV以外，其他EV的水平均升高。所有EV不管来源和细胞表型如何，与eGFR均呈负相关。辛伐他汀降低了两组患者血小板微囊泡上P选择素、TF和CD40L的表达，降低了单核细胞EV上TF的表达。联合治疗无叠加效应。辛伐他汀还减少了总的PS阳性的促凝EV、血小板EV和单核细胞EV的数量，但是在非肾病患者中无作用。因此认为与肾功能正常的糖尿病患者相比，CKD3～4期的糖尿病患者血小板EV、内皮细胞EV和单核细胞EV均增加。辛伐他汀减少了糖尿病伴CKD患者促凝EV的数量，提示可能缓解了这些高风险人群的高凝状态。糖尿病伴CKD患者和仅有糖尿病患者之间的差异可以被降脂治疗所中和。

第五节　结语和展望

EV的研究是目前细胞生物学研究的热点之一。在肾脏领域中，以往的研究大多集中在EV，将在尿液中检测到的EV作为糖尿病肾病生物标志物的潜力，并且，EV的治疗效果已得到公认。治疗性EV最有希望的来源似乎是不同来源的间充质干细胞，在条件培养基中培养的上皮细胞来源的EV也有一定的作用，此外，EV还可用于传递治疗分子，如蛋白质、mRNA、siRNA和miRNA等。

虽然目前已有许多关于EV的研究，对肾脏疾病中EV的研究才刚刚开始。有一些棘手的问题仍有待提出和回答。EV主要根据起源和大小进行粗略分类，但显然，即使是来自同一细胞的EV也可能没有相同的内容物。还有许多问题有待解决，例如，目前还不清楚它们在正常生理条件下如何产生和释放，以及在病理或疾病条件下是如何变化的，它们释放后会去哪里，它们的具体受体细胞是什么，在受体细胞中，哪些主要分子内容物可以解释它们的细胞生物学效应。虽然肾来源的EV的生物标志物潜力已经被提出，但还需要大量的临床研究来验证，此外，EV的治疗效果还需要在实验模型中进一步验证，并有望推广到临床应用。作为再生医学的一个新兴前沿领域，EV的研究需要确定最合适的细胞类型和生产有益EV的最有效条件，此外，也有必要阐明EV在病变器官的受体细胞中的传播和工作方式。如果解决上述问题，必将更深入了解EV的细胞生物学及其临床潜力，包括诊断和治疗各种肾脏疾病的细胞生物学。

（闻　萍　石彩凤）

参 考 文 献

［1］Rahelic D.，7th Edition of Idf Diabetes Atlas--Call for Immediate Action．Lijec Vjesn，2016，138：57-58.

［2］Gaede P，Pedersen O．Intensive integrated therapy of type 2 diabetes：implications for long-term prognosis．Diabetes，2004，53 Suppl 3：S39-47.

［3］Currie G，McKay G，Delles C．Biomarkers in diabetic nephropathy：Present and future．World J Diabetes，2014，5：763-776.

［4］Perkins BA，Ficociello LH，Roshan B，et al．In patients with type 1 diabetes and new-onset microalbuminuria the development of advanced chronic kidney disease may not require progression to proteinuria．Kidney Int，2010，77：57-64.

［5］Sharma K，Karl B，Mathew AV，et al．Metabolomics reveals signature of mitochondrial dysfunction in diabetic kidney disease．J Am Soc Nephrol，2013，24：1901-1912.

［6］Borges FT，Melo SA，Ozdemir BC，et al．TGF-beta1-containing exosomes from injured epithelial cells activate fibroblasts to initiate tissue regenerative responses and fibrosis．J Am Soc Nephrol，2013，24：385-392.

［7］van Balkom BW，de Jong OG，Smits M，et al．Endothelial cells require miR-214 to secrete exosomes that suppress senescence and induce angiogenesis in human and mouse endothelial cells．Blood，2013，121：3997-4006，S3991-3915.

［8］Eyre J，Burton JO，Saleem MA，et al．Monocyte- and endothelial-derived microparticles induce an inflammatory phenotype in human podocytes．Nephron Exp Nephrol，2011，119：e58-66.

［9］Burger D，Thibodeau JF，Holterman CE，et al．Urinary podocyte microparticles identify prealbuminuric diabetic glomerular injury．J Am Soc Nephrol，2014，25：1401-1407.

［10］Wiggins R，Glatfelter A，Kshirsagar B，et al．Lipid microvesicles and their association with procoagulant activity in urine and glomeruli of rabbits with nephrotoxic nephritis．Lab Invest，1987，56：264-272.

［11］Scherberich JE．Immunological and ultrastructural analysis of loss of tubular membrane-bound enzymes in patients with renal damage．Clin Chim Acta，1989，185：271-282.

［12］Kaminska A，Platt M，Kasprzyk J，et al．Urinary Extracellular Vesicles：Potential Biomarkers of Renal Function in Diabetic Patients．J Diabetes Res，2016，2016：5741518.

［13］Kalani A，Mohan A，Godbole MM，et al．Wilm's tumor-1 protein levels in urinary exosomes from diabetic patients with or without proteinuria．PLoS One，2013，8：e60177.

［14］Sun AL，Deng JT，Guan GJ，et al．Dipeptidyl peptidase-IV is a potential molecular biomarker in diabetic kidney disease．Diab Vasc Dis Res，2012，9：301-308.

［15］Zubiri I，Posada-Ayala M，Sanz-Maroto A，et al．Diabetic nephropathy induces changes in the proteome of human urinary exosomes as revealed by label-free comparative analysis．J Proteomics，

2014, 96: 92-102.

[16] Zhou Y, Xu H, Xu W, et al. Exosomes released by human umbilical cord mesenchymal stem cells protect against cisplatin-induced renal oxidative stress and apoptosis in vivo and in vitro. Stem Cell Res Ther, 2013, 4: 34.

[17] Lee H, Han KH, Lee SE, et al. Urinary exosomal WT1 in childhood nephrotic syndrome. Pediatr Nephrol, 2012, 27: 317-320.

[18] Moon PG, Lee JE, You S, et al. Proteomic analysis of urinary exosomes from patients of early IgA nephropathy and thin basement membrane nephropathy. Proteomics, 2011, 11: 2459-2475.

[19] Lv LL, Cao YH, Pan MM, et al. CD2AP mRNA in urinary exosome as biomarker of kidney disease. Clin Chim Acta, 2014, 428: 26-31.

[20] Gildea JJ, Carlson JM, Schoeffel CD, et al. Urinary exosome miRNome analysis and its applications to salt sensitivity of blood pressure. Clin Biochem, 2013, 46: 1131-1134.

[21] Barutta F, Tricarico M, Corbelli A, et al. Urinary exosomal microRNAs in incipient diabetic nephropathy. PLoS One, 2013, 8: e73798.

[22] Eissa S, Matboli M, Aboushahba R, et al. Urinary exosomal microRNA panel unravels novel biomarkers for diagnosis of type 2 diabetic kidney disease. J Diabetes Complications, 2016, 30: 1585-1592.

[23] Lange T, Stracke S, Rettig R, et al. Identification of miR-16 as an endogenous reference gene for the normalization of urinary exosomal miRNA expression data from CKD patients. PLoS One, 2017, 12: e0183435.

[24] Mohan A, Singh RS, Kumari M, et al. Urinary Exosomal microRNA-451-5p Is a Potential Early Biomarker of Diabetic Nephropathy in Rats. PLoS One, 2016, 11: e0154055.

[25] Jia Y, Guan M, Zheng Z, et al. miRNAs in Urine Extracellular Vesicles as Predictors of Early-Stage Diabetic Nephropathy. J Diabetes Res, 2016, 2016: 7932765.

[26] Gatti S, Bruno S, Deregibus MC, et al. Microvesicles derived from human adult mesenchymal stem cells protect against ischaemia-reperfusion-induced acute and chronic kidney injury. Nephrol Dial Transplant, 2011, 26: 1474-1483.

[27] Jiang ZZ, Liu YM, Niu X, et al. Exosomes secreted by human urine-derived stem cells could prevent kidney complications from type I diabetes in rats. Stem Cell Res Ther, 2016, 7: 24.

[28] Nagaishi K, Mizue Y, Chikenji T, et al. Mesenchymal stem cell therapy ameliorates diabetic nephropathy via the paracrine effect of renal trophic factors including exosomes. Sci Rep, 2016, 6: 34842.

[29] Almquist T, Mobarrez F, Jacobson SH, et al. Effects of lipid-lowering treatment on circulating microparticles in patients with diabetes mellitus and chronic kidney disease. Nephrol Dial Transplant, 2016, 31: 944-952.

第十章

移植肾与细胞外囊泡

第一节 引 言

一、肾移植领域的挑战

免疫性排异和免疫抑制方案相关的并发症仍然是移植患者主要的死亡原因。在心脏移植和肺移植中，尽管常规监测移植器官的状态，免疫排异和患者死亡率仍较高。而对于肾移植患者，通过血清肌酐的升高监测移植物排异，并不能早期特异性发现肾移植中的免疫学异常[1]。尽管近年来移植领域发展迅速，移植肾的中位生存时间仍小于10年，其中最主要的原因是通过T细胞、B细胞、巨噬细胞和树突状细胞（DC）等介导的同种异体移植物的同种免疫反应[2]。同种异体移植物的同种免疫反应的发生主要通过直接途径和间接途径进行。在直接途径中，供体树突状细胞迁移到区域淋巴结，并将整个同种异体组织相容性复合体（MHC）肽段递呈给受体T细胞。而在间接途径中，受体树突状细胞捕获同种抗原（如allo-MHC），将其表达给同种异体T细胞。然而，目前尚无非侵入性的可靠生物标志物监测早期肾移植后的免疫状态。这样的生物标志物对于移植肾的管理和长期存活尤为重要。

细胞外囊泡（EV）参与了针对同种异体移植物的同种免疫反应[3]。EV的整个同种异体-MHC肽可以通过受体树突状细胞递呈给同种异体T细胞称为半直接途径。除抗原递呈细胞（APC）外，EV也可以表达它们的MHC肽到T细胞从而活化免疫系统。一方面，EV的内容物和表面标志物在出现排斥反应和非排斥反应的患者中存在显著差异，因此，它们可以作为移植领域的新型预测或诊断生物标志物。另一方面，EV的治疗作用在几种移植模型研究中均有突出表现。尽管近年来新型免疫抑制药物不断涌现，考虑到免疫抑制剂相关的副作用，以EV为基础的综合治疗可能对移植受者的长期存活是有益的[4, 5]。

因此，EV作为肾移植领域的一个新视角正在引起关注。本章节将讨论EV在移植肾中的应用，重点关注EV的生理功能及其在免疫反应中的作用，EV在移植肾中的生物标志物作用及潜在的治疗作用。

二、EV的生理功能

EV参与大多数与细胞间交流有关的生理过程，如免疫调节、止血、血管完整性和组织再生，影响包括肾在内的器官和系统的发育和功能[6]。

（一）免疫调节

树突状细胞分泌的EV可能有抗原递呈能力，可能携带能激活T细胞和树突状细胞的肽复合物-MHC。EV能促进和抑制免疫反应。例如，多形核白细胞来源的EV可能通过刺激促炎因子和抗炎介质的释放来调节免疫反应。目前，大多数关于免疫调节效果的研究都是基于干细胞和肿瘤细胞来源的EV开展的，证明了转录因子和miRNA的免疫抑制效果。而在移植领域，应用骨髓树突状细胞来源的EV抑制心脏移植的大鼠和败血症中的炎症反应的研究表明，这些免疫调节特性很可能被用来抑制同种异体移植物的同种免疫排异反应。相似的，储存后获得的血小板来源的EV下调了巨噬细胞的反应活性和树突状细胞的分化，尽管尚不清楚这些特性是否与体内环境相符合。EV与免疫反应的相互作用是EV在移植肾中最核心的机制，将在本章节后续内容中进一步阐述。

除了影响固有免疫反应，血小板来源的EV也能调节获得性免疫反应，即通过向生发中心释放CD40配体（即CD154）引发B细胞的增殖和IgG的产生。EV还能使内皮细胞处于更具反应性的状态。使用脂多糖刺激的研究表明，携带IL-1β的血小板来源的EV可在体外诱导内皮血管细胞黏附蛋白-1（VCAM-1）的产生。由此可见，血小板来源的EV可促进单核细胞黏附于血管内皮，此相互作用有诱导炎症状态的潜力。有趣的是，血小板和内皮细胞释放的EV拥有趋化因子特性。血小板来源的EV可通过趋化因子的堆积作用诱导造血细胞系和骨髓来源的CD34阳性细胞的趋化，可以诱导内皮细胞的单核细胞募集。内皮细胞来源的EV由于激肽β1受体和IL-8的存在吸引中性粒细胞。

补体激活往往作用在外源细胞，如在细胞凋亡中的细菌或无用的宿主细胞。血小板和红细胞上的终末补体复合物（C5b-9组成）的活化导致外源细胞释放EV。补体储存在血小板、白细胞和红细胞来源的EV中，补体活化发生在母体细胞或直接发生在EV。这种现象主要出现在补体介导的疾病中，在健康状态下很少见。血细胞来源的EV表达补体调节因子，如补体受体1（CR1）、衰变加速因子（DAF，即CD55）、CD59、膜辅助蛋白（MCP，即CD46），可以防止生理状态下EV上的补体出现过度活化。补体包被的血细胞来源的EV容易被中性粒细胞吞噬，提示这些血细胞释放的EV可能是细胞保护性的。

（二）止血和血小板聚集

EV促进凝血、血小板聚集和血栓形成。启动凝血和血栓形成的主要机制是EV暴露其表面磷脂酰丝氨酸和组织因子。磷脂酰丝氨酸向EV的外层小叶的翻转形成了一个带负电荷的、具有凝血酶原（凝血因子2）、凝血因子5a和凝血因子10a结合位点的膜表面。组织因子通常是内在的，但一经暴露在EV表面，将在含有磷脂酰丝氨酸的膜表面结合凝血因子7a后启动外源性凝血途径，最终导致凝血酶的产生和血小板结块。组织因子在单核细胞及其EV上表达，该EV可与血小板融合，可能向血小板转移组织因子。单核细胞来源的EV因表达P选择素糖蛋白配体1（PSGL-1），可与血小板上的P选择素结合，从而结合血小板。血小板来源的EV可能携带从单核细胞转移来的组织因子。研究表明，内皮细胞来源的EV可通过组织因子依赖的机制形成血栓，并且可以将该血栓的前期特性传递给单核细胞。

血小板来源的EV比血小板本身更具有促凝血活性。除了表达组织因子，由于蛋白二硫化物异构酶和凝血因子Ⅷ受体的存在，血小板来源的EV具有促血栓形成特征，通过凝血因子Ⅻa激活内源性凝血途径，或通过将血栓素A2代谢为花生四烯酸，有助于血小板聚集。由于不是所有的EV都在其表面暴露磷脂酰丝氨酸，这些机制可能能够解释磷脂酰丝氨酸阴性的EV如何帮助血小板活化。中性粒细胞来源的EV能够通过整合素αMβ2［即巨噬细胞1抗原（Mac-1）］结合并活化血小板。除了上述促凝血效果，循环中的EV可能在生理状态下存在某些抗血栓形成的作用。

（三）血管完整性和血管生成

在静息状态下，内皮细胞排列得以维持，血小板也是未活化的。循环中的EV可促进低级别凝血酶的生成。内皮细胞来源的EV通过清除半胱氨酸天冬氨酸蛋白酶3和暴露C蛋白受体从而结合活化C蛋白，促进细胞存活，保护血管内皮细胞的排列。内皮细胞可能通过释放补体包被的EV清除活化补体成分，也能促进其存活。在损伤的血管系统中，血小板来源的EV加强了内皮细胞的再生和对细胞外基质的黏附。

EV在生理状态下是否有助于血管生成尚不清楚。肿瘤、血小板、恶性胶质瘤、结肠癌来源的EV可促进内皮细胞增殖和血管生成。研究显示，内皮起源细胞来源的EV被内皮细胞摄取，促进内皮细胞的存活和生长，以及毛细血管样结构的生成，提示它们激活了一个血管生成程序。在使用内皮细胞来源的EV的研究中也观察到相似的结果。血小板来源的EV的体外研究显示，EV也能促进内皮细胞的存活。白细胞来源的EV的转变生长因子β和MSC来源的EV的血管内皮生长因子（VEGF），可能有助于血管生成。体内试验观察到了相似的结果，显示血小板来源的EV有促进缺血损伤后的血管再生的潜能，可能是急性肾损伤中一个重要的修复机制。

（四）基质调节和组织再生

EV可能在损伤后修复重建细胞和基质。重建可能会通过干细胞和早期祖细胞摄取EV。肺内皮细胞来源的EV通过横向RNA转移改变了骨髓细胞的表型，并且这些细胞可被用于修复肺部损伤。干细胞释放的EV可能对受损器官细胞产生有益影响，这些特性具有治疗潜能。EV可能具有侵入潜能，肿瘤来源的EV显示可能含有如MMP2和MMP9或MT1-MMP的基质金属蛋白酶从而有助于肿瘤转移。EV可能携带热休克蛋白90（HSP90），可激活MMP2和纤溶酶来促进肿瘤细胞的侵袭。

（五）EV在肾中的生理作用

EV可以从体循环传递到内皮细胞和肾小管上皮细胞，然后进入尿液。肾集合管细胞的EV摄取由血管升压素调节。EV从循环转移到尿液的能力提示它能在生理和病理状态下通过基底膜[7]。除了循环系统来源，EV可能来源于肾小管上皮细胞和肾小球细胞，并携带大量蛋白质和核酸。释放EV可清除细胞中不必要和有害的成分。EV能在mCCDC11小鼠肾集合管细胞间转移信号，在受体细胞中产生功能性水通道蛋白2，提示尿液中的EV可以在邻近细胞或下游细胞间转移信息，从而影响小管的生理功能。尿液中的EV可能被传递或截留在尿调节素的聚合物中，并且已经有推断认为该大分子蛋白可能沿着管腔调节EV和靶细胞之间的相互作用。此外，肾小球和肾小管中的多能祖细胞拥有再生能力。在一个急性肾损伤模型中，肾小球间质干细胞释放的EV刺激了小管细胞的再生。在健康存活的捐献者中，尿液中肾小球和肾小管来源的EV与肾脏肥大和肾硬化有关[8]。因此，可以通过非侵入性的方法，用尿液样本中的EV来识别年龄相关的肾脏结构性改变[9]。

第二节　细胞外囊泡与免疫反应

一、概述

通过EV进行细胞间交流有多方面优势。第一，选择性分选蛋白质、脂质和核糖核酸进入囊泡中，允许在同一个载体中转移多种信号分子。第二，囊泡允许跨膜蛋白的胞内转移。这些蛋白质可以参与囊泡与靶细胞的黏附、靶向和（或）信号转导。第三，囊泡腔内的细胞溶质蛋白和RNA与外界隔离，从而免于被降解，并屏蔽不需要的副作用。第四，囊泡被释放至胞外空间后，能结合环境中的可溶性因子并转移至靶细胞。第五，细胞来源的囊泡不仅能定位至它们直接环境中的细胞，还能通过体循环到达远距离的靶细胞。因此，选择性装配不同的分子进入囊泡和受调控的囊泡的释放和定位确保了用于细胞间交流的特殊囊泡的及时传播。EV能通过受体-配体相互作用、脂质调节或转移调控miRNA进行信号传递来影响其靶细胞。除了囊泡的分子组成，靶细胞的状态决定了囊泡和靶细胞相互作用的结果。不同的作用可能与EV的多效性生物功能有关。

二、T细胞来源的EV

T细胞是获得性免疫反应中的关键效应细胞，同时也在B细胞和T细胞反应中发挥重要作用。$CD4^+$T细胞识别MHC Ⅱ背景下的同源肽，并帮助增强体液免疫反应和$CD8^+$T细胞介导的细胞免疫。基于多种分化信号，$CD4^+$T细胞能分化成多种不同的功能亚群，如Th1细胞、Th2细胞或调节T细胞。不同亚群分泌不同的效应分子，能活跃调节其他T细胞亚群。因此，根据EV的起源T细胞亚群的不同，EV可能在分子组成上不同。值得注意的是，仅有限数量的研究集中在T细胞来源的EV。由于这些研究中T细胞来源和应用的外源刺激物大不相同，已释放EV中的分子组成很可能大不相同。此外，不同EV分离方法的使用进一步使研究间的对比复杂化。然而，这些研究提示，T细胞来源的EV可以定向至许多不同的细胞类型，可能诱导大范围的免疫调节作用。

初级T细胞、不同的T细胞克隆和Jurkat细胞等细胞系是EV的主要细胞来源。PMA、PHA的细胞分裂素或与抗原递呈细胞的同源相互作用可触发这些细胞释放EV。T细胞能够在1小时至4天的不同时间周期释放EV。然而，T细胞来源的EV释放时间多数被限制在10～24小时。在多数研究中，EV通过不同步骤的离心从细胞培养上清液中分离。EV沉积通常发生在$100\,000\times g$离心后，但在一些研究中，也可使用更低的离心力，如15 000×g或20 000×g。更低的离心力的沉积产生更大的或聚集的EV。仅三个研究使用了密度梯度浮选来进一步特征化T细胞来源的EV。这些分离的EV的大小和成分通过电子显微镜、免疫蛋白印迹和流式细胞分析（磁珠相关囊泡）进行确定。在T细胞来源EV的表面经常检测到TCR/CD3复合物、MHC Ⅰ、CD2和淋巴细胞功能相关抗原。多个研究中均检测到促凋亡蛋白Fas配体。

（一）CD8⁺T细胞来源的EV

活化的CD8⁺T细胞通过在自身和靶细胞之间形成的突触间隙释放它们分泌的溶酶体内容物杀死感染细胞和肿瘤细胞。分泌的溶酶体是晚期内生小体结构，含有如穿孔素和颗粒酶的杀伤成分。分泌的溶酶体也含有多种携带TCR、CD3、CD8和MHC Ⅰ的纳米级管腔内囊泡。Peters团队首先基于详尽的电镜研究报道了CD8⁺T细胞来源的EV的胞内存在和释放。当时，假说认为穿孔素和颗粒酶通过一种囊泡介导或囊泡相关的方式释放。CD3/TCR、CD8和其他可能的蛋白质在纳米级囊泡上的存在被认为是为了确保向靶细胞单向运送致死因子混合物从而避免无关细胞的损伤。后来，内界膜和纳米级管腔内囊泡上都鉴定出了促凋亡跨膜蛋白FasL。根据此亚细胞来源，携带FasL的囊泡常被称为EV。FasL的受体称为Fas（或Fas受体），表达在多种免疫和非免疫细胞上。FasL和Fas的结合启动了携带Fas的细胞的凋亡。CD8⁺T细胞来源EV表达的FasL也很有可能参与了溶解性突触中囊泡介导的杀伤作用。膜结合FasL是否也能通过质膜来源囊泡释放尚不清楚。然而，向晚期核内体隔室分拣传递FasL可避免细胞膜上常出现的金属蛋白酶分裂FasL导致的FasL失活。因此，向核内体隔室分拣传递EV，以及EV的足量释放确保活跃的膜结合FasL向靶细胞的传递。

在CD8⁺T细胞来源EV的初始报道后，小部分团队报道了CD8⁺T细胞来源的EV功能。这些研究集中在CD8⁺T细胞释放的总囊泡池中，囊泡池可能是质膜来源囊泡和EV的混合。更重要的是，这些研究的囊泡是从细胞培养上清液中分离出来的，因此可能不同于CD8⁺T细胞和靶细胞之间的溶解性突触释放的CD8⁺效应囊泡。这些研究证明了细胞培养上清液中CD8⁺T细胞来源的EV有免疫调节性能。

（二）CD8⁺T细胞来源EV的免疫抑制作用

CD8⁺T细胞来源EV的免疫抑制作用在一项研究中得到证实，该研究报道了卵清蛋白（OVA）-OT-I CD8⁺T细胞来源的EV能在体内和体外抑制CD8⁺T细胞的细胞毒反应。这些EV阻滞了DC上的MHC Ⅰ-OVA-肽复合物，减少了体外CD8⁺T细胞的增殖而不影响CD4⁺T细胞的增殖。除了屏蔽MHC Ⅰ，这些CD8⁺T细胞来源的EV诱发了OVA脉冲DC的凋亡，通过用FasL封闭抗体孵育囊泡后再与DC孵育进行预防。值得注意的是，尽管CD8⁺T细胞来源的EV诱导了OVA脉冲DC的凋亡，该研究中的体外CD4⁺T细胞增殖未受影响。体外应用CD8⁺T细胞来源的EV抑制了细胞毒性T细胞对表达OVA的肿瘤细胞的反应。此外，研究表明，应用OT-I CD8⁺T细胞来源的EV对DC_{OVA}诱导的糖尿病模型有益处，因为它们抑制了CD8⁺T细胞介导的对胰岛B细胞的杀伤。阻滞MHC Ⅰ-肽复合物和Fas/FasL路径诱导的细胞凋亡都被认为参与到此过程。然而，是活化的OVA特性CD8⁺T细胞释放的一个EV群还是不同亚群的EV完成了这些作用尚不清楚。

（三）CD8$^+$T细胞来源微囊泡的免疫活化作用

CD8$^+$T细胞来源的EV的免疫活化作用已经被证实，该研究报道了CD4$^+$T细胞结合CD8$^+$T细胞来源EV后抗病毒能力得到提升。在体外实验中，结合CD8$^+$T细胞来源EV后，急性和慢性感染的CD4$^+$T细胞都表现出了抑制HIV-1病毒复制能力的提升。然而，Tumne团队证明了15 000×g离心沉降的EV，以及分离的均质CD8$^+$T细胞膜能够抑制HIV-1的复制。研究表明，富含四分子交联体超家族的CD3$^+$MHC Ⅱ＋EV是造成该作用的原因。尽管CD8$^+$T细胞的细胞培养上清液能够抑制HIV复制，CD8$^+$T细胞和HIV-1感染的CD4$^+$T细胞之间的细胞接触是最大限度抑制病毒复制的必需条件。

（四）CD4$^+$T细胞来源微囊泡的免疫抑制作用

抑制性CD4$^+$细胞或效应CD4$^+$细胞释放的EV能通过与其他T细胞或DC的相互作用参与免疫反应的负性调节。与CD8$^+$T细胞相似，FasL和另一个细胞凋亡诱导配体APO2L被分拣装配至CD4$^+$T细胞的多泡体。一经活化，CD4$^+$T细胞可通过多泡体与质膜的融合释放携带APO2L/FasL的EV。携带APO2L/FasL的EV可定向至未活化的CD4$^+$T细胞，诱导细胞凋亡，可能是一种抑制免疫反应的机制。

另一种被CD4$^+$T细胞来源EV靶向作用的免疫细胞是抗原递呈细胞。研究报道显示，将大鼠T细胞来源的蛋白质，如表达在激活的人类和大鼠T细胞上的TCR和MHC Ⅱ，通过囊泡介导的方法转移至抗原递呈细胞。而类似调节T细胞能够抑制T细胞反应，免疫无能CD4$^+$T细胞来源的EV可以使抗原递呈细胞拥有免疫抑制特性。在随后的抗原暴露中，与这些免疫无能T细胞来源EV一起孵育的抗原递呈细胞下调了CD4$^+$T细胞反应。相反，来源于非免疫无能T细胞的EV不能改变抗原递呈细胞的T细胞刺激能力。免疫无能T细胞来源的EV表现出更高水平的MHC Ⅱ、IL-2-Rα和ICAM-1。然而，这些分子是否导致了免疫抑制作用或提高了如miRNA的其他免疫抑制物的靶向作用尚不清楚。

研究表明，OVA特性（OT-Ⅱ）CD4$^+$T细胞释放FasL阳性EV，能够通过一个基于MHC Ⅱ p/TCR和ICAM-1/LFA-1的方法与OVA脉冲树突状细胞（DC$_{OVA}$）结合。与同源相互作用活化的OT-II CD4$^+$T细胞来源的EV一起孵育的DC$_{OVA}$表现出体外诱导幼稚OT-Ⅱ CD4$^+$T细胞增殖能力的下降。相较于仅接种了DC$_{OVA}$或同时接种了DC$_{OVA}$和对照ConA刺激多克隆CD4$^+$T细胞的小鼠，接种结合OT-Ⅱ CD4$^+$T细胞的DC$_{OVA}$的小鼠出现了OVA特性CD8$^+$T细胞的数量明显减少。随后的细胞毒性试验证明了体内应用OT-Ⅱ CD4$^+$T细胞抑制DC$_{OVA}$刺激的效应CD8$^+$细胞毒反应。该作用可能是由于EV相关OVA特性TCR封闭了DC$_{OVA}$上的MHC Ⅱ-肽复合物，导致其对CD8$^+$T细胞的CD4$^+$T细胞介导的帮助更加低效。或者，EV相关的FasL可能已经诱导了表达Fas的DC$_{OVA}$的凋亡。尽管T细胞来源的EV与DC$_{OVA}$的体外结合可以被抗MHC Ⅱ抗体阻滞，但尚无关于是抗MHC Ⅱ还是抗FasL阻滞能抑制上述体外作用的研究。但另一个研究表明，CD4$^+$T细胞来源的EV可能参与了通过阻滞DC上的MHC-肽复合物形成的免疫抑制。研究显示，从OVA特性CD4$^+$T细胞上获得TCR分子的DC在活化幼稚OVA特性CD4$^+$T细胞中更加低效，然而它们填装OVA特性CD8$^+$T细胞的能力未受影响。OVA肽的过量加入修复了携带TCR的DC活化OVA特性CD4⁺T细胞的能力。提示转移的TCR复合物遮蔽了携带OVA肽的MHC Ⅱ分子，从而降低了它们接近CD4⁺T细胞的能力。上述研究表明，CD4⁺T细胞来源的EV在免疫反应的抗原特性抑制中有一定作用。

（五）CD4⁺T细胞来源的EV的免疫活化作用

CD4⁺T细胞释放的EV也通过活化固有单核细胞和肥大细胞参与增强免疫反应，与细胞分裂素活化的CD4⁺T细胞来源的EV共同孵育的人类单核细胞诱导了如TNF-α和IL-1β的促炎因子的产生。人类血清高密度脂蛋白可抑制EV诱导的细胞因子的产生，但不能影响其他如sIL-1Ra和CCL2等因子的释放。与T细胞来源的100 ～ 800nm的EV共同孵育的单核细胞也导致了上述细胞胞液中胆固醇的堆积。这种堆积被认为因单核细胞摄取富含胆固醇的EV而出现，可通过阻滞磷脂酰丝氨酸受体被抑制。由于活化T细胞和单核细胞都在动脉粥样斑块中出现，推测活化T细胞来源的EV可能通过诱导单核细胞内的细胞内胆固醇堆积和创造一个富含促炎细胞因子的环境促进动脉粥样硬化形成。高密度胆固醇是否在抑制上述EV介导的过程中扮演一定的角色仍有待进一步证实。

抗CD3/抗CD28活化的T细胞来源的EV靶向攻击肥大细胞时，导致靶细胞脱颗粒、释放IL-8和抑癌蛋白M。用来源于这些T细胞的天然膜碎片孵育肥大细胞，也可以观察到该作用。活化T细胞来源的EV诱导的脱颗粒作用具有剂量依赖性，20小时后几乎增加了20%的脱颗粒，然而和非活化T细胞来源的EV共同孵育的肥大细胞导致了少于5%的脱颗粒。该作用可能是细胞外信号调节激酶（ERK）依赖的，因为研究表明活化T细胞来源的EV诱导肥大细胞中ERK的磷酸化，对肥大细胞进行ERK抑制剂预处理显著降低了活化T细胞来源EV诱导肥大细胞脱颗粒作用的能力。由于在这些研究中T细胞来源EV表现出类似溶解膜和膜碎片的活动，尚不清楚这些已描述的作用是由释放的特异性EV群还是非特异性质膜脱落碎片诱导的。

（六）评估T细胞来源EV的质量和数量

上述研究表明，T细胞来源的EV定向至各种类型的免疫细胞，可以在不同水平调节免疫反应。这些EV的广谱靶细胞和功能可能是不同功能T细胞集释放的EV的分子成分不同导致的。在大批量分析分离的T细胞来源EV的基础上，有研究提出TCR的参与是CD4⁺和CD8⁺T细胞提高EV释放的一个重要触发因素。应用流式细胞分析技术检测研究表明，经TCR触发的CD4⁺T细胞确实释放更高数量的EV。此外，CD28额外的共刺激信号进一步提高了EV释放的数量。研究还显示T细胞释放的EV群具有异质性，以及T细胞根据其不同的活化状态调节独特EV亚群的释放。

因此，总囊泡池中的不同囊泡群可以定向至特定的细胞类型，发挥不同的功能。了解影响T细胞来源EV的多效作用对未来进一步揭示不同囊泡群的释放触发因素和研究其分子成分和靶细胞十分重要。

三、树突状细胞来源的EV

免疫调节中的核心作用物是树突状细胞（DC）。在所有组织中，DC对环境进行不断采样，递呈MHC分子上的多肽给携带特异性识别该复合物的TCR的T细胞（同源DC-T细胞相互作用）。未经如病原体或组织损伤的危险信号激活的DC称为未成熟DC。未成熟DC不诱导效应T细胞反应，在维持效应T细胞抑制和（或）调节T细胞扩增中的耐受性中发挥重要作用。危险信号，如细菌来源的脂多糖（LPS），可诱导DC成熟，从而有效诱导效应T细胞和B细胞。成熟DC和CD4$^+$T细胞的相互作用是适应性免疫反应的核心，并对有效清除入侵病原体和维持内稳态十分重要。因此，同源DC-T细胞相互作用的功能性结果依赖于参与其中的细胞亚型和活化状态。活化和耐受之间的平衡由直接的细胞间相互作用、分泌的可溶性因子和释放的EV调节。

Raposo团队首先报道了抗原递呈细胞（APC）释放的EV，描述了B细胞可以分泌含有MHC Ⅱ 的EV。这些EV被认为能够放大APC抗原递呈能力，并很快被认为是潜在的治疗因素。因此，APC释放EV的触发因素，以及EV的分子构成均比T细胞来源的EV被更普遍地关注。多项研究表明DC来源的EV可以定向至CD4$^+$和CD8$^+$T细胞、DC和自然杀伤细胞（NK细胞）。关于DC来源的EV的作用的体外和体内的研究已开展。重要的是，DC释放的EV的成分和数量依赖于母体细胞的活化（成熟）状态，转而决定这些EV如何改变靶细胞的功能。

未成熟和成熟的DC都释放EV。原本假说认为LPS促使成熟的DC比未成熟DC少释放60%～75%的EV。该假说建立在对特定蛋白质的免疫蛋白印迹检测和囊泡群的总蛋白成分分析的基础上。然而，最近的一项研究表明，应用高分辨率流式细胞分析技术，LPS促使成熟的DC比未活化DC多释放约2倍的EV。重要的是，在同源DC-CD4$^+$T细胞相互作用中，DC来源的EV也显著增长，证明了EV的产生和T细胞-DC相互作用之间存在联系。

除了释放EV的数量，DC来源的EV分子组成也根据母体细胞的活化状态而不同。来源于成熟DC的EV比未成熟DC来源的EV含有更高水平的MHC Ⅱ 、CD86和ICAM-1，以及更低水平的MEF-E8。成熟和未成熟DC来源的EV在miRNA成分上也不同。这些数据表明，DC来源EV的释放和载体组成是受调控的，从而允许细胞间交流的特定信息传递者的及时传播。

未成熟和成熟DC来源的EV都有效定向至其他DC和CD4$^+$T细胞。然而，靶细胞结合EV的命运各不相同。CD4$^+$T细胞通过高亲和力淋巴细胞功能相关抗原1（LAS-1）捕捉DC来源EV，并将EV保持在细胞表面至少24小时。此现象提示在EV相关膜蛋白和T细胞质膜蛋白之间形成了稳定的受体-配体相互作用。除了EV结合，受体-配体相互作用可能参与向T细胞的信号转导及其功能调整。与之相反，DC捕捉的DC来源EV快速地与质膜融合或被这些细胞内化。一旦和质膜或内体膜融合，EV的腔内成分，如miRNA，可在DC的胞液中释放，可调节DC的功能。因此，DC来源的EV与其靶细胞的交联的功能结局不仅基于EV的分子组成，还基于靶细胞类型。

（一）DC来源EV的免疫活化作用

1.DC来源EV刺激CD4$^+$T细胞　DC来源EV上的MHC分子和共刺激分子的存在引发了这些EV可以作用于T细胞活化的观点。几项体外和体内研究证明了EV的T细胞活化潜能。总体来说，成熟DC来源的EV比未成熟DC来源的EV能在体内更强地诱导未成熟T细胞的反应。未成熟DC来源EV只能微弱地激活CD4[+]T细胞克隆，并且不能在体内刺激幼稚CD4[+]T细胞。然而，成熟DC来源EV被旁观DC吸收后，可以诱导幼稚CD4[+]T细胞的活化。DC来源EV上ICAM-1的存在对EV诱导CD4[+]T细胞增殖的能力非常重要，可能对旁观DC有效吸收EV是必需的。当成熟DC来源EV被成熟旁观DC吸收比被未成熟旁观DC吸收更强时，对幼稚T细胞的活化作用更强。

　　体内研究表明，注射进入小鼠腹腔的成熟DC来源的EV通过LFA-1/ICAM-1相互作用结合衰退淋巴结中的CD8α[+]DC。使这些CD8α[+]DC在体内锚定幼稚CD4[+]T细胞，导致雌鼠的雄鼠皮肤移植物的抗原特异性的急性排异。DC释放的EV也能在体内诱导体液免疫反应。小鼠免疫接种白喉类毒素（DT）-脉冲的DC来源EV，可在首次接受试验的小鼠体内诱导产生初次IgM和IgG抗DT免疫反应。与未成熟DC比较，成熟DT脉冲DC来源的EV展现出增强的诱导初次IgG免疫反应的能力。同样的，OVA脉冲的成熟DC来源的EV引起体内强烈的Th1和B细胞免疫反应。DC来源EV是否通过DC靶向和（或）B细胞靶向在体内引起强烈体液免疫反应仍待进一步阐明。

　　总之，这些发现证明了未成熟和成熟DC来源的EV都能激活CD4[+]T细胞，但对于辅助DC的需求有所不同。此外，DC来源EV诱导的抗原刺激CD4[+]T细胞活化比幼稚CD4[+]T细胞的锚定更容易获得。

　　2.DC来源EV刺激CD8[+]T细胞　类似CD4[+]T细胞的活化，成熟抗原脉冲DC来源的EV相比未成熟抗原脉冲DC来源EV，是更强的CD8[+]T细胞活化诱导物。未成熟和成熟的抗原脉冲DC来源的EV都能在体外诱导抗原刺激CD8[+]T细胞的克隆增殖。然而成熟DC来源EV诱导的CD8[+]T细胞的克隆增殖是未成熟DC来源EV的2倍。研究表明，装载病毒多肽的成熟DC来源的EV也在新近分离的人CD8[+]T细胞的再次免疫应答中诱导产生γ-IFN，而未成熟DC来源EV不能很好地诱导γ-IFN。这些研究显示，抗原刺激CD8[+]T细胞无须旁观DC，直接被抗原脉冲DC来源的EV活化。相反，DC来源EV填装CD8[+]T细胞需要向旁观DC募集EV。搭载多肽的未成熟和成熟DC来源的EV一旦在体外转移至旁观DC，都可以活化幼稚CD8[+]T细胞。然而在体内，只有成熟DC来源EV能够促进幼稚CD8[+]T细胞向CD8[+]效应T细胞的分化。

　　早期研究显示，装载肿瘤抗原的DC来源的EV能促进抗肿瘤CD8[+]T细胞免疫反应，抑制小鼠体内已形成的肿瘤。在此基础上，一个肿瘤抗原脉冲的未成熟DC来源EV的临床试验正在进行。然而，这些未成熟DC来源EV开发的疫苗未能有效诱导抗肿瘤T细胞免疫反应。

　　由于CD4[+]T细胞募集的DC来源的EV可以在细胞表面保留至少24小时，获得的装载MHC-肽复合物可以参与向其他T细胞的抗原递呈。研究证明，OVA蛋白脉冲DC释放的EV来源的MHC-肽复合物可以在体外被Con A刺激的脾CD4[+]T细胞递呈，从而像肽脉冲DC本身一样强效地诱导OVA特性CD8[+]T细胞增殖。小鼠接种这些DC来源EV修饰的CD4[+]T细胞导致脾中OVA特性CD8[+]T细胞数量的增长。反应的量级可以和接种OVA-肽脉冲DC相比较，而只注射OVA脉冲DC来源EV仅能诱导OVA特性CD8[+]T细胞数量的轻度增长。然而，注射的DC来源EV是否在体内被活化的CD4[+]T细胞吸收，以及DC来源的EV修饰CD4[+]T细胞是否在体内效应CD8[+]T细胞反应的刺激下发挥生理作用尚不清楚。

3. 未成熟DC来源微囊泡激活NK细胞　NK细胞也已经被认定为DC来源的EV的靶目标。未成熟DC来源的EV可携带两种NK细胞的活化受体NKp30和NKG2D的配体。一旦与未成熟DC来源EV共同孵育，NK细胞将被激活并释放TNF-α和γ-IFN。释放现象在对热休克蛋白处理过的未成熟DC来源的EV的反应中进一步增长。小鼠体内应用未成熟DC来源的EV诱导了NK细胞增殖，依赖于EV相关IL-15Rα，并触发了NK细胞介导的针对小鼠肺内转移肿瘤的细胞毒性作用。假说认为人类未成熟DC来源EV表面存在的IL-15Rα很可能通过向NK细胞"转移表达"IL-15，协同增强可溶性IL-15在NK细胞活化中的作用。

（二）DC来源EV的免疫抑制作用

DC来源的EV，尤其是未成熟DC释放的EV，也能介导免疫抑制和（或）免疫耐受效应，参与移植免疫的调节。尽管未成熟DC来源EV可激活NK细胞，诱导小级别的CD4$^+$T细胞活化，它们主要被认为在诱导免疫耐受中发挥作用。体内试验初步研究了未成熟DC来源EV的免疫抑制特性。研究证明同种异体移植物移植前或后应用未成熟DC来源的EV可以诱导耐受，从而延长移植物的存活时间。移植后同时应用名为LF15-0195的免疫移植药和供体DC来源的EV能够显著提高移植心脏的存活率。由于LF能在体内抑制DC成熟，研究表明宿主DC递呈供体EV来源的MHC复合物，从而诱导供体特异免疫耐受。另一项研究中，用供体未成熟DC来源的EV预治疗接受小肠移植的大鼠，小肠移植物存活时间延长。接受了预处理的同种异体移植物受体的脾T细胞的体内分析表明，相比较未接受预处理的移植物受体，供体脾细胞的反应表现出更高水平的IL-10，更低水平的γ-IFN和更少的增殖。此外，接受供体DC来源EV预处理的移植受体的脾匀浆中有更高的总Foxp3水平。总而言之，上述发现表明，未成熟供体DC来源EV可被用于诱导同种异体移植中的供体特异性免疫耐受。

（三）DC来源EV作为抗原来源

DC来源的EV可以作为抗原传播的交通工具。然而，抗原是如何通过这些"交通工具"转移到靶细胞，以及抗原是否被靶细胞进一步处理，尚不清楚。首要的可能是MHC-肽复合物或完整的抗原向靶细胞表面的功能性转移。通过MHC Ⅱ阴性DC募集携带MHC Ⅱ的EV后刺激CD4$^+$T细胞反应的能力说明，也就是所谓的"异装"。这些EV来源的MHC Ⅱ-肽复合物能在EV结合或与质膜融合后在靶细胞表面直接表达。靶细胞质膜上暴露的EV相关的完整抗原能在向B细胞的抗原递呈中发挥一定作用。事实上，成熟的OVA脉冲DC来源的EV一旦接种小鼠，EV表面的完整OVA蛋白在小鼠体内诱导产生OVA特异性IgG，而直接装载OVA多肽的EV则不能。然而，经完整DT脉冲处理的DC来源的EV也能诱导IgG反应，而EV中没有发现完整的DT。因此，DC来源EV如何转移完整抗原和诱导体液反应以及靶细胞抗原处理这些转移的抗原进行抗原（交叉）递呈的具体机制仍待阐明。研究表明，DC能处理经EV转移的同种异体的MHC来源多肽，通过自身MHC递呈同种异构多肽。总的来说，上述研究证明了DC来源的EV在抗原传播中发挥了作用。

四、免疫反应平衡中DC和CD4⁺T细胞来源的EV

DC和CD4⁺T细胞之间的强烈串扰发生在同种相互作用中，确保了应对感染、移植免疫和肿瘤发展的合理免疫反应。这些反应必须被严格调节来预防病理性免疫、自身免疫病和慢性感染的发生。因此，在持续存在的免疫反应中，需要仔细平衡免疫刺激和免疫抑制事件。DC和T细胞在同种移植物相互作用中释放的EV参与平衡免疫反应。在同种移植物相互作用中，DC释放更多包含MHC Ⅱ的EV。这些EV可以通过直接向T细胞递呈抗原和在旁观DC上募集后间接递呈抗原，放大DC的抗原递呈能力。此外，DC来源EV能在T细胞和DC分离后，仍保持在CD4⁺T细胞的表面，延长抗原递呈能力。然而，这些抗原传播是否将发挥免疫激活作用，取决于亲代DC的成熟状态和靶细胞的细胞类型和活化或成熟状态。除了靶向定位至旁观DC，活化T细胞也能有效结合DC来源EV，从而募集MHC Ⅱ到它们的表面。这可能允许T细胞至T细胞的抗原递呈，导致免疫反应的下调。然而，DC来源EV的募集也可能使CD4⁺T细胞激活CD8⁺T细胞反应。除了活跃的免疫调节特性，DC和T细胞来源的EV可分别阻滞TCR和MHC Ⅱ复合体以抑制免疫反应。这种被动的阻滞分别限制了CD4⁺T细胞和DC表面可结合的特异性TCR和（或）MHC-肽复合物数量。最后，T细胞能释放携带FasL的EV，能够诱导DC和旁观T细胞，以及其他细胞的凋亡。

五、移植模型中EV与免疫反应

DC通过触发直接或间接途径在同种异体移植排斥反应中起重要作用。DC衍生的EV具有MHC Ⅱ类和共刺激分子。早期研究已显示了EV在移植中诱导和抑制免疫反应中的直接作用。APC来源的EV能够递呈其MHC肽至T细胞从而活化它们。在移植模型中，当EV被DC俘获引起效应T细胞的活化，因此需要APC递呈EV来源的异种-MHC-肽至T细胞（半直接途径）。直接途径时，DC来源的EV能够直接传递其MHC肽至T细胞。半直接途径时，DC来源的EV能够被受体的DC俘获，其完整的MHC肽能够通过DC递呈至T细胞，又称为抑制交联现象。

Herrera等在2014年描述了移植模型中的半直接识别，流式细胞仪显示DC从上皮细胞和其他DC获得功能性同种MHC肽，这些细胞传递同种MHC肽至T细胞，并被其他学者进一步证实。DC介导的直接识别参与了T细胞刺激并通常参与急性排异。然而，两项最新的研究显示，半直接识别（EV的潜在作用）而不是直接识别在同种异体移植物的免疫反应中刺激免疫反应。在移植模型中，从移植物DC移行至局部淋巴结的DC，以有限的数量有效地启动免疫反应但是发生排异，提示有效的供者来源的EV移行至淋巴结并介导急性排异。此外，有学者用皮肤、心脏和胰岛移植证实了先前的研究，供体细胞的LN和脾均为空，但有一定数量被受体遗弃的细胞。在心脏或胰岛移植模型中，也显示了被遗弃细胞有效激活T细胞的作用。在此，EV（半直接途径）在移植模型中的作用被强调，有可能这种被遗弃细胞的作用在人的移植中也存在。

总之，以上数据表明了EV作为主要的成分能够刺激免疫反应抵抗同种异体移植物或负性调节免疫反应。除了在同种异体免疫中起着必要作用的免疫细胞，EV能够作为免疫细胞并起与免疫细胞相似的作用启动诱导或抑制免疫反应。

第三节 细胞外囊泡与移植肾

一、EV作为肾移植后移植肾功能监测的生物标志物

EV的免疫刺激、免疫抑制和促凝血潜能提示其可以被用作监测肾移植后的生物指标，也可能参与移植后并发症的发生[10]。一项前瞻性研究分析了一般人群血小板和白细胞来源的EV水平，特定人群的粒细胞来源的EV水平，以及肾移植受者的红细胞来源EV水平，结果表明移植数月后的EV水平显著减少[11]。EV部分的组织因子活性有一定下降，但与对照组相比仍保持升高。EV水平与肾功能呈负相关。此外，心血管疾病患者移植后EV水平的降低少于未患心血管疾病的患者。尿液中肾细胞来源的CD133+EV是移植物功能延迟恢复和血管损伤的生物标志物。和肾移植后稳定的患者相比，诊断移植后肾小球疾病的肾移植受体循环中表达纤连蛋白的EV增加2倍，而表达胶原IV的EV增加2.5倍[12]。

EV可能参与肾移植术后的急性排异反应。对移植物活检样本的超微形态研究显示，抗体介导的肾移植排异在小管周围毛细血管网表现为EV聚集，伴有血小板沉积和内皮损伤。APC来源的EV可能通过DC来源EV的转移激活了一种抗供体移植物T细胞反应。相似的，巨细胞病毒感染的内皮细胞依赖T细胞群中被污染的表达MHC II类APC的存在，激活CMV阳性个体中的CD4+T细胞。CMV抗原是在体外通过EV转移至抗原递呈细胞。此机制可能帮助了CMV诱导的同种异体移植物排异反应或慢性同种异体移植物血管病变[13]。

抗胸腺细胞球蛋白（ATG）治疗移植物抗宿主病或急性排异反应的方案诱导血小板减少和凝血障碍，其特征是血浆D-二聚体和凝血酶-抗凝血酶复合物水平的升高。ATG结合在血小板上，并能在补体活化的血小板来源的EV上检测出。ATG活化补体诱导的血小板，从而诱导EV的聚集和释放。类似的，钙调神经磷酸酶抑制剂诱导内皮细胞释放拥有激活血浆中补体能力的EV。

有趣的是，来自发生急性排异反应肾移植受体的尿液样本，无论是T细胞介导型还是抗体介导型，都有独特的急性排异相关的mRNA特征，不仅急性排异反应患者与仅发生急性肾小管损害而无急性排异反应的患者尿液样本中mRNA不同，而且T细胞介导型和抗体介导型排异反应的患者尿液样本的mRNA也不相同。此外，某些可能是在小管EV中释放的长段非编码RNA已经在急性排异反应的患者尿液样本中检测出，与移植术后1年的肾功能有关[14]。

二、EV作为肾移植后移植肾功能监测的生物标志物

EV的内容物及其递呈抗原的能力（直接/间接）导致了免疫反应的激活/抑制。首

先，表达 MHC 的 EV 有抗原递呈的作用。表达 MHC 的 EV 在刺激/抑制免疫反应中起着重要的作用，从而参与了同种异体移植物的排斥/耐受。其次，EV 的内容物和表面标志物参与免疫反应。在移植后早期阶段，尚没有监测或发现急性移植物排斥或移植物状态的可靠的生物标志物。既然 EV 包括特异性和非特异性的蛋白和核酸，它们能够提供释放来源组织的重要信息。此外，EV 的数量能够反映分泌它们的细胞的代谢状态。EV 也具有其他优势。例如，它们能够保护它们的内容物（蛋白和核酸）避免降解。总而言之，EV 作为生物标志物能够参与疾病的早期发现和监测，也能够评估治疗的反应。再者，它们能用作预测或诊断性生物标志物，也可作为一种液体活检的方式。已经证实移植物能够释放 EV 至受者的血循环中。排异的移植物与稳定的移植物病理改变完全不同，分别有各自特异的 EV，可以为我们提供移植物状态的关键信息。许多研究证实了 EV 这方面的能力[15]。在心脏移植模型中，已经有报道显示心脏 EV 的特征能够发现和监测早期移植物功能紊乱，并在胰岛和肾移植的临床队列中得到证实。

EV 在肾移植受体中的预测/诊断生物标志物的作用也在人体中被评估[16]。尿液样本中的 EV 碎片特定标志物的分析显示，产生于末端肾单位的中性粒细胞明胶酶相关脂质运载蛋白（NGAL）可以用作移植物功能恢复延迟缺血再灌注损伤和尸体供肾中长时间冷冻缺血的生物标志物。尿液 EV NGAL 和 IL-18 都与移植后的肌酐水平降低有关。尿液 EV 水通道蛋白 1 在缺血再灌注损伤的大鼠 AKI 模型和接受肾移植的患者中均明显降低，因此，该蛋白水平可以用作缺血再灌注损伤的标志物[17]。

在一项横断面研究中，Lim 等评估了 EV 的蛋白质组学，强调了这些蛋白作为急性 T 细胞介导的排异（TCMR）的诊断性生物标志物的作用。和无排异的患者相比，EV 蛋白中的 tetraspanin-1（TSPAN1）和 hemopexin（HPX）在急性 TCMR 的患者中显著升高。在 TSPAN1 和 HPX 和其他蛋白相互作用的网络中，TSPAN 或 HPX 和 T 细胞免疫存在相关性。这两个蛋白显示了在急性 TCMR 中潜在的诊断能力。然而，仍需要更多的人口统计学和临床特征相似的研究证实上述结果。

此外，EV 中 mRNA 转录子（gp130，CCL4，TNFα，CAV1，DARC 和 SH2D1B）能够区分细胞免疫排异和抗体介导排异的患者。考虑到血样本变化往往在活检证实的排异之前，EV mRNA 转录子可以作为移植物排异的预测性生物标志物。一般来说，移植物受体中的 EV 具有移植物功能的部分关键信息。肾移植术后早期，以 EV 为基础的监测能够帮助临床医师更好地调整患者的状态，改善移植物的长期功能。

移植肾中浸润的 T 细胞与细胞排异密切相关。特异性 T 细胞来源的 EV 进入尿液，能够被检测并作为急性细胞性排异（ACR）的生物标志物。研究显示，与没有排异的患者相比，CD3$^+$ EV 在 ACR 患者中显著升高，提示尿特异性 T 细胞来源的 EV 能够反映移植物的 T 细胞浸润，从而能够用作代替有创性穿刺的方式证实 ACR。

已有研究证实，移植物组织特异性 EV 作为无创性生物标志物监测排异的诊断价值[18]。研究表明移植组织释放供体 HLA 特异性 EV 至受体循环中，移植物 EV 能够定量，并且在长期随访中被追踪，免疫排异以时间依赖的方式引起 EV 信号的改变。移植 EV RNA 和蛋白的特征也是组织特异性的，并且随着排异而改变[19]。由于 EV 的特征，许多以 EV 为基础的研究在肾移植受体或肾功能不全的患者中开展。总之，上述研究提示，EV 能够完美地反映移植物的状态，在排异和非排异的患者中显著不同。我们有理由相信，未来EV的特征能够作为移植组织的液体活检的方式。然而，仍需要大样本的以EV为基础的研究来证实移植物受体中EV作为预测或诊断的生物标志物。

第四节 细胞外囊泡的治疗作用

EV为基础的治疗方案有助于预防同种异体移植物的免疫反应，改善移植器官免疫的长期生存并减少免疫抑制药物的使用及相关的后续事件，如感染、恶性肿瘤或移植后的心血管疾病[20]。

一、EV用作治疗方案的运输系统

EV从一个细胞向另一个细胞传递蛋白质和核酸的能力可能被用作治疗，尤其是某些EV优先结合特定细胞，可以由此运送药品、介导受体诱导信号的配体、改造蛋白或RNA来影响细胞过程。例如，血浆来源的EV可以装载外源性小干扰RNA（siRNA）运输至血细胞。通过对EV的母体细胞进行基因工程编辑，使母体细胞表达特定的配体，从而使EV向特定靶细胞归巢。另外，EV能跨越如血脑屏障、肾小球基底膜的屏障，从而到达被屏蔽的区域。一些数量有限的研究已经报道了EV可以装配化疗药物并运送至恶性细胞，该主题已有相关综述发表。1期和2期临床试验已经表明对恶性肿瘤患者应用APC来源的EV是可行的。

二、EV作为可能的治疗靶点

EV被持续地从循环系统中清除。血小板来源的EV半衰期仅10分钟。在它们相当短的半衰期中，EV表现出对宿主极强的有害影响。因此，降低EV释放和摄取的治疗方法，哪怕是暂时的，可能在败血症、感染、血栓形成性疾病中也是有益的。已有多种药物被发现可以降低患者血细胞来源和内皮细胞来源的EV，包括抗血小板药物、抗氧化剂、他汀类药物、钙离子阻滞剂和前列腺素。吡格列酮是过氧化物酶增殖物活化受体γ的一个选择性配体，可减低代谢综合征中的内皮细胞来源EV水平。

研究表明，用C1抑制剂孵育血浆可以减少趋化激肽β1受体阳性内皮细胞EV的释放，其可能具有治疗炎症性疾病的潜力。据报道，钙蛋白酶抑制剂calpeptin能在体外减少血小板来源EV的脱落。钙蛋白酶抑制蛋白calpastatin也能抑制钙蛋白酶，减低小鼠败血症模型中的EV脱落。质子泵抑制剂，如奥美拉唑，可降低肿瘤细胞的EV释放。相似的，阿米洛利降低EV的产生和细胞摄取。嘌呤受体的刺激减少EV的脱落，阻断P2X受体可降低红细胞的EV脱落。此外，EV很可能通过使用特定的抗体或配体进行免疫吸附，从而从血浆中清除。

除了降低EV的水平，某些物质和抗体也许能减少它们被细胞摄取。DEL1的抗体、膜联蛋白5、阿昔单抗（糖蛋白2b/3a的拮抗剂）、抗整合素αVβ3和氯丙嗪降低了内皮细胞对血小板来源EV的摄取。细胞松弛素D能解聚肌动蛋白，干涉微丝形成和胞饮，也阻滞内皮细胞对血小板来源EV的摄取。相似的，细胞松弛素B降低了巨噬细胞对网织红细胞来源EV的摄取。膜联蛋白5和PSGL-1阻滞了血小板对单核细胞来源EV的摄取。尽管降低细胞摄取会提高循环中细胞外囊泡的水平，但它能减少EV与受体细胞相互作用造成的影响。

三、EV在移植模型中的治疗作用

肾移植受体需要接受免疫抑制药物从而接受并维持其移植肾。然而，这些药物有许多副作用，如感染、肿瘤和心血管功能紊乱等。报道显示，移植后感染对患者的生存率有负性影响，并增加死亡率和病死率。移植药物的目的是获得手术/免疫耐受，使患者在停止服用免疫抑制药物后至少一年内维持移植物的功能。然而，实际时间可能更久。因此，代替免疫抑制药物或者以EV为基础的治疗的其他方案值得考虑。许多移植模型的研究显示了EV作为治疗方案的作用，并具有积极的结果。

Peche等在2003年首次评估了EV在心脏移植模型中延长移植物存活的作用。不同剂量的供者来源的imDex（1μg，10μg，25μg，100μg）在移植前14天和7天注射至受体大鼠中。和未处理组，1μg及100μg的剂量相比，10μg和25μg的imDex显著延长了移植物的存活时间。EV治疗延长了移植物存活的时间但是并不诱导免疫耐受。在进一步研究中，Peche等在移植后注射imDex至受体大鼠联合短期的LF（15-0195）作为免疫抑制治疗。和先前研究类似，单用EV只能显著延长移植物的存活并不能诱导免疫耐受。然而，imDex联合LF在所有治疗的受体中均显示了长期的心脏移植物的存活。两项研究显示，移植前或移植后单纯注射EV只能引起短期的移植物存活，而EV联合短期的免疫抑制剂能够使移植物长期存活。

此外，2016年Ma等的一项研究评估了EV联用或者不联用供体抗原特异性调节T细胞（Tregs），评估移植后的生存时间。与未治疗的大鼠相比，imDex 10μg，40μg或80μg治疗的大鼠的平均生存时间（MST）更高；20μg imDex治疗的大鼠比其他治疗剂量的大鼠的MST更高。这些结果强调了imDex的免疫调节作用及其潜在的治疗作用。当imDex和供体抗原特异性Tregs联合注射至大鼠，显示了最高的MST（＞100天）。来源于Tregs的EV也有同样的结果。同种异体移植转运Tregs来源的EV至大鼠模型中延长了移植肾的存活，阻止了移植肾的排异。体外研究也表明，EV抑制T细胞增殖。单纯EV治疗可以显著延长同种异体移植物的存活，此作用在某种程度上是有益的，但是并不能诱导耐受。imDex联合短期的免疫抑制剂或供体抗原特异性Tregs可改善移植物存活时间。

总之，上述数据显示了EV用作治疗手段的不可或缺的作用。EV这方面的能力在肠道、心脏、肝和肾移植的模型中均被接受。EV联合低剂量的免疫抑制剂或者供体抗原特异性Tregs预后最佳。未来可以用其他治疗手段如EV而不是免疫抑制剂来处理移植后的严重的副作用并改善移植物存活时间。其他种类的免疫抑制剂或不同剂量的免疫细胞联合imDex可以起更好的作用。该类方案可减少免疫抑制剂的剂量，改善移植物的长期存活，具有广泛的应用前景。

第五节　结语和展望

　　EV在生理和病理过程中参与细胞间交流。它们在炎症和凝血疾病中的过度释放可能是有害的，然而MSC来源的EV在肾修复中是有益的。EV清除细胞中无用的成分，因而药物干预EV的脱落可能对细胞有潜在损害，但理论上，临时的脱落减少在EV促进感染和（或）肾衰竭的肾脏疾病中是有利的。

　　移植后的免疫反应即刻损伤同种异体移植物，是移植物失功的重要原因。EV与其来源的细胞相似，它们能够刺激或抑制免疫反应。此外，它们在半-直接识别中的不可或缺的作用也已经建立。因此，EV与免疫细胞共同作用有时可以更有效地参与同种免疫反应并影响移植结果。如果移植物有不成熟的DC和多余成熟的DC，很可能引起免疫耐受。

　　此外，EV能够反映分泌来源的组织，可以显著地区分排异和非排异的患者。因此，EV可以用作急性排异的早期诊断，并有望用来代替有创和昂贵的活检。目前缺乏值得信赖的监测患者早期移植后排异的生物标志物，EV可能作为新的值得信赖的预测生物标志物。长期服用免疫移植药物可能有严重的副作用，我们需要用其他的治疗手段诱导免疫耐受。EV作为治疗手段在移植模型中展现了新的前景，可能改善移植物的长期存活。EV注射至大鼠能够增加同种异体移植物的存活时间，与免疫抑制剂联用可以增加移植物的长期存活。然而，在人移植中以EV为基础的治疗尚无报道。在人移植的治疗方案中可能伴随着免疫抑制剂的减少并增加受体的存活时间。

　　值得注意的是，不同免疫特征的EV具有多种效应。受体的免疫特征和EV治疗能够帮助我们更好地理解EV在延长移植物存活中的作用。

（曹红娣　刘李林）

参 考 文 献

［1］Park J，Lin HY，Assaker JP，et al. Integrated Kidney Exosome Analysis for the Detection of Kidney Transplant Rejection. ACS Nano，2017，11：11041-11046.

［2］Mirzakhani M，Mohammadnia-Afrouzi M，Shahbazi M，et al. The exosome as a novel predictive/diagnostic biomarker of rejection in the field of transplantation. Clin Immunol，2019，203：134-141.

［3］Al-Massarani G，Vacher-Coponat H，Paul P，et al. Kidney transplantation decreases the level and procoagulant activity of circulating microparticles. Am J Transplant，2009，9：550-557.

［4］Goligorsky MS，Addabbo F，O'Riordan E. Diagnostic potential of urine proteome：a broken mirror of renal diseases. J Am Soc Nephrol，2007，18：2233-2239.

［5］Quinn JF，Patel T，Wong D，et al. Extracellular RNAs：development as biomarkers of human disease. J Extracell Vesicles，2015，4：27495.

［6］Erdbrugger U，Le TH. Extracellular Vesicles in Renal Diseases：More than Novel Biomarkers? J Am Soc Nephrol，2016，27：12-26.

［7］Karpman D，Stahl AL，Arvidsson I. Extracellular vesicles in renal disease. Nat Rev Nephrol，2017，13：545-562.

［8］Miranda KC，Bond DT，McKee M，et al. Nucleic acids within urinary exosomes/microvesicles are potential biomarkers for renal disease. Kidney Int, 2010, 78: 191-199.

[9] Hiemstra TF, Charles PD, Gracia T, et al. Human urinary exosomes as innate immune effectors. J Am Soc Nephrol, 2014, 25: 2017-2027.

[10] Lozano-Ramos SI, Bancu I, Carreras-Planella L, et al. Molecular profile of urine extracellular vesicles from normo-functional kidneys reveal minimal differences between living and deceased donors. BMC Nephrol, 2018, 19: 189.

[11] Qamri Z, Pelletier R, Foster J, et al. Early posttransplant changes in circulating endothelial microparticles in patients with kidney transplantation. Transpl Immunol, 2014, 31: 60-64.

[12] Sharma M, Ravichandran R, Bansal S, et al. Tissue-associated self-antigens containing exosomes: Role in allograft rejection. Hum Immunol, 2018, 79: 653-658.

[13] Esteva-Font C, Guillen-Gomez E, Diaz JM, et al. Renal sodium transporters are increased in urinary exosomes of cyclosporine-treated kidney transplant patients. Am J Nephrol, 2014, 39: 528-535.

[14] Pisitkun T, Gandolfo MT, Das S, et al. Application of systems biology principles to protein biomarker discovery: urinary exosomal proteome in renal transplantation. Proteomics Clin Appl, 2012, 6: 268-278.

[15] Zhang H, Huang E, Kahwaji J, et al. Plasma Exosomes From HLA-Sensitized Kidney Transplant Recipients Contain mRNA Transcripts Which Predict Development of Antibody-Mediated Rejection. Transplantation, 2017, 101: 2419-2428.

[16] Al-Massarani G, Vacher-Coponat H, Paul P, et al. Impact of immunosuppressive treatment on endothelial biomarkers after kidney transplantation. Am J Transplant, 2008, 8: 2360-2367.

[17] Oshikawa-Hori S, Yokota-Ikeda N, Sonoda H, et al. Urinary extracellular vesicular release of aquaporins in patients with renal transplantation. BMC Nephrol, 2019, 20: 216.

[18] Vallabhajosyula P, Korutla L, Habertheuer A, et al. Tissue-specific exosome biomarkers for non-invasively monitoring immunologic rejection of transplanted tissue. J Clin Invest, 2017, 127: 1375-1391.

[19] Rojas-Vega L, Jimenez-Vega AR, Bazua-Valenti S, et al. Increased phosphorylation of the renal Na^+-Cl^- cotransporter in male kidney transplant recipient patients with hypertension: a prospective cohort. Am J Physiol Renal Physiol, 2015, 309: F836-842.

[20] van Balkom BW, Pisitkun T, Verhaar MC, et al. Exosomes and the kidney: prospects for diagnosis and therapy of renal diseases. Kidney Int, 2011, 80: 1138-1145.

第十一章

多囊肾与细胞外囊泡

第一节 引 言

常染色体显性遗传性多囊肾（autosomal dominant polycystic kidney disease，ADPKD）是最常见的遗传性肾病，其发病率为1/（400～1000），是全球发病率最高的单基因遗传肾病[1, 2]。ADPKD的特点是双侧肾脏囊肿且囊肿体积逐渐增大，随着肾体积进行性增大，肾小球滤过率逐年降低并在数十年之后导致终末期肾病（ESRD）。ADPKD常出现高血压、腹痛、血尿、蛋白尿、囊肿或尿路感染、肾结石等并发症。除肾囊肿生长的直接表现和肾小球滤过率降低之外，患者还可能出现一系列肾外表现，包括肝囊肿、胰腺囊肿、颅内动脉瘤、腹腔疝和心脏瓣膜病变等。其中肝囊肿是最常见的合并症（83%～94%）。颅内动脉瘤虽然发病率较低（10%），但却是最可能导致患者死亡的合并症。此外，肾小球滤过率下降也引起了许多慢性肾脏病相关的并发症，如贫血、继发性甲状旁腺功能亢进、代谢性骨病、营养不良等，并增加心脑血管疾病的患病风险。ADPKD疾病特征和进展情况在家族内及家族间变异性非常大且机制并不明确。绝大多数ADPKD患者在很长一段时间内病程进展缓慢，临床特征不显著，尽管存在数以千计的微小囊肿并且囊肿也在持续形成并增大，但未发生囊性病变的肾单位可在长时间内代偿肾功能，维持肾小球滤过率相对稳定并维持酸碱平衡及水、电解质的代谢平衡，直至疾病的终末期，由于不断增大、增多的囊肿对残余肾单位的压迫，以及肾间质炎症和纤维化等改变，患者发展至肾衰竭的速度将显著加快。目前从基础实验转化而来的许多药物正在进行大量临床试验以验证临床效果，此外，近年来遗传学和临床诊断方面的进展，和对用肾总体积评估ADPKD预后的更多了解，显著增加了我们对ADPKD发病机制及病理生理的理解，并为发现治疗ADPKD的新药物带来了曙光。微囊泡是一类直径30～100 nm且富含脂质、蛋白质及核酸等物质的细胞外囊泡（EV）。近年来研究表明，EV具备多种生物学功能并广泛参与机体生理、病理发生过程中的各个环节，作为一种跨细胞运输"物质、能量、信息"的载体，参与肿瘤增殖迁移、炎症及免疫反应、组织损伤修复及干细胞定向分化等过程。有关EV与ADPKD的研究较少，本章将探讨ADPKD的发病机制及研究进展，并进一步讨论EV是否能够作为ADPKD的生物标志物，此外还将讨论EV参与ADPKD发生发展的可能机制。

第二节 常染色体显性遗传性多囊肾的发病机制

目前已确定的ADPKD致病基因为PKD1和PKD2[3]，分别占患者的80%～85%

和 10%～15%。*PKD1* 基因含有 46 个外显子，编码 4302 个氨基酸蛋白产物多囊蛋白 1（polycystins 1，PC1），具有参与细胞间信号转导，调节细胞周期等功能[4]。*PKD2* 基因含有 15 个外显子，编码一种非选择性阳离子钙通道蛋白产物多囊蛋白 2（polycystins 2，PC2）[5]。由于仍存在约 10% 的 ADPKD 患者未能检测到 *PKD1* 或 *PKD2* 基因的异常改变，许多学者猜测存在额外的基因导致 ADPKD 的发生，对此，近年来 Porath 等通过全外显子测序和功能学检查，得到一个新的 ADPKD 致病基因 GANAB[6]。*PKD1* 和 *PKD2* 等位基因在感染、毒素和环境的作用下易发生"二次打击"，产生突变，使 PC1 或 PC2 功能异常，进一步引起肾小管细胞周期调控和代谢异常，于是出现上皮细胞增殖，微小囊肿阻塞肾小管进而出现液体聚积等级联反应[7, 8]。PC1 或 PC2 功能的改变将导致细胞内钙和环磷酸腺苷（cAMP）水平的变化[9]，哺乳动物雷帕霉素靶蛋白（mTOR）信号通路随后异常活化[10]。同时，多囊蛋白复合体结构和功能的异常还可引起钙离子内流信号减弱，导致肾小管细胞表面纤毛极性和迁移的改变，使 Na^+，K^+-ATP 酶异位于肾小管细胞腔内膜，于是细胞向囊腔内不断分泌液体，促进肾囊肿的增大。此外，来自细胞系和模式动物的实验证据表明，细胞代谢重编程在 ADPKD 发生发展中起关键作用，表现为囊肿细胞代谢方式从氧化磷酸化向有氧糖酵解转换，也意味着细胞由静息状态转变为不断增殖的状态[11]。其他损伤包括缺血再灌注损伤，也可能进一步加速囊肿形成。最后，局部缺血造成的细胞因子不断产生，以及肾小管阻塞等情况都可能进一步造成易于促进囊肿形成和生长的环境，且囊肿形成和扩张本身还伴随着巨噬细胞活化等炎症反应，从此可以看出肾囊肿生成是一个不断级联放大的"滚雪球"效应。血管加压素（AVP）和 cAMP 相关信号通路在 ADPKD 囊肿形成过程中发挥了至关重要的作用，cAMP 的增加导致囊肿衬里上皮细胞中离子和水转运失调引发囊肿，而 AVP 的 V2 受体拮抗剂可有效降低 AVP 促进的细胞内源性 cAMP 水平增高。尽管目前关于 mTOR 通路抑制剂如西罗莫司、依维莫司的临床研究结果不尽如人意，无法成为治疗 ADPKD 的有效药物[12, 13]，然而，V2 受体拮抗剂托伐普坦被证实能够有效延缓肾功能恶化并且目前已被 FDA 批准治疗 ADPKD[14]，下文将进一步讨论。

第三节　评估常染色体显性遗传性多囊肾预后和进展的新方法

国内外对 ADPKD 患者的研究发现，肾总体积（total kidney volume，TKV）可有效预测 ADPKD 的病情进展[15, 16]。CRISP（The Consortium for Radiologic Imaging Studies of Polycystic Kidney Disease）是对 15～46 岁且肌酐清除率约为 70 ml/min 的患者进行的纵向研究，其目的在于明确 TKV 与 GFR 之间的关系。研究发现 TKV 是 eGFR 下降的最佳预测因子，因此推荐使用 TKV 年增长率来监测和评估 ADPKD 病情进展。TKV 还常被用作临床试验的观察终点，可采用超声、CT 或 MRI 进行测算。长期随访研究可采用超声测定 TKV，但其缺点是可重复性差、精确度低，易受检查者操作影响等。如果进行短期临床干预研究或疗效观察可采用 MRI 或 CT 检查，并对数据进行三维重建后精确测算 TKV。增强 CT 的特点是可区分非囊肿性组织（完全强化区）和纤维化、无功能的肾组织（低强化或"分隔中度强化"区），而 MRI 优势在于可以精确测量肾血流以预测 ADPKD 进展情况，研究表明肾血流量减少与 ADPKD 进展相关。目前梅奥分型根据

ADPKD 影像学特点将 ADPKD 分为两类[17]，1 类为 ADPKD 典型影像学表现，约占全部病例 95%；2 类为非典型影像学表现，约占全部病例 5%。利用身高矫正的 TKV 又可将 1 类患者疾病进展分为 1A、1B、1C、1D 及 1E 5 个亚类，各级所对应的 TKV 预估年增长率分别为 < 1.5%、1.5% ～ 3%、3% ～ 4.5%、4.5% ～ 6%、> 6%。2 类非典型影像学表现包括 2A 和 2B 两个亚类。1A 和 2 类患者疾病进展较慢；1B 亚类患者在 2 ～ 3 年后需再次测定 TKV 以评估疾病进展；1C、1D 和 1E 亚类的患者疾病进展较快。此外，除了基于影像学判断预后的方法之外，还有结合临床信息和遗传数据来预测 ADPKD 预后的方法，即 PROPKD 评分[18]。影响 ADPKD 预后的主要因素是疾病的基因型：PKD 1 突变的患者较 PKD 2 突变患者肾体积更大、病情更重、eGFR 下降更快、同时进入 ESRD 更早（平均 54 岁，早于后者 20 年）。预后不良的相关因素还包括男性、妇女多胎妊娠、早期出现的高血压、反复或早发的肉眼血尿、大量蛋白尿、肾体积大、GFR 和肾血流量降低等。根据患者的临床信息和基因突变类型预测 ADPKD 的预后，按得分将患者进展至 ESRD 的风险分为低（0 ～ 3 分）、中（4 ～ 6 分）、高（7 ～ 9 分）三组，其发生 ESRD 的平均年龄分别为 70.6、56.9 和 49 岁。除了有关预后的信息之外，当诊断不明确时，非典型患者和胚胎植入前遗传学诊断可能额外需要进行基因检测。

第四节　治疗及进展

近年来随着生殖医学的发展，有关 ADPKD 遗传咨询方面的研究进展迅速，目前推荐所有确诊的 ADPKD 患者及其直系亲属自愿接受遗传咨询，由医师向患者宣教疾病的遗传方式、家庭成员的患病风险、影像学筛查与随访，以及基因检测的重要性、适应证和结果判读，计划生育和产前诊断等。ADPKD 遗传方式是亲代患者精子或卵子携带致病基因，形成受精卵，由于无胚胎致死性最终将发育成人，导致 ADPKD 致病基因遗传给子代。得益于基因检测技术和辅助生殖技术的不断进步，现代医学可以极为精确地检出 ADPKD 患者家系致病突变基因位点及类型，并自体外受精胚胎中通过退火环状循环扩增技术筛选出不携带致病突变、无染色体异常的胚胎，再将胚胎移植回母体子宫发育，在妊娠 18 周时行羊水穿刺检测胎儿是否携带病基因，如未携带则继续妊娠直至成功分娩，生育出无 ADPKD 致病基因的健康下一代。这一方法又称为"第三代"试管婴儿技术或胚胎植入前遗传学检测技术。实施辅助生殖技术使家庭成功获得健康后代的成功率也同样受到非常多因素的影响。因此应充分与患者及家庭沟通，并由其自行决定是否选择利用该技术阻断 ADPKD 致病基因遗传。

近年来 ADPKD 治疗的重要进展主要集中在抑制肾囊肿的生长和减缓肾功能的下降。ADPKD 患者的治疗已经从仅对慢性肾功能不全引起的并发症的支持对症治疗，转变成利用新发现的疾病靶点进行药物治疗。越来越多的随机临床试验已经验证了新靶向疗法的有效性，其中一些已应用于临床。目前还确定了几种可能减缓 ADPKD 肾囊肿进行性增大的治疗靶点，并且已经完成或正在进行临床试验以研究各种治疗方案的成效。然而仍有许多问题亟待解决，包括需要进一步开发针对疾病早期阶段的生物标志物以促进临床试验的开展，还包括进一步探究药物联合治疗的效果等。对 ADPKD 治疗的研究正处于突破阶段，为受疾病严重影响的个人和家庭带来希望。国内现有的 ADPKD

治疗方案主要以对症处理并发症为主，包括控制蛋白尿、处理囊肿出血、感染及泌尿道梗阻等。如上文所述，近年来由FDA批准的用于治疗ADPKD的药物托伐普坦可以降低TKV及延缓eGFR的下降速率，从而达到延缓慢性肾衰竭的作用[14]，研究表明，ADPKD患者应用托伐普坦可以增加预期寿命约2.6年，并延迟进入ESRD约6.5年。近年来针对应用托伐普坦治疗ADPKD，国内外已经或正在进行大量相关的随机、双盲临床试验。包括美国在内的多个国家已批准该药用于治疗快速进展型成年ADPKD患者。尽管该药物给ADPKD患者带来了希望，但在应用此药物治疗ADPKD患者的同时，临床医生也面临大量问题。鉴于这些问题，美国梅奥临床医学中心Torres教授于2018年领衔制定了《托伐普坦治疗快速进展型ADPKD的临床实践指南》[19]。指南详尽介绍了如何合理应用托伐普坦治疗ADPKD，包括药物应用的适宜人群、药物剂量选择及不良反应的评估与处理等内容。由于FDA仅批准托伐普坦用于治疗快速进展型成人ADPKD患者，指南指出，首先需要明确ADPKD诊断，以及是否属于快速进展型ADPKD。因此，如何精确识别患者为快速进展型ADPKD是决定是否使用托伐普坦治疗的关键所在。此外在托伐普坦治疗前还需要确认已给予患者基本的肾保护治疗，包括低钠、热量限制、蛋白及磷摄入限制等饮食治疗、监测体重指数（BMI）、控制血压和血脂，以及水化治疗等。此外还需要结合患者年龄、eGFR水平和对该药物的耐受性，充分权衡托伐普坦治疗的获益与危害。多个国家已批准该药用于临床，在国内，目前托伐普坦（苏麦卡）也被批准用于治疗高血容量性和正常血容量性低钠血症，然而此药暂未获批准用于治疗ADPKD患者。若想将此药应用于临床，则需要从治疗费用方面分析托伐普坦的成本与效益。在加拿大，ADPKD患者使用托伐普坦的年均费用约为3.4万加元，而美国ADPKD患者使用托伐普坦的年治疗费用约为17万美元。在国内上市的托伐普坦价格为15mg/片（99元/片），以每天服用30mg或60mg计算，年治疗花费约为22万元。如果没有医疗保险的支持，治疗费用无疑将给患者个人及家庭甚至社会带来极大的经济负担。因此，如果未来将托伐普坦作为治疗我国成人进展型ADPKD的药物，一是需要国内积极进行临床试验来验证此药在本土人群中的疗效，二是需要仔细权衡并综合评估治疗费用与治疗效果。综上所述，尽管托伐普坦治疗ADPKD的相关基础与临床研究进展迅速，但仍有很多未解决的问题，关于分析托伐普坦治疗ADPKD成本与获益的数据极少，未来需要做更多关于此方面的研究，此外还需要对ADPKD患者进行多方面的评估，包括基因类型、临床情况等，使其治疗更精准化、剂量个体化，最重要的是，目前仍然缺乏一个灵敏、便捷且经济的临床生物学标志物以评估ADPKD患者的病情严重程度、个体化治疗方案及预后，下文所要描述的微囊泡便非常有潜力成为ADPKD的标志物。

第五节 细胞外囊泡与常染色体显性遗传性多囊肾

一、细胞外囊泡作为ADPKD的生物学标志物

肾脏病学家一直以来都致力于寻找新的方案以提高他们通过使用非侵入性方法快速

准确诊断肾脏疾病的能力。其中尿液便是一种极易获取的非侵入性样本，监测ADPKD进展的理想尿液生物标志物应具有以下特征：①可在随机尿液样本中检测出；②在健康肾组织和肾囊肿组织中表达存在差异；③生物标志物表达的变化应先于肾解剖和功能的改变；④生物标志物应与ADPKD的发病机制相关。在细胞通信过程中发现细胞脱落的细胞外囊泡（EV）具有传递信息、影响细胞生物学功能的重要作用[20, 21]。EV中包含母体细胞来源的蛋白、脂质和核酸等，不但可以反映来源细胞的病理生理状态，EV还被证实是重要的细胞间通信及生物活性物质转运的重要方式，在肿瘤的发生与转移[22, 23]、免疫应答与调节[24, 25]、物质代谢[26]、细胞损伤后转归[27]等多种病理生理过程中发挥重要作用。有大量研究证实几乎所有的肾固有细胞（足细胞、近端小管上皮细胞、髓袢升支及降支小管上皮细胞、集合管细胞）和泌尿生殖道的其他细胞（前列腺及膀胱细胞）都可以分泌EV进入尿液[28]。表明EV在维持肾正常生理功能方面发挥至关重要的作用。近年研究表明，尿液EV与其他生物标志物相比，其作为ADPKD的潜在生物标志物不仅具有诊断或预测作用，而且EV在ADPKD的发生发展过程中同样起非常重要的作用，未来甚至可以用EV作为治疗ADPKD的方法之一。随着科技的进步，灵敏和准确的质谱分析和基因组技术的出现更是不断促进了这方面的研究，很可能在不久的将来，尿液EV将作为ADPKD生物标志物在临床实践中发挥作用。

2004年Pisitkun等利用荧光液相色谱-串联质谱分析尿液EV，结果表明尿液EV中有295种蛋白质[29]，包括已知肾和系统性疾病有关基因的多种蛋白质产物，其中也包括ADPKD。他们通过质谱分析及免疫印迹方法发现尿液EV中存在PC1，因此推测检测尿液EV PC1表达可能为监测ADPKD的发生发展提供潜在的生物标志物。在Pisitkun等的工作基础上，Hogan等分析多囊肾患者尿液EV并鉴定出552种蛋白质（其中232种尚未记录在尿液蛋白质组数据库中）[30]，其中许多蛋白质都与信号转导有关，包括Smoothed分子。他们还检测出与ADPKD致病基因相关的另外两个蛋白质产物：小鼠CPK位点的产物Cystin和人Bardet-Biedl综合征基因产物ADP核糖基化因子6（ARF-6）。Benito-Martin等研究体外培养的人近端肾小管细胞分泌的EV，以及人尿液EV中TNF超家族蛋白的表达，并通过液相色谱-串联质谱（LC-MS/MS）鉴定了这些EV中的其他蛋白质表达情况[31]，发现ADPKD患者尿液EV中含有的一种TNF受体超家族蛋白护骨因子（osteoprotegerin，OPG）表达增加，并且在囊肿衬里细胞中存在OPG表达，这一发现表明肾小管细胞分泌的EV在调节细胞死亡或囊肿生成的炎症过程中起重要作用。Gerlach等采用流式细胞术和凝集素微阵列方法[32]，比较7例ADPKD患者和7例配对的健康志愿者尿液EV中表面糖基化特征，发现43种凝集素中有6种表现出表面糖基化的显著差异，表明利用尿液EV监测泌尿系统正在发生的病理生理变化的可能性。Pocsfalvi等使用基于核素标记相对和绝对定量（isobaric tags for relative and absolute quantification，iTRAQ）的蛋白质组学研究ADPKD病程不同阶段的尿液EV蛋白[33]。研究者将实验人群分为四组并提取其尿液EV：①对照组；②早期ADPKD患者组；③晚期ADPKD患者组；④接受托伐普坦治疗患者组。四组的整体蛋白质组学特征相似，仅有一些蛋白质表达有轻微差异。免疫印迹实验表明ADPKD患者组尿液EV中PC1和PC2缺失，这在尿液中是无法被观察到的。研究表明基于iTRAQ的定量蛋白质组学分析从尿液EV中鉴定出83种差异表达的蛋白质，涉及细胞骨架调节、钙离子激活的信号转导、细胞分裂、细胞分化和Wnt信号转导途径。特别是ERM（Ezrin/Radixin/Moesin）蛋白家族和细胞分裂周期蛋白42（Cell division control protein 42 homolog，CDC42）在所有ADPKD患者组中显著上调，反映了ADPKD患者肾小管上皮细胞中细胞骨架调节改变。此外，该研究还表明在所有ADPKD患者组中水通道蛋白2（AQP2）的表达均降低，这与ADPKD患者的尿液浓缩能力受损一致。最重要的是，研究发现在托伐普坦治疗组中，参与钙离子激活信号转导的一些蛋白表达水平较非治疗组显著下降，使尿液EV定量蛋白质组学作为生物标志物监测ADPKD转归可能在未来实现。

　　Hogan等进一步观察到与健康对照组相比，ADPKD患者的尿液EV中跨膜蛋白-2（transmembrane protein 2，TMEM2）水平显著升高[34]。值得注意的是，研究发现PC1与TMEM2的比值与肾总体积呈负相关，表明PC1与TMEM2的比值可能为评估ADPKD患者的肾总体积和疾病进展提供了一种新方案。基于上述研究，Salih等假设研究ADPKD患者尿液EV比研究尿液总蛋白更有针对性[35]，他们将尿液总蛋白质组与尿液EV的蛋白质组进行了比较，并鉴定了ADPKD患者的尿液EV中与ADPKD相关的蛋白。发现ADPKD患者尿液EV中补体相关蛋白（C3和C9）和细胞骨架蛋白（villin-1和plakins）的表达较高，这些蛋白在既往的研究中被证明与ADPKD发病机制有关。此外，这些蛋白的表达水平与肾总体积（TKV）呈正相关，并且研究还证实这些蛋白在ADPKD小鼠模型肾组织中表达高于对照组，这可能为ADPKD的生物标志物或治疗靶点提供新的选择。最近，Keri等还表明与健康对照组相比，ADPKD大鼠模型和ADPKD患者的尿液EV中G蛋白信号传递激活因子3（Activator of G-protein Signaling 3，AGS3）的表达显著增加[36]。Maurizio Bruschi及其同事在2019年对髓质海绵肾和ADPKD患者尿液进行了全面的蛋白质组学分析[37]，研究发现34种核心蛋白质可区分这两种疾病。有趣的是，其中大多数蛋白质如prominin 1（又称CD133）、钙离子依赖的细胞黏附素4（Ca^{2+} dependent cell adhesion molecules 4，Cadherin 4）、E1A激活基因阻遏子基因（cellular repressor of E1A-stimulated genes 1，CREG1）都具有一些特定功能，包括调节上皮细胞分化、肾发育、细胞迁移、细胞黏附、糖类代谢和细胞外基质生成等。这可以部分解释为什么这些患者更易于罹患癌症，尤其是肾癌。此外对ADPKD的信号转导和病理特征的进一步理解揭示了ADPKD的发展与实体肿瘤发病有诸多相似之处，因此许多为癌症开发的药物可能具有治疗ADPKD的前景。总之，EV在ADPKD早期诊断标志物和监测病情变化方面有着独特的优势，但由于EV的分离提纯技术并不成熟，检测EV内容物价格高且方法复杂，EV作为ADPKD的生物学标志物的研究过少，以及其他多方面的问题，使其作为一种新型无创非侵入性的疾病诊断手段还未真正走入临床。此外，目前还没有EV作为药物载体治疗ADPKD的相关研究报道，但其作为疾病治疗的递送系统有着极具潜力的应用前景。

二、EV与纤毛相互作用

　　纤毛是一类毛发状的细胞器，位于真核生物上皮细胞的顶端膜上，主要分为运动型纤毛和初级纤毛。尽管纤毛发现于数百年前，但是关于初级纤毛的研究直到近年来才开始进行。纤毛的外层膜为磷脂双层膜，纤毛内部结构包括轴丝，是微管形成的细胞骨架，受纤毛蛋白装配和分解所调控。轴丝从基体开始发出，基体是一种特殊的中心粒，在细胞周期阻滞时在基体的帮助下生长出轴丝。中心体是两个中心粒的复合物，作为主要的微管组织中心。轴丝中央由9个外周双联微管构成，来源于基体的母中心粒。初级纤毛膜上的受体和离子通道可激活初级纤毛信号通路，因此初级纤毛具有感觉功能，包括光、嗅觉和机械力的传导，其广泛存在于哺乳动物的器官和组织内，如脑、肾、肝、胰腺、输卵管、嗅觉和感光器官，可以探测和传输外界环境的信号。

肾结构的纤毛位于上皮细胞的表面，为肾小管的组成部分，称为初级纤毛[38]。近期有研究证实纤毛的结构和功能异常均可引起ADPKD的发生[39, 40]。此外大多数纤毛蛋白异常的小鼠模型表现出多种致死性的胚胎发育缺陷。典型ADPKD小鼠模型证实PC1和PC2定位于肾小管上皮细胞，分别由PKD1和PKD2基因编码。研究表明PC1和PC2形成的复合物具有钙离子通道的作用，能够调节与细胞增殖有关的细胞内信号通路。初级纤毛虽然不像运动纤毛具有运动功能，但是它能够感知细胞外环境变化并将其转化为细胞内信号分子，引起细胞生物学改变，初级纤毛异常可导致许多信号通路的异常。例如，在ADPKD中，肾小管上皮细胞的初级纤毛突出于质膜表面感受液流的刺激，液流刺激后纤毛弯曲激活PC1/PC2的钙离子通道，细胞内钙离子水平增加后内质网随即释放钙离子，细胞内钙离子水平增加后通过调节cAMP抑制Ras/Raf/Mek/Erk通路。相反纤毛异常将导致液流感应障碍，胞内钙离子水平减少，激活cAMP后进一步导致Ras/Raf/Mek/Erk通路活性增强，最终效应为细胞增殖加快[41]。

Hogan等利用透射电子显微镜观察ADPKD小鼠纤毛，发现EV与肾小管上皮细胞纤毛及胆管上皮细胞纤毛相融合，而在野生型小鼠中这种相互作用非常罕见，该研究对多囊肾及多囊肝的发病机制提出了新的理论[30]。另一项研究显示，胆源性EV附着在胆管细胞纤毛上，改变ERK信号通路、miR-15A表达和胆管细胞增殖，而利用水合氯醛去除纤毛则可以消除这些作用。此外，该实验在尿液EV中也发现了PC-1、PC-2和多囊蛋白等参与ADPKD发病的蛋白质[42]。Wang等证明了携带纤毛蛋白的EV在调节秀丽隐杆线虫交配行为中的作用[43]。此外，他们还发现，在秀丽隐杆线虫中，EV的分泌不是通过MVB融合而发生的，而是通过纤毛基部的EV出芽发生，即具有生物活性的EV的分泌与初级纤毛有关[43]。基于以上发现，与纤毛相关的生物活性EV分泌机制可能在哺乳动物中普遍存在。由于越来越多的证据表明与纤毛相互作用的EV具有非常重要的生物学功能，Chacon-Heszele等报道了exocyst，一种定位于初级纤毛的高度保守的蛋白转运复合物，在EV的形成分泌等生物学过程中起重要作用[44]。此外，共聚焦显微镜还观察到，在体外培养的犬肾细胞（Madin-Darby canine kidney cells，MDCK）中EV与纤毛相互作用。综上所述，尿液EV可能通过小管细胞表面的初级纤毛传递信号进一步影响细胞凋亡、增殖等生物学进程，了解介导纤毛-EV之间相互作用的机制对于理解纤毛参与多囊肾发病至关重要，然而相关研究较少，具体机制仍需要进一步研究。

三、EV miRNA 与 ADPKD

尿液中EV内含物除含蛋白质外，还含有核酸、脂类等物质。对尿EV中RNA行高通量测序发现，小RNA是尿液EV RNA中最主要的种类，包括 miRNA。尿EV的双层膜结构可以将其内含物与外界尿液中蛋白酶、核糖核酸酶等相隔绝，有效保护了其来源细胞的基因、蛋白质、抗原及抗体等信息，使其成为潜在的泌尿道疾病分子标志物，并且可反映来源细胞的病理生理状态。这些内含物与EV在各种生物活动中所起的作用息息相关。细胞之间可以通过EV中的RNA来交换遗传物质[45]。当受体细胞摄取这些含有RNA EV后，miRNA可以特异性调节受体细胞中mRNA水平，mRNA可以在受体细胞内被翻译出相应的蛋白质，而siRNA可以通过靶向干扰受体细胞内目标基因翻译使其沉默。miRNA是一种含21～23个碱基的单链小分子RNA，是由具有发夹结构的70～90个碱基大小的单链RNA前体经过Dicer酶加工后生成。EV沿着整个肾小管释放到尿液中，运输蛋白质或小RNA，从而影响小管上皮细胞生理学的功能，可能是肾内信号传递的一种新机制。

　　研究表明，miRNA在肾囊肿组织中异常表达，这种异常表达被认为可以调控囊肿上皮细胞增殖和凋亡，以及各种与ADPKD发病相关基因的表达水平，因此可能是调控ADPKD发病的关键。目前认为至少有三个不同的miRNA家族（miR-17～92基因簇、miR-200家族和miR-21家族）参与了ADPKD的发病。Patel团队对 *PKD1* 和 *PKD2* 基因敲除小鼠进行miRNA微阵列分析发现，miR-17在两种模型中都有上调。与此一致的是，相比于来自健康对照组的肾小管样本，ADPKD患者肾囊肿样本中miR-17的表达显著增加[46]。此外在ADPKD小鼠模型中，敲除miR-17～92基因簇减缓了囊肿细胞的增殖，缩小了囊肿，并能够改善肾功能，延长小鼠生存时间。2019年Patel团队还应用RGLS4326抑制miR-17表达从而减缓了ADPKD模型中的囊肿增长[46]。miR-200家族通过防止细胞上皮细胞-间充质转化和调节囊性肾病相关基因表达水平从而维持肾小管稳态，还有研究表明，miR-21家族也可能促进ADPKD的疾病进展[48]。miRNA在疾病发生发展中的调控作用提示我们，作为miRNA载体的EV，在细胞间通信中发挥着不可估量的作用[49-51]。含有mRNA或miRNA的囊肿上皮细胞来源EV能否通过干扰多个靶蛋白而影响囊肿的发生，对ADPKD患者是否有治疗作用，未来需要做更多的工作来证实。

第六节　结语和展望

　　近年来在ADPKD的诊断、预后和治疗方面已经取得了重大和令人兴奋的进展。分子遗传学和影像学的进步极大地提高了诊断的准确性，并对预后判断具有重要意义。疾病管理的原则已通过随机、安慰剂对照的临床试验得到阐明。此外除了已经批准治疗ADPKD的托伐普坦，还很可能会从正在进行的和计划中的临床试验中产生针对ADPKD的新药。基于上文所述的研究，EV不仅在ADPKD病理生理学中具有多种复杂的功能（图11.1），还能反映肾的健康状况。重要的是，尿液中的EV可能是改善ADPKD诊断、预后和临床监测的合适生物标志物来源，可以在ADPKD患者肾功能出现损害之前，无须侵入性方法，快速、准确地判断ADPKD的病情进展，并根据获取的信息给予个体化治疗，同时还可以用相同的方法监测治疗的效果，最大化权衡治疗成本与获益。此外，通过对尿液中携带疾病特异性标志物的EV进行分析，还可以帮助我们进一步理解目前仍知之甚少的肾代谢改变和病理生理机制。然而尽管有如此吸引人的潜力，对ADPKD

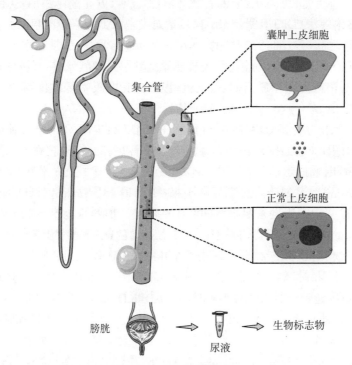

近端小管　远端小管

集合管

囊肿上皮细胞

正常上皮细胞

膀胱　　尿液　　生物标志物

图 11.1　EV 与 ADPKD

中 EV 的研究才刚刚开始。目前存在许多问题需要回答，包括 EV 主要的来源和大小如何进行粗略分类，因为即使是来自同一细胞的 EV，内容物也有可能不尽相同。目前仍旧不清楚它们在正常生理条件下是如何产生和释放的，以及在病理或疾病条件下 EV 的生成及分泌是如何变化的，释放后会去哪里，它们是如何选择具体受体细胞的？ EV 在病变器官的受体细胞中的传播和工作方式又是怎样的？在受体细胞中，哪些主要分子内容物可以解释它们的细胞生物学效应？虽然尿液 EV 作为生物标志物的潜力已经被广泛提出，但还需要大量的临床研究来进一步验证。此外，对 EV 分离和定义的方法学共识可以解决目前文献中关于 EV 诊断意义的差异。解决这些问题和其他相关问题有助于深入了解 EV 的细胞生物学及其临床潜力。目前 EV 的提取及纯化方法多，但尚无一种方法能全面保证 EV 的含量、纯度和生物学活性，每种方法都有其优缺点，缺乏行业认可的标准方法。商品化的试剂盒由于提取快、纯度高、不需要超速离心等优势而广泛应用于研究中，但价格极高。在未来需要探索适用于临床推广应用的 EV 分离方法，尝试建立一个 EV 分离的"金标准"。综上所述，EV 在 ADPKD 中的研究虽尚处于基础研究阶段，但相信随着相关理论和技术手段的不断成熟与完善，EV 必将给 ADPKD 患者的治疗带来新的希望。

（丁　昊　毛晓明）

参 考 文 献

［1］Lanktree MB，Haghighi A，Guiard E，et al．Prevalence Estimates of Polycystic Kidney and Liver Disease by Population Sequencing．J Am Soc Nephrol，2018，29（10）：2593-2600．

［2］Willey CJ，Blais JD，Hall AK，et al．Prevalence of autosomal dominant polycystic kidney disease in the European Union．Nephrol Dial Transplant，2017，32（8）：1356-1363．

［3］Su Q，Hu F，Ge X，et al．Structure of the human PKD1-PKD2 complex．Science，2018，361（6406）．

［4］Hughes J，Ward CJ，Peral B，et al．The polycystic kidney disease 1（PKD1）gene encodes a novel protein with multiple cell recognition domains．Nat Genet，1995，10（2）：151-160．

［5］Mochizuki T，Wu G，Hayashi T，et al．PKD2，a gene for polycystic kidney disease that encodes an integral membrane protein.Science，1996，272（5266）：1339-1342．

［6］Porath B，Gainullin VG，Cornec-Le Gall E，et al．Mutations in GANAB，encoding the glucosidase II alpha subunit，cause autosomal-dominant polycystic kidney and liver disease．Am J Hum Genet，2016，98（6）：1193-1207．

［7］Hopp K，Ward CJ，Hommerding CJ，et al．Functional polycystin-1 dosage governs autosomal dominant polycystic kidney disease severity．J Clin Invest，2012，122（11）：4257-4273．

［8］Nauli SM，Alenghat FJ，Luo Y，et al．Polycystins 1 and 2 mediate mechanosensation in the primary cilium of kidney cells．Nat Genet，2003，33（2）：129-137．

［9］Wang X，Wu Y，Ward CJ，et al．Vasopressin directly regulates cyst growth in polycystic kidney disease．J Am Soc Nephrol，2008，19（1）：102-108．

［10］Shillingford JM，Murcia NS，Larson CH，et al．The mTOR pathway is regulated by polycystin-1，and its inhibition reverses renal cystogenesis in polycystic kidney disease．Proc Natl Acad Sci U S A，2006，103（14）：5466-5471．

［11］Chiaravalli M，Rowe I，Mannella V，et al．2-deoxy-d-glucose ameliorates PKD progression．J Am Soc Nephrol，2016，27（7）：1958-1969．

［12］Walz G，Budde K，Mannaa M，et al．Everolimus in patients with autosomal dominant polycystic kidney disease．N Engl J Med，2010，363（9）：830-840．

［13］Serra AL，Poster D，Kistler AD，et al．Sirolimus and kidney growth in autosomal dominant polycystic kidney disease．N Engl J Med，2010，363（9）：820-829．

［14］Torres VE，Chapman AB，Devuyst O，et al．Tolvaptan in later-stage autosomal dominant polycystic kidney disease．N Engl J Med，2017，377（20）：1930-1942．

［15］Grantham JJ，Torres VE，Chapman AB，et al．Volume progression in polycystic kidney disease．N Engl J Med，2006，354（20）：2122-2130．

［16］Chapman AB，Bost JE，Torres VE，et al．Kidney volume and functional outcomes in autosomal dominant polycystic kidney disease．Clin J Am Soc Nephrol，2012，7（3）：479-486．

［17］Irazabal MV，Rangel LJ，Bergstralh EJ，et al．Imaging classification of autosomal dominant polycystic kidney disease：a simple model for selecting patients for clinical trials．J Am Soc Nephrol，2015，26（1）：160-172．

［18］Cornec-Le Gall E，Audrezet MP，Rousseau A，et al．The PROPKD score：A new algorithm to predict renal survival in autosomal dominant polycystic kidney disease．J Am Soc Nephrol，2016，27（3）：942-951．

［19］Chebib FT，Perrone RD，Chapman AB，et al．A Practical Guide for Treatment of Rapidly Progressive ADPKD with Tolvaptan. J Am Soc Nephrol, 2018, 29（10）: 2458-2470.

[20] Conde-Vancells J, Rodriguez-Suarez E, Embade N, et al. Characterization and comprehensive proteome profiling of exosomes secreted by hepatocytes. J Proteome Res, 2008, 7（12）: 5157-5166.

[21] Thery C, Zitvogel L, Amigorena S. Exosomes: composition, biogenesis and function. Nat Rev Immunol, 2002, 2（8）: 569-579.

[22] Andre F, Schartz NE, Movassagh M, et al. Malignant effusions and immunogenic tumour-derived exosomes. Lancet, 2002, 360（9329）: 295-305.

[23] Melo SA, Luecke LB, Kahlert C, et al. Glypican-1 identifies cancer exosomes and detects early pancreatic cancer. Nature, 2015, 523（7559）: 177-182.

[24] Martinez-Lorenzo MJ, Anel A, Gamen S, et al. Activated human T cells release bioactive Fas ligand and APO2 ligand in microvesicles. J Immunol, 1999, 163（3）: 1274-1281.

[25] Southcombe J, Tannetta D, Redman C, et al. The immunomodulatory role of syncytiotrophoblast microvesicles. PLoS One, 2011, 6（5）: e20245.

[26] Deng ZB, Poliakov A, Hardy RW, et al. Adipose tissue exosome-like vesicles mediate activation of macrophage-induced insulin resistance. Diabetes, 2009, 58（11）: 2498-2505.

[27] Lai RC, Arslan F, Lee MM, et al. Exosome secreted by MSC reduces myocardial ischemia/reperfusion injury. Stem Cell Res, 2010, 4（3）: 214-222.

[28] Karpman D, Stahl AL, Arvidsson I. Extracellular vesicles in renal disease. Nat Rev Nephrol, 2017, 13（9）: 545-562.

[29] Pisitkun T, Shen RF, Knepper MA. Identification and proteomic profiling of exosomes in human urine. Proc Natl Acad Sci U S A, 2004, 101（36）: 13368-13373.

[30] Hogan MC, Manganelli L, Woollard JR, et al. Characterization of PKD protein-positive exosome-like vesicles. J Am Soc Nephrol, 2009, 20（2）: 278-288.

[31] Benito-Martin A, Ucero AC, Zubiri I, et al. Osteoprotegerin in exosome-like vesicles from human cultured tubular cells and urine. PLoS One, 2013, 8（8）: e72387.

[32] Gerlach JQ, Kruger A, Gallogly S, et al. Surface glycosylation profiles of urine extracellular vesicles. PLoS One, 2013, 8（9）: e74801.

[33] Pocsfalvi G, Raj DA, Fiume I, et al. Urinary extracellular vesicles as reservoirs of altered proteins during the pathogenesis of polycystic kidney disease. Proteomics Clin Appl, 2015, 9（5-6）: 552-567.

[34] Hogan MC, Bakeberg JL, Gainullin VG, et al. Identification of Biomarkers for PKD1 Using Urinary Exosomes. J Am Soc Nephrol, 2015, 26（7）: 1661-1670.

[35] Salih M, Demmers JA, Bezstarosti K, et al. Proteomics of urinary vesicles links plakins and complement to polycystic kidney disease. J Am Soc Nephrol, 2016, 27（10）: 3079-3092.

[36] Keri KC, Regner KR, Dall AT, et al. Urinary exosomal expression of activator of G protein signaling 3 in polycystic kidney disease. BMC Res Notes, 2018, 11（1）: 359.

[37] Bruschi M, Granata S, Santucci L, et al. Proteomic analysis of urinary microvesicles and exosomes in medullary sponge kidney disease and autosomal dominant polycystic kidney disease. Clin J Am Soc Nephrol, 2019, 14（6）: 834-843.

[38] Avasthi P, Maser RL, Tran PV. Primary cilia in cystic kidney disease. Results Probl Cell Differ, 2017, 60: 281-321.

[39] Ward CJ, Yuan D, Masyuk TV, et al. Cellular and subcellular localization of the ARPKD protein: fibrocystin is expressed on primary cilia. Hum Mol Genet, 2003, 12（20）: 2703-2710.

［40］Kaimori JY，Nagasawa Y，Menezes LF，et al. Polyductin undergoes notch-like processing and regulated release from primary cilia. Hum Mol Genet，2007，16（8）：942-956.

［41］DeCaen PG，Delling M，Vien TN，et al. Direct recording and molecular identification of the calcium channel of primary cilia. Nature，2013，504（7479）：315-318.

［42］Masyuk AI，Huang BQ，Ward CJ，et al. Biliary exosomes influence cholangiocyte regulatory mechanisms and proliferation through interaction with primary cilia. Am J Physiol Gastrointest Liver Physiol，2010，299（4）：G990-999.

［43］Wang J，Silva M，Haos LA，et al. Celegans Ciliated Sensory Neurons Release Extracellular Vesicles that Function in Animal Communication. Current biology CB，2014，24（5）：519-525.

［44］Chacon-Heszele MF，Choi SY，Zuo X，et al. The exocyst and regulatory GTPases in urinary exosomes. Physiol Rep，2014，2（8）：e12116.

［45］Valadi H，Ekstrom K，Bossios A，et al. Exosome-mediated transfer of mRNAs and microRNAs is a novel mechanism of genetic exchange between cells. Nat Cell Biol，2007，9（6）：654-659.

［46］Patel V，Williams D，Hajarnis S，et al. miR-17～92 miRNA cluster promotes kidney cyst growth in polycystic kidney disease. Proc Natl Acad Sci U S A，2013，110（26）：10765-10770.

［47］Lee EC，Valencia T，Allerson C，et al. Discovery and preclinical evaluation of anti-miR-17 oligonucleotide RGLS4326 for the treatment of polycystic kidney disease. Nat Commun，2019，10（1）：4148.

［48］Lakhia R，Hajarnis S，Williams D，et al. MicroRNA-21 Aggravates Cyst Growth in a Model of Polycystic Kidney Disease. J Am Soc Nephrol，2016，27（8）：2319-2330.

［49］Ji C，Guo X. The clinical potential of circulating microRNAs in obesity. Nat Rev Endocrinol，2019，15（12）：731-743.

［50］Mori MA，Ludwig RG，Garcia-Martin R，et al. Extracellular miRNAs：From Biomarkers to Mediators of Physiology and Disease. Cell Metab，2019，30（4）：656-673.

［51］Sole C，Moline T，Vidal M，et al. An exosomal urinary miRNA signature for early diagnosis of renal fibrosis in lupus nephritis. Cells，2019，8（8）pii：E773.

第十二章

细胞外囊泡与肾脏疾病的诊断

第一节 引 言

目前针对肾脏病的进展风险评估与早期诊断新生物标志物的研究越来越多，却仍存在许多不足，我们需要敏感性、特异性较高的无创性生物标志物，以期在病程早期进行有效的鉴别及干预。

估算肾小球滤过率（eGFR）和蛋白尿作为早期分子标志物及危险预测因子存在局限性。肾脏病理是肾脏病诊断的"金标准"，肾小球硬化、小管萎缩/间质纤维化、小动脉硬化等肾脏病理损伤即使在去除了eGFR及蛋白尿等因素后，仍然与慢性肾脏病（CKD）患者的预后有强烈的相关性[1]，但肾活检是一种侵入性操作，甚至引起感染和出血。而且，活检很少重复多次进行，还存在取样误差等问题。因此寻找无创的、稳定可靠的新生物标志物成为近年来的研究热点。

细胞外囊泡（EV）在初期被认为是细胞碎片或相关产物，但是越来越多的证据显示它们可携带来源细胞的标志物，如蛋白、mRNA、miRNA、ds-DNA、脂质等，并参与病变及正常细胞之间的信号转导[2]。尿细胞外囊泡（UEV）之所以被认为是泌尿生殖系统疾病研究的重要信息来源，是因为其组成反映了肾单位内的细胞状态。UEV源自肾单位的各段，主要包括肾小球和肾小管细胞，以及祖细胞和炎症细胞[3]。不仅如此，UEV的含量及构成可能因不同病理生理条件而改变，因此可能作为特定疾病的新的无创生物标志物。

第二节 细胞外囊泡与肾小球疾病

因UEV可反映肾单位内包括肾小球内的细胞状态，越来越多的研究证实了它们作为肾小球疾病生物标志物的可能。生理状态下，肾小球的足细胞可持续释放EV至尿液中，而UEV中的Wilms肿瘤1转录因子（WT-1），与慢性肾小球疾病患者和动物模型的足细胞损伤均具有良好的相关性。在足细胞损伤的小鼠模型中，尿EV WT-1水平的显著增加，比白蛋白尿的发生早1周。此外，损伤后1周尿泌尿体WT-1水平与3周后肾小球损伤的严重程度呈正相关。在患者中，与健康对照组或激素敏感型肾病综合征（SSNS）患者相比，局灶性节段性肾小球硬化（FSGS）患者的尿EV中WT-1水平显著增加[4, 5]。当然尿EV中的WT-1可能并非足细胞特异性的，也可能源于泌尿道的其他部位，如输尿管及膀胱。CD2相关蛋白（CD2AP）是一种与蛋白尿密切相关的裂孔隔膜（SD）分子，在肾小球疾病患者的尿EV中，编码CD2AP的mRNA的水平显著低于健康人，并随着蛋白尿及肾小球硬化程度的增加而降低[6]。此外，原发性FSGS患儿的尿液EV miR-193a水平明显高于微小病变（minimal change disease，MCD）患儿[7]。

IgA肾病（IgAN）的特点是肾病理多变、临床病程异质性。已证实尿EV趋化因子配体2（CCL2）mRNA与肾小管间质炎症和C3沉积有关；肾活检时CCL2水平增高与后期肾功能的恶化呈正相关。因此，尿EV CCL2 mRNA有望成为反映IgAN患者肾组织损伤和预测肾功能恶化的生物标志物[8]。另一项研究也证实了IgAN患者中，尿蛋白的增加与EV中CCL2 mRNA表达增加呈正相关，并且这些患者尿EV中的CCL2 mRNA水平与肾间质巨噬细胞浸润水平密切相关，提示将CCL2 mRNA从肾小管上皮细胞转移到巨噬细胞的EV释放的增加成为白蛋白诱导的肾小管间质炎症的关键机制[9]。Rood等使用蛋白质组学和病理学分析相结合的方法发现，与正常对照组及FSGS组患者相比，特发性膜性肾病（idiopathic membranous nephropathy，IMN）患者尿EV中溶酶体膜蛋白2（LIMP-2）增加了2倍以上，肾脏病理验证了IMN患者肾组织LIMP-2表达上调，并与IgG沿着肾小球基底膜呈现共定位，而在FSGS、MCD、IgAN、膜增生性肾小球肾炎等其他肾小球疾病患者肾组织的肾小球中则无明显变化[10]。此外，与正常对照组相比，IgAN患者尿EV中一些miRNA的含量被证实存在显著差别，miR-29c和miR-205-5p显著下调，而MiR-215-5p和miR-378i显著上调[11]。

除了研究已知的肾结构和（或）损伤标志物外，尿EV的蛋白质组学分析还用于鉴定可能在肾小球疾病中发挥重要作用的其他未知蛋白。Moon等对早期IgA肾病和薄基底膜肾病患者的尿EV蛋白质组学分析，确定了四种用于鉴别早期IgA肾病及薄基底膜肾病的候选蛋白，分别是氨肽酶N、血管收缩素前体、α_1-抗胰蛋白酶和铜蓝蛋白[12]。当然，这些潜在新生物标志物的预测作用还需要进一步的验证。

第三节　细胞外囊泡与肾纤维化

肾纤维化是所有类型的CKD发展为终末期肾病的进程中不可避免的病理过程。在组织学水平上，也是几乎所有慢性和进行性肾脏疾病的共同最终结果。因此，阐明UEV在肾纤维化中的作用可能非常有意义。

miRNA参与了肾纤维化的进展，近期较多的研究聚焦在尿EV中的miRNA能否作为肾纤维化的生物标志物。有学者发现CKD患者尿EV含量较高，而CKD组中miR-200b低于正常组，并且随着纤维化进展下降更明显；用CD13蛋白对近端小管进行分类后显示，非近端肾小管来源的尿EV miR-200b是肾纤维化的生物标志物。提示EV可用作液体活检，并可在肾纤维化的诊断中取代传统的侵入性肾活检[13]。此外，CKD患者尿细胞外囊泡中的miR-29c水平与eGFR呈正相关，而与肾小管间质纤维化程度呈负相关；轻度纤维化患者尿EV中的miRNA低于中度至重度组，尿EV中miR-29a和miR-29c可以预测肾小管间质纤维化程度[14]。另一项研究也证实了随着肾间质纤维化的进展，尿EV中的miR-29c降低、E-钙黏蛋白（E-cadherin）mRNA水平先降低后升高，同时尿EV中miR-21和波形蛋白mRNA的含量也取决于肾间质纤维化的程度[15]。miR-21在肾纤维化领域的研究较为深入，已有研究表明，从单侧输尿管梗阻（unilateral ureteral obstruction，UUO）小鼠的尿液中分离出的囊泡中的miR-21水平显著高于对照组，而UUO小鼠去除囊泡的尿液中却不能检测到miR-21。损伤的小管上皮细胞释放的含有miR-21的EV通过靶向PTEN蛋白促进正常上皮细胞发生表型改变[16]。

第四节 细胞外囊泡与糖尿病肾病

尿EV已成为早期诊断糖尿病肾病的生物标志物。Gudehithlu等发现，在糖尿病肾病进展过程中，测定尿EV中的明胶酶比测定整个尿中的明胶酶更准确，与尿液相比，尿EV中的蛋白质与肾脏中相应的蛋白质的变化有更好的相关性。研究者还观察到，在糖尿病肾病患者中，尿EV中的一些炎症标志物，如铜蓝蛋白水平的升高明显早于微量白蛋白尿的出现[17]。此外，在糖尿病患者蛋白尿发生过程中，UEV中C-megalin的含量增加，而C-megalin可介导近端小管上皮细胞溶酶体功能障碍的机制，提示UEV中C-megalin可能与糖尿病肾病的发生发展有关[18]。

Burger等使用了3种糖尿病模型小鼠证实：与周龄匹配的非糖尿病小鼠相比，STZ处理组在8周时尿足细胞微粒（Microparticle，MP）增加，OVE26处理组在16周时尿足细胞MP水平升高，1周的STZ组小鼠和6、12周的Akita糖尿病小鼠尽管暂未出现蛋白尿，但podocalyxin和podoplanin阳性的MP已显著增加，提示机械拉伸和高葡萄糖导致足细胞产生的MPs增多，可能是糖尿病肾病中肾小球损伤的早期标志物[19]。Rossi等分析了35例患者尿液中排出的AQP2和AQP5，其中无蛋白尿、肾功能正常的糖尿病患者12例，有蛋白尿的非糖尿病肾病患者11例、组织学明确诊断糖尿病肾病的患者12例。线性回归分析显示，尿AQP5与糖尿病肾病的组织学诊断呈正相关，对尿AQP2的研究也显示了类似的结果。虽然样本量较小，但这些研究提示，AQP5和AQP2可作为新的无创生物标志物用于糖尿病肾病的早期诊断[20]。糖尿病患者肾功能恶化时，尿EV WT-1增多。有蛋白尿的1型糖尿病患者的尿EV中的WT-1明显高于无蛋白尿的患者[21]，UEV中WT-1的表达也与肾功能的降低密切相关，提示尿EV中WT-1的增加可能是足细胞损伤或糖尿病肾功能障碍的生物标志。

此外，在糖尿病肾病的动物模型中，EV蛋白——Xaa-Pro二肽酶和主要尿蛋白1分别出现上调和下调[22]。Zubiri等发现，糖尿病肾病患者的尿EV中有一组蛋白（MLL3，AMBP和VDAC1）与健康对照存在差异[23]。

在糖尿病肾病患者的UEV中同样存在mRNA表达的变化。在糖尿病小鼠的尿EV中检测到miR-145水平的增加，说明高血糖能够诱导miR-145表达。糖尿病患者中，1型糖尿病合并微量白蛋白尿患者尿EV中miR-155和miR-424的水平显著降低，而miR-130a和miR-145水平显著高于尿白蛋白正常的糖尿病患者[24]。研究显示，三种miRNA（let-7c-5p，miR-29c-5p和miR-15b-5p）均可以预测糖尿病肾病，与健康对照相比，糖尿病肾病患者的尿EV中let-7c-5p显著上调，而miR-29c-5p和miR-15b-5p下调明显，提示尿EV let-7c-5p可能与肾功能和糖尿病肾病的进展相关。在2型糖尿病患者中，可用作糖尿病肾病的生物标志物的EV miRNA还包括miR-15b，miR-34a，miR-636，miR-192等[25-27]。上述结果仍有待在大规模样本中得到验证。

第五节　细胞外囊泡与急性肾损伤

能够早期诊断及判断预后的无创性生物标志物在急性肾损伤（AKI）的诊治中尤为重要。尿EV通常含有顶膜和细胞内液，来源于所有肾单位成分，并可能带有肾功能不全和结构性损伤的标志蛋白质，因此，可能用于AKI的早期诊断。

目前认为，尿EV中AQP1、AQP2、胎球蛋白-A（Fetuin-A）、钠氢交换体3（NHE3）、活化转录因子3（activating transcription factor 3，ATF3）等均可作为AKI的潜在生物标志物。

AQP是细胞膜水通道蛋白，在哺乳动物中至少已鉴定出13种水通道蛋白同工型，已鉴定出尿液中含有AQP1和AQP2。AQP1主要表达在近端小管上皮细胞、髓袢降支细段，AQP2主要表达于集合管主细胞。有证据显示，尿EV AQP1和AQP2的水平分别反映了近端小管及集合管AQP1和AQP2的表达。大鼠缺血再灌注及庆大霉素的AKI模型中，尿EV AQP1和AQP2早期即可显著降低[28, 29]。而顺铂所致的大鼠急性肾损伤模型中，UEV-AQP1在24小时时略有升高、168小时时有所下降，而UEV-AQP2在24小时时显著下降，并在实验期间持续下降。结合上述变化特征，提出尿EV AQP2可用于检测顺铂所致的早期肾损伤，AQP2和AQP1的组合可以评估顺铂诱导肾损伤的病变进程[30]。

在AKI患者和动物模型中，均发现尿EV Fetuin-A含量显著增加。大鼠缺血再灌注早期，尿EV中Fetuin-A增加了31.6倍，而肾前性氮质血症则没有明显差异；ICU的患者中，与无AKI相比，AKI患者的尿EV Fetuin-A也明显增加[31]。顺铂注射的大鼠，尿EV中Fetuin-A水平在AKI的早期即显著升高，且早于组织形态学改变及血肌酐升高，而尿中并无此表现，提示标志物很可能在尿EV中富集，因此，检测尿EV有可能成为早期诊断AKI更敏感的生物标志物。这一观点得到另一项研究的支持，尽管移植后肾功能恢复延迟患者尿游离中性粒细胞明胶酶相关脂质运载蛋白（NGAL）水平没有变化，但尿EV中NGAL水平却增加[32]。尿EV中的Atf3 mRNA的水平在再灌注1小时内（缺血期后）增加，脓毒血症AKI患者尿EV Atf3 mRNA的水平明显升高，早于血肌酐变化，但是CKD及健康对照组中则未检测到，并且尿中Atf3 mRNA水平在AKI和CKD患者中均没有差异[5, 33]。

对ICU中AKI患者的研究发现，急性肾小管坏死患者尿EV NHE3水平增加，而肾前性氮质血症或其他因素所致的AKI则无该现象，提示尿EV NHE3水平作为鉴别急性肾小管坏死所致的AKI的潜在诊断价值[34]。

大鼠缺血再灌注AKI模型中发现包含miRNA的细胞外囊泡（exo-miRNA）的释放是一个受控的分选过程，可以可靠地反映AKI的进展。在损伤状态下，部分尿exo-miR（miR-16、miR-24和miR-200c）升高；早期恢复状态下，以ZEB1/2作为共同靶标的exo-miR（miR-9a、miR-141、miR-200a、miR-200c、miR-429）均被上调。此外，exo-miR（miR-125a、miR-351）的释放受TGF-β1调节，即使在AKI恢复后仍能够区分对照和AKI之间的差异[35]。

第六节 细胞外囊泡与自身免疫性疾病

足细胞损伤在狼疮性肾炎（LN）的发生发展中起着重要作用。足细胞的囊泡可能反映LN患者的临床和组织学特征，因而很可能作为新生物标志物。一项横截面研究显示，与健康对照相比，LN患者尿annexin V$^+$/podocalyxin$^+$的EV数量明显增多，并且足细胞EV水平与SLE疾病活动指数（SLE-DAI）、抗dsDNA抗体滴度和蛋白尿呈正相关；与补体C3呈负相关；具有高活动指数的SLE患者尿中足细胞EV数量显著增加[36]。

miRNA在自身免疫性疾病的发病机制中起重要作用。Solé等在LN的研究中发现，与尿中无法直接检测出miR-29c不同，尿EV中miR-29c的表达却与LN患者肾组织慢性评分及肾小球硬化程度呈负相关，并且EV中smad3及基质金属蛋白酶2（MMP2）表达与miR-29c水平呈负相关，但是与eGFR及血肌酐水平无明显的相关性，提示EV中miR-29c作为LN患者进展为纤维化的早期新型生物学标志物[37]。LN患者尿EV中miR-26a的水平升高，并且与尿蛋白水平呈正相关，可能作为预测LN的生物标志物[38]。最近，有研究还证实了LN病情活动的患者尿EV中let-7a和miR-21显著下调[39]。

Daniel等研究人员报道了急性血管炎中血小板源性和中性粒细胞源性EV的明显增加，因此可能是急性血管炎中性粒细胞活化的非特异性标志物[40]。系统性血管炎患者中，内皮细胞来源的EV也有升高，这些EV可用于监测儿童系统性血管炎疾病活动；在成人ANCA相关小血管炎中也观察到类似的现象，与缓解/部分缓解及健康对照相比较，疾病活动状态的患者内皮细胞来源的EV明显升高，其水平与病情活动度呈明显的相关性，因此可以作为内皮细胞活化及损伤的标志物[41]。

第七节 细胞外囊泡与肾移植

肾移植患者需要终身监测同种异体移植排斥反应。通过对尿EV的蛋白质组学分析发现，与无病理异常且肾功能正常的患者相比，出现急性T细胞介导的排斥反应（acute T cell-mediated rejection，TCMR）的患者尿EV中四跨膜蛋白1（tespansin-1）和血红蛋白显著增高，尿EV中上述蛋白增高有望成为TCMR的潜在诊断标志[42]。CD3是检测T细胞来源细胞外囊泡的特异性标记，可通过检测尿中T细胞特异性的EV作为诊断TCMR的替代性非侵入性生物标志物。综合肾脏EV分析方式（integrated kidney exosome analysis，IKEA）发现肾移植排斥患者尿CD3阳性的EV较高，准确率高达91.1%[43]。由于HLA的敏化仍然是移植成功的重要免疫障碍，而抗体介导排斥（antibody-mediated rejection，AMR）的免疫机制是一个重要的靶标。由gp130、SH2D1B、TNFα和CCL4四个基因计算得出的基因组合得分在AMR中显著高于细胞介导的排斥组（cell-mediated rejection，CMR）和无排斥对照组。血浆EV中上述mRNA转录谱可用于预测正在进行和（或）即将发生的AMR[44]。

尿EV中小管损伤指标能够预测肾移植患者肾功能减退，接受死者供肾的患者在术后第一天EV中NGAL表达的中位数显著升高；此外，移植肾功能延迟患者（delayed graft function，DGF）EV的NGAL升高，并且与DGF风险增高有关，因而可能是肾移植后DGF更为敏感的生物学指标[32]。

此外，UEV中的AQP2水平与肾移植后多尿有关，与健康对照组相比，UEV-AQP2在肾移植后第1天显著降低，并伴有尿量增多及尿渗透压下降。在第6天逐渐升高至对照水平。UEV-AQP1的含量与UEV-AQP2相似，但与对照水平相比无明显统计学意义。这些结果表明，肾移植后的急性利尿可能与AQP2在肾中的表达减少有关，UEV中AQP2水平可间接反映肾组织中该蛋白的表达水平[45]。

第八节　细胞外囊泡与终末期肾病

慢性肾脏病及终末期肾病患者的EV研究更多地集中在内皮细胞功能[46]、心血管相关死亡事件[47]、钙化风险[48, 49]、贫血[50]及特定的凝血功能障碍改变[51]等方面。在对慢性肾衰竭未透析患者及血液透析患者的研究中，与健康对照相比，所有患者的内皮细胞和白细胞来源EV含量较高，尤其是内皮细胞EV升高与肾衰竭患者的内皮损伤有关[52]。体外实验提示尿毒症毒素甲酚硫酸盐能够以剂量依赖方式诱导人脐静脉内皮细胞EV增加[53]。前瞻性研究显示，基线水平的内皮细胞EV是尿毒症患者全因死亡及心血管相关死亡事件的独立危险因素[47]。血管钙化是CKD的常见并发症，研究表明，合并血管钙化的患者的循环内皮细胞EV数量多于无血管钙化患者，内皮细胞EV的增加与内皮祖细胞（endothelial progenitor cells，EPC）数量的减少有关，表明CKD患者的内皮损伤和修复失衡[48]。骨形态发生蛋白2（bone morphogenetic protein-2，BMP-2）可诱导血管平滑肌细胞（vascular smooth muscle cells，VSMC）向成骨细胞分化，而损伤的内皮细胞分泌含有高钙和高BMP-2的EV，诱导VSMC钙化和分化[49]。然而，在一项针对GFR＜30 ml/min的包含46例患者的研究中，内皮功能障碍、贫血、动脉硬化和内皮细胞EV之间没有发现显著联系。上述结论还有待更多的研究进一步证实[54]。

第九节　细胞外囊泡与遗传性肾病

多囊肾（PKD）是最常见的遗传性肾病，其中最为常见的形式是常染色体显性遗传性多囊肾（autosomal dominant polycystic kidney disease，ADPKD）。PKD是由编码与初级纤毛功能有关的蛋白质的基因突变引起的，包括多囊蛋白-1（polycystin-1，PC1），PC2和纤维囊蛋白（fibrocystin）。在PKD患者的尿EV中发现了上述蛋白，此外还发现Cystin和ADP核糖基化因子6（ADP ribosylation factor-like 6）[55, 56]。Hogan等研究发现，与对照组相比，PKD1患者的尿EV中跨膜蛋白2（Transmembrane Protein-2，TMEM2）表达升高2倍，PC和TMEM比值与肾体积成反比。因此，尿EV PC1/TMEM2或PC2/TMEM2的值可以作为一种非影像学方法监测肾容量，从而监测PKD的进展[57]。近期有研究发现，PKD大鼠的尿EV G蛋白信号转导因子3（activator of G protein signaling 3，AGS3）从8周开始逐渐增加，并在16～20周达到峰值；人类PKD患者中也发现尿EV AGS3水平明显高于健康对照[58]。

近期有研究对髓质海绵肾（medullary sponge kidney）患者及ADPKD患者的尿细胞外囊泡进行蛋白质组学分析。结果发现两组患者尿EV的蛋白成分差异显著。ADPKD患者的尿EV蛋白质组学特征为参与细胞增殖和基质重塑的蛋白较为富集，而海绵肾患者中鉴定出的蛋白质更多的是与实质钙沉积/肾结石、与结石形成相关的全身性代谢紊乱和骨骼矿化缺陷有关[51]，提示尿EV蛋白在遗传性肾病鉴别诊断中的价值。

溶质转运蛋白，如钠钾氯协同转运体2（NKCC2），通常存在于尿EV中，Bartter综合征是一种由编码钠钾氯协同转运体2的基因突变引起的遗传性疾病。Gonzales通过蛋白质组学分析发现1型Bartter综合征患者的尿EV中NKCC2缺如，免疫印迹分析证实该结果[56]。同样，在Gittelman综合征患者中尿EV钠氯共转运体缺失[59, 60]。还需要更多的研究证明UEV能否用作遗传性疾病高危患者的初筛工具。

第十节　结语和展望

近年来，EV是细胞生物学中最令人兴奋的研究领域之一。不仅如此，越来越多的研究集中在用细胞外囊泡及其内容物诊断疾病。尽管如此，仍有许多问题有待回答。EV根据其来源可进行初步分类，但即使来自于同一细胞的EV也可有不同的构成。在生理状态下如何产生及释放、在疾病状态下如何改变，释放后如何到达受体细胞，以及受体细胞是否具有特异性，受体细胞中发挥生物学效应的主要分子成分是什么等问题尚未解决。尽管有证据显示UEV的生物标志物潜力，但仍缺乏大型临床研究加以验证。上述问题将成为今后的研究方向。

（徐玲玲）

参 考 文 献

［1］ Srivastava A，Palsson R，Kaze AD，et al. The prognostic value of histopathologic lesions in native kidney biopsy specimens：Results from the boston kidney biopsy cohort study. Journal of the American Society of Nephrology：JASN，2018，29（8）：2213-2224.

［2］ Shah R，Patel T，Freedman JE. Circulating extracellular vesicles in human disease. The New England journal of medicine，2018，379（10）：958-966.

［3］ Ranghino A，Dimuccio V，Papadimitriou E，et al. Extracellular vesicles in the urine：markers and mediators of tissue damage and regeneration. Clinical Kidney Journal，2015，8（1）：23-30.

［4］ Zhou H，Kajiyama H，Tsuji T，et al. Urinary exosomal Wilms' tumor-1 as a potential biomarker for podocyte injury. American Journal of Physiology Renal Physiology，2013，305（4）：F553-559.

［5］ Zhou H，Cheruvanky A，Hu X，et al. Urinary exosomal transcription factors，a new class of biomarkers for renal disease. Kidney International，2008，74（5）：613-621.

［6］ Lv LL，Cao YH，Pan MM，et al. CD2AP mRNA in urinary exosome as biomarker of kidney disease. Clinica Chimica Acta；International Journal of Clinical Chemistry，2014，428：26-31.

［7］ Huang Z，Zhang Y，Zhou J，et al. Urinary Exosomal miR-193a Can Be a Potential Biomarker for the Diagnosis of Primary Focal Segmental Glomerulosclerosis in Children. BioMed Research International，2017，2017：7298160.

［8］ Feng Y，Lv LL，Wu WJ，et al. Urinary exosomes and exosomal CCL2 mRNA as biomarkers of active histologic injury in IgA nephropathy. The American Journal of Pathology，2018，188（11）：2542-2552.

[9] Lv LL，Feng Y，Wen Y，et al. Exosomal CCL2 from tubular epithelial cells is critical for albumin-induced tubulointerstitial inflammation. Journal of the American Society of Nephrology：JASN，2018，29（3）：919-935.

[10] Rood IM，Merchant ML，Wilkey DW，et al. Increased expression of lysosome membrane protein 2 in glomeruli of patients with idiopathic membranous nephropathy. Proteomics，2015，15（21）：3722-3730.

[11] Min QH，Chen XM，Zou YQ，et al. Differential expression of urinary exosomal microRNAs in IgA nephropathy. Journal of Clinical Laboratory Analysis，2018，32（2）：e22226.

[12] Moon PG，Lee JE，You S，et al. Proteomic analysis of urinary exosomes from patients of early IgA nephropathy and thin basement membrane nephropathy. Proteomics，2011，11（12）：2459-2475.

[13] Yu Y，Bai F，Qin N，et al. Non-proximal renal tubule-derived urinary exosomal miR-200b as a biomarker of renal fibrosis. Nephron，2018，139（3）：269-282.

[14] Lv LL，Cao YH，Ni HF，et al. MicroRNA-29c in urinary exosome/microvesicle as a biomarker of renal fibrosis. American Journal of Physiology Renal Physiology，2013，305（8）：F1220-1227.

[15] Chun-Yan L，Zi-Yi Z，Tian-Lin Y，et al. Liquid biopsy biomarkers of renal interstitial fibrosis based on urinary exosome. Experimental and Molecular Pathology，2018，105（2）：223-228.

[16] Zhou Y，Xiong M，Fang L，et al. miR-21-containing microvesicles from injured tubular epithelial cells promote tubular phenotype transition by targeting PTEN protein. The American Journal of Pathology，2013，183（4）：1183-1196.

[17] Gudehithlu KP，Garcia-Gomez I，Vernik J，et al. In diabetic kidney disease urinary exosomes better represent kidney specific protein alterations than whole urine. American Journal of Nephrology，2015，42（6）：418-424.

[18] De S，Kuwahara S，Hosojima M，et al. Exocytosis-mediated urinary full-length megalin excretion is linked with the pathogenesis of diabetic nephropathy. Diabetes，2017，66（5）：1391-1404.

[19] Burger D，Thibodeau JF，Holterman CE，et al. Urinary podocyte microparticles identify prealbuminuric diabetic glomerular injury. Journal of the American Society of Nephrology：JASN，2014，25（7）：1401-1407.

[20] Rossi L，Nicoletti MC，Carmosino M，et al. Urinary excretion of kidney aquaporins as possible diagnostic biomarker of diabetic nephropathy. Journal of Diabetes Research，2017，2017：4360357.

[21] Kalani A，Mohan A，Godbole MM，et al. Wilm's tumor-1 protein levels in urinary exosomes from diabetic patients with or without proteinuria. PloS One，2013，8（3）：e60177.

[22] Raimondo F，Corbetta S，Morosi L，et al. Urinary exosomes and diabetic nephropathy：a proteomic approach. Molecular BioSystems，2013，9（6）：1139-1146.

[23] Zubiri I，Posada-Ayala M，Sanz-Maroto A，et al. Diabetic nephropathy induces changes in the proteome of human urinary exosomes as revealed by label-free comparative analysis. Journal of Proteomics，2014，96：92-102.

[24] Barutta F，Tricarico M，Corbelli A，et al. Urinary exosomal microRNAs in incipient diabetic nephropathy. PloS One，2013，8（11）：e73798.

[25] Eissa S，Matboli M，Aboushahba R，et al. Urinary exosomal microRNA panel unravels novel biomarkers for diagnosis of type 2 diabetic kidney disease. Journal of Diabetes and Its Complications，2016，30（8）：1585-1592.

[26] Jia Y，Guan M，Zheng Z，et al. miRNAs in urine extracellular vesicles as predictors of early-stage diabetic nephropathy. Journal of Diabetes Research，2016，2016：7932765.

［27］Assmann TS，Recamonde-Mendoza M，de Souza BM，et al．MicroRNAs and diabetic kidney disease：Systematic review and bioinformatic analysis．Molecular and Cellular Endocrinology，2018，477：90-102.

［28］Asvapromtada S，Sonoda H，Kinouchi M，et al．Characterization of urinary exosomal release of aquaporin-1 and-2 after renal ischemia-reperfusion in rats．American Journal of Physiology Renal Physiology，2018，314（4）：F584-F601.

［29］Abdeen A，Sonoda H，El-Shawarby R，et al．Urinary excretion pattern of exosomal aquaporin-2 in rats that received gentamicin．American Journal of Physiology Renal Physiology，2014，307（11）：F1227-1237.

［30］Sonoda H，Oshikawa-Hori S，Ikeda M．An early decrease in release of aquaporin-2 in urinary extracellular vesicles after cisplatin treatment in rats．Cells，2019，8（2）：139.

［31］Zhou H，Pisitkun T，Aponte A，et al．Exosomal Fetuin-A identified by proteomics：a novel urinary biomarker for detecting acute kidney injury．Kidney International，2006，70（10）：1847-1857.

［32］Alvarez S，Suazo C，Boltansky A，et al．Urinary exosomes as a source of kidney dysfunction biomarker in renal transplantation．Transplantation Proceedings，2013，45（10）：3719-3723.

［33］Panich T，Chancharoenthana W，Somparn P，et al．Urinary exosomal activating transcriptional factor 3 as the early diagnostic biomarker for sepsis-induced acute kidney injury．BMC Nephrology，2017，18（1）：10.

［34］du Cheyron D,Daubin C,Poggioli J,et al.Urinary measurement of Na^+/H^+ exchanger isoform 3（NHE3）protein as new marker of tubule injury in critically ill patients with ARF．American Journal of Kidney Diseases：The Official Journal of the National Kidney Foundation，2003，42（3）：497-506.

［35］Sonoda H，Lee BR，Park KH，et al．miRNA profiling of urinary exosomes to assess the progression of acute kidney injury．Scientific Reports，2019，9（1）：4692.

［36］Lu J，Hu ZB，Chen PP，et al．Urinary podocyte microparticles are associated with disease activity and renal injury in systemic lupus erythematosus．BMC Nephrology，2019，20（1）：303.

［37］Solé C，Cortes-Hernandez J，Felip ML，et al．miR-29c in urinary exosomes as predictor of early renal fibrosis in lupus nephritis．Nephrology，Dialysis，Transplantation：Official Publication of the European Dialysis and Transplant Association-European Renal Association，2015，30（9）：1488-1496.

［38］Ichii O，Otsuka-Kanazawa S，Horino T，et al．Decreased miR-26a expression correlates with the progression of podocyte injury in autoimmune glomerulonephritis．PloS One，2014，9（10）：e110383.

［39］Tangtanatakul P，Klinchanhom S，Sodsai P，et al．Down-regulation of let-7a and miR-21 in urine exosomes from lupus nephritis patients during disease flare．Asian Pacific Journal of Allergy and Immunology，2018.

［40］Daniel L，Fakhouri F，Joly D，et al．Increase of circulating neutrophil and platelet microparticles during acute vasculitis and hemodialysis．Kidney International，2006，69（8）：1416-1423.

［41］Clarke LA，Hong Y，Eleftheriou D，et al．Endothelial injury and repair in systemic vasculitis of the young．Arthritis and Rheumatism，2010，62（6）：1770-1780.

［42］Lim JH，Lee CH，Kim KY，et al．Novel urinary exosomal biomarkers of acute T cell-mediated rejection in kidney transplant recipients：A cross-sectional study．PloS One，2018，13（9）：e0204204.

［43］Park J，Lin HY，Assaker JP，et al．Integrated kidney exosome analysis for the detection of kidney transplant rejection. ACS Nano, 2017, 11（11）: 11041-11046.

［44］Zhang H, Huang E, Kahwaji J, et al. Plasma exosomes from HLA-sensitized kidney transplant recipients contain mRNA transcripts which predict development of antibody-mediated rejection. Transplantation, 2017, 101（10）: 2419-2428.

［45］Oshikawa-Hori S, Yokota-Ikeda N, Sonoda H, et al. Urinary extracellular vesicular release of aquaporins in patients with renal transplantation. BMC Nephrology, 2019, 20（1）: 216.

［46］Amabile N, Guerin AP, Leroyer A, et al. Circulating endothelial microparticles are associated with vascular dysfunction in patients with end-stage renal failure. Journal of the American Society of Nephrology: JASN, 2005, 16（11）: 3381-3388.

［47］Amabile N, Guerin AP, Tedgui A, et al. Predictive value of circulating endothelial microparticles for cardiovascular mortality in end-stage renal failure: a pilot study. Nephrology, Dialysis, Transplantation: Official Publication of the European Dialysis and Transplant Association-European Renal Association, 2012, 27（5）: 1873-1880.

［48］Soriano S, Carmona A, Trivino F, et al. Endothelial damage and vascular calcification in patients with chronic kidney disease. American Journal of Physiology Renal Physiology, 2014, 307（11）: F1302-1311.

［49］Buendia P, Montes de Oca A, Madueno JA, et al. Endothelial microparticles mediate inflammation-induced vascular calcification. FASEB Journal: Official Publication of the Federation of American Societies for Experimental Biology, 2015, 29（1）: 173-181.

［50］Farag YM, Keithy-Reddy SR, Mittal BV, et al. Modulation of platelet activation in chronic kidney disease patients on erythropoiesis-stimulating agents. Clinical and Applied Thrombosis/Hemostasis: Official Journal of the International Academy of Clinical and Applied Thrombosis/Hemostasis, 2012, 18（5）: 453-461.

［51］Gao C, Xie R, Yu C, et al. Procoagulant activity of erythrocytes and platelets through phosphatidylserine exposure and microparticles release in patients with nephrotic syndrome. Thrombosis and Haemostasis, 2012, 107（4）: 681-689.

［52］Dursun I, Poyrazoglu HM, Gunduz Z, et al. The relationship between circulating endothelial microparticles and arterial stiffness and atherosclerosis in children with chronic kidney disease. Nephrology, Dialysis, Transplantation: Official Publication of the European Dialysis and Transplant Association-European Renal Association, 2009, 24（8）: 2511-2518.

［53］Meijers BK, Van Kerckhoven S, Verbeke K, et al. The uremic retention solute p-cresyl sulfate and markers of endothelial damage. American Journal of Kidney Diseases: the Official Journal of the National Kidney Foundation, 2009, 54（5）: 891-901.

［54］Weber C, Sigrist M, Romann A, et al. Exploring the relationships between hemoglobin, the endothelium and vascular health in patients with chronic kidney disease. Nephron Extra, 2011, 1（1）: 190-200.

［55］Pisitkun T, Shen RF, Knepper MA. Identification and proteomic profiling of exosomes in human urine. Proceedings of the National Academy of Sciences of the United States of America, 2004, 101（36）: 13368-13373.

［56］Gonzales PA, Pisitkun T, Hoffert JD, et al. Large-scale proteomics and phosphoproteomics of urinary exosomes. Journal of the American Society of Nephrology: JASN, 2009, 20（2）: 363-379.

［57］Hogan MC, Bakeberg JL, Gainullin VG, et al. Identification of biomarkers for PKD1 using urinary exosomes. Journal of the American Society of Nephrology: JASN, 2015, 26（7）: 1661-1670.

［58］Keri KC，Regner KR，Dall AT，et al．Urinary exosomal expression of activator of G protein signaling 3 in polycystic kidney disease．BMC Research Notes，2018，11（1）：359．

［59］Joo KW，Lee JW，Jang HR，et al．Reduced urinary excretion of thiazide-sensitive Na-Cl cotransporter in Gitelman syndrome：preliminary data．American Journal of Kidney Diseases：the Official Journal of the National Kidney Foundation，2007，50（5）：765-773．

［60］Corbetta S，Raimondo F，Tedeschi S，et al．Urinary exosomes in the diagnosis of Gitelman and Bartter syndromes．Nephrology，Dialysis，Transplantation：Official Publication of the European Dialysis and Transplant Association-European Renal Association，2015，30（4）：621-630．